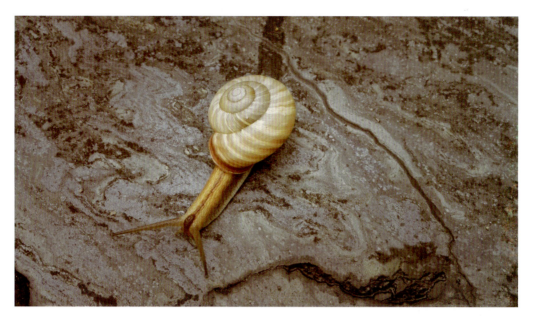

2015年4月,我们踏上了日本四国遍路的徒步之旅,背着反复精简过的轻便背包,一路往前走。

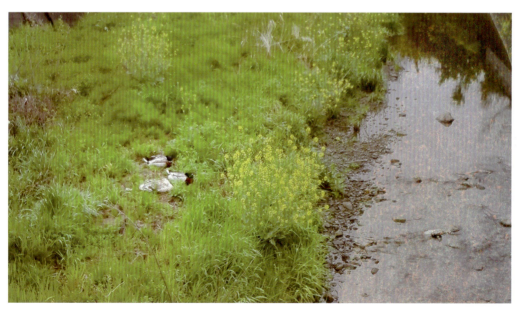

四国遍路全长1200公里,有1200年的历史,与此遍路相关的寺院有88所,是当年空海大师走过的一条古老的朝圣之路。

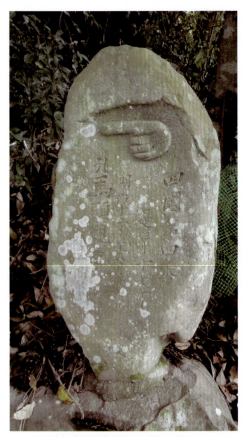

指路牌

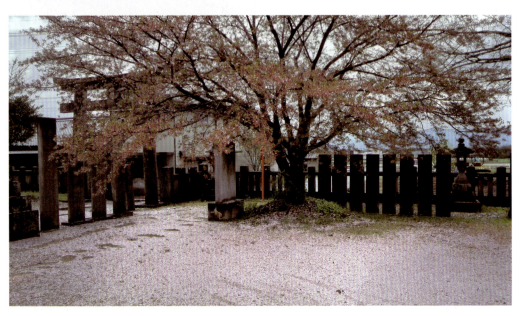

四月初，一地樱花花瓣。

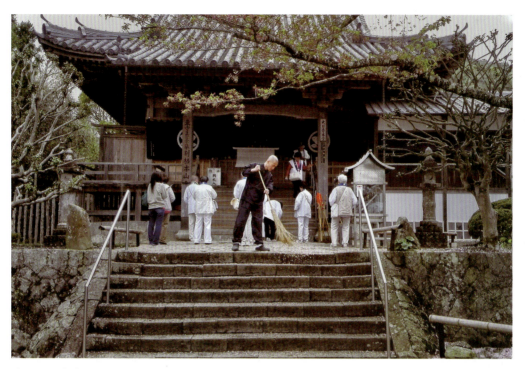

遍路上的寺院大都古朴沉静,像个安静的长者,隐遁山林间。

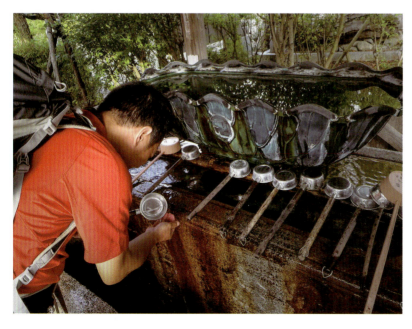

寺院入口处的"洗心池",洗去身心内外的尘劳。

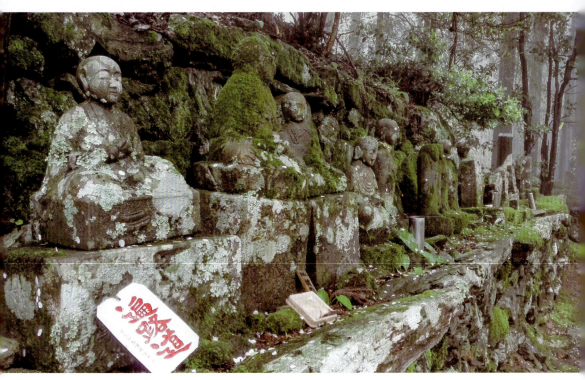

路上常见的石佛安住小景,有的只用简单的石块表达虔敬之心。

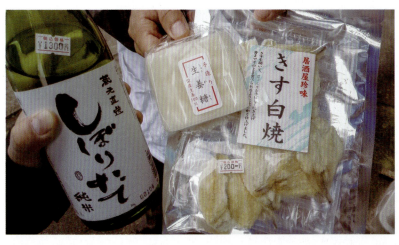

四月的四国山区,常有阴湿雨天。路边小店买到补给品,清酒拿来御寒。

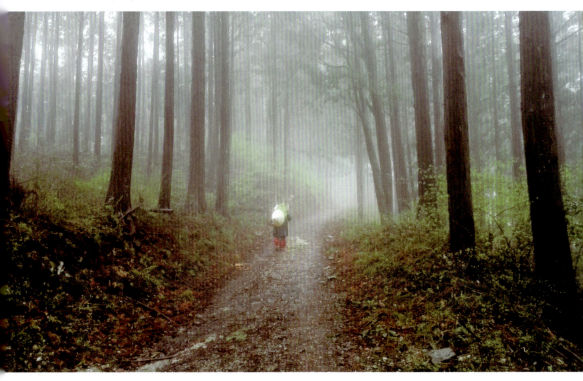

烧山寺是第一段行程中最辛苦的路段,背包在连绵的雨中走7小时,翻过四座山。路上的行人不多,其中有一位老太太,个头瘦小,走得很快,饿了就蹲在路边吃冷饭团,然后又很快赶上我们。

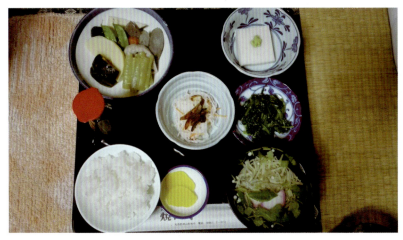

寺院的榻榻米客房有专门为住客准备的火炉取暖,烘烤湿衣湿鞋,淋浴和泡澡让人解乏。晚餐是寺院提供的素斋,吃完就休息了,住客们都很安静。第二天,我们选择早起,听法师诵日语心经,听不懂,却有趣。

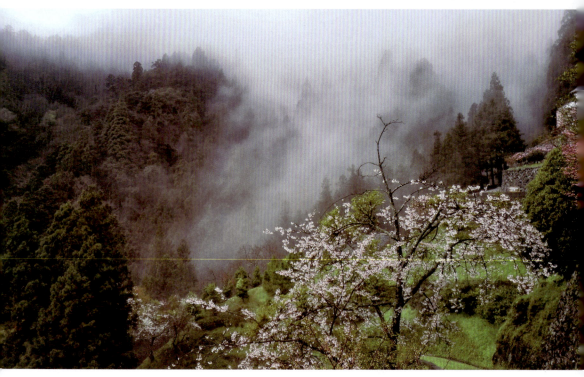

雨后清晨，烧山寺的后山宛如世外桃源。

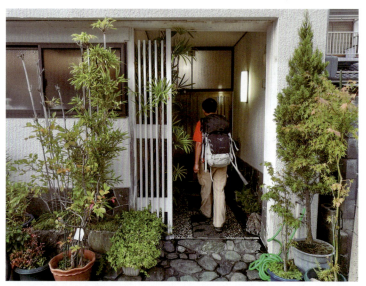

一次走完整条遍路，大约需要四十多天，我们的计划是有时间就走上一段。第一次行程的最后一晚留宿在德岛市的大鹤旅馆。选择它的理由很简单，不靠大路，相对安静，旅馆的名字是中文，好认。

这所家庭旅馆的管理者是位六十岁左右的妇人，热心和蔼，做饭好吃，似曾相识。

两年后，我们从这里出发，作为第二段行程的起点，顺便再和她见上一面。

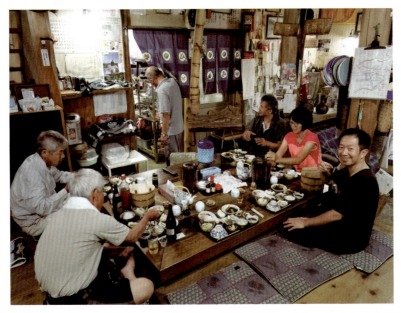

　　在日本徒步有个好处，饭菜符合东方人的胃口，精致、美味、丰富，加上日本人对做饭的虔敬认真之心，越发觉得入口的食物美味且滋养。

　　这家旅馆的餐厅摆放着共用大桌，我们和同行好友夫妇，与两位日本徒步老者一起共进晚餐，互相用表情、比画和傻笑来沟通，愉快顺畅。

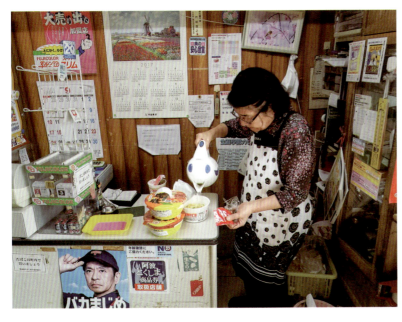

午餐要碰运气，不一定能吃到正式饭菜，有杂货铺就有方便面，店家往往会热心提供开水泡面。

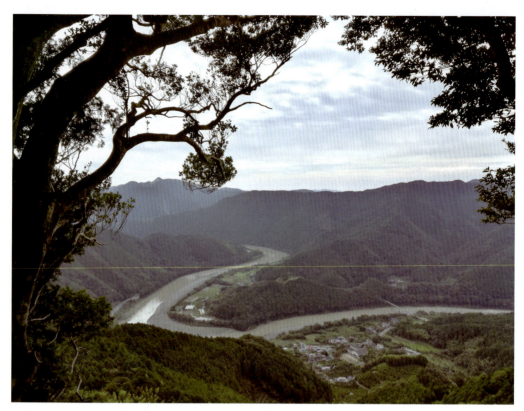

沿途风光。

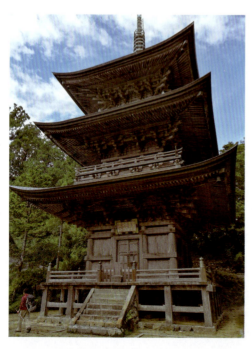

鹤林寺，源于中国古老建筑技术，全木质的卯榫结构，保存至今。

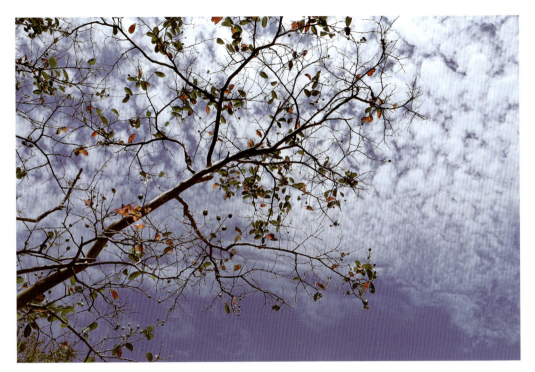

抬头有美景。

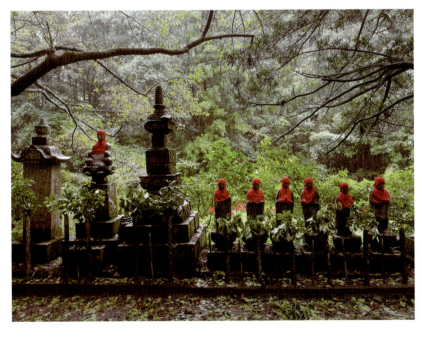

雨天,进入郊区,一路上没吃的,同行老詹去附近打探,结果迷路了,然后搭到了一辆热心便车,追上了我们。

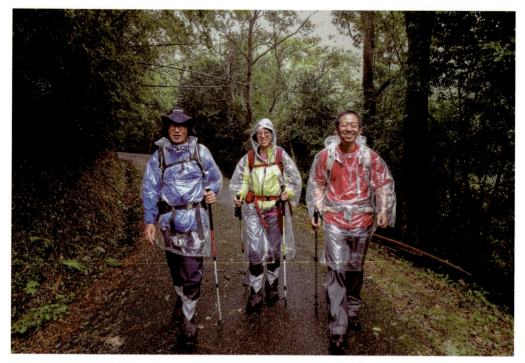

雨衣是徒步必带物品，为了减轻重量，我们选择了最轻的一次性雨衣，再带上一小卷透明胶用于意外破损之后的修补，小心使用一个月没问题，实际上，我们用了更久的时间。

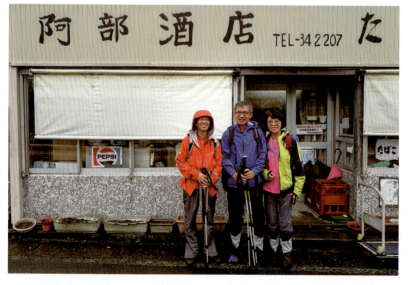

从平等寺到药王寺，中间有一段长长的无人区。那天，我们从早上一直走到下午四点半，才见到一家卖杂货和酒的小店。在日本，卖酒的店就是酒店。阿部酒店虽然不像通常的日本小店那么明亮整洁，但气氛轻松温暖，饥肠辘辘的我们受到了礼遇，吃到了热泡面和温好的清酒。

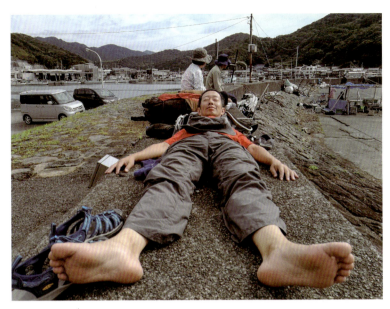

渔港小村堤岸上的大休息。

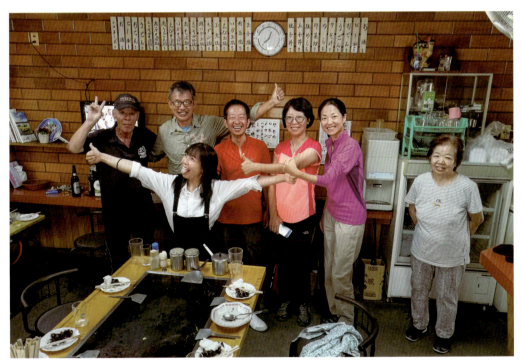

在渔村的铁板烧店里,我们遇到了一位热情爽朗的日本女子,她住在附近,是小店的常客,主动给我们翻译菜谱,还骑着单车回家,从家里带来妈妈做的咸鱼寿司给我们吃,味道好极了。

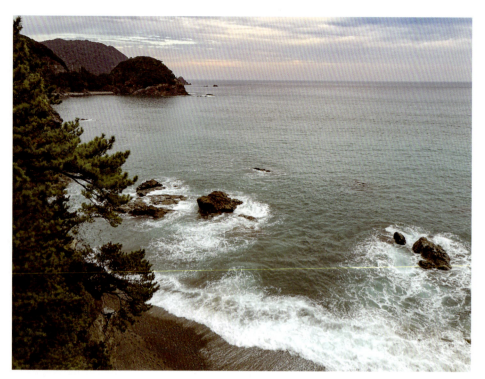

恋人岬的清澈海湾。

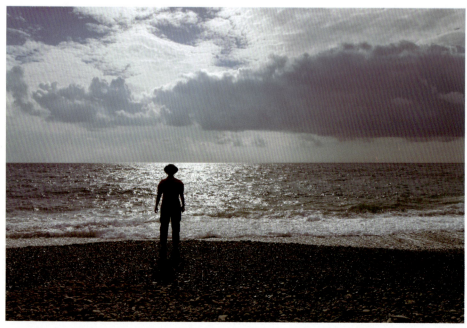

四国遍路的大部分寺院都坐落在沿海地区,南部的徒步道紧贴海岸线,面向广阔的太平洋。

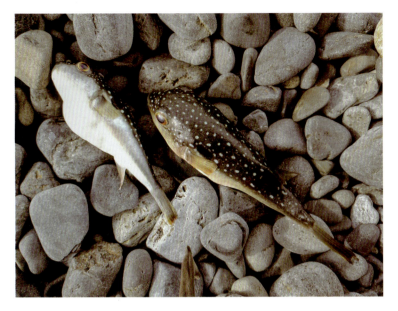

路过海滩，看到好几条小河豚干巴巴地搁浅在石头上，正在为它们惋惜的时候，不敢摸鱼的李辛拿了根小木棍拨了拨它们，小河豚开始张嘴呼吸扭身体，赶紧把它们送回海里……

在浅滩漫步的海星。

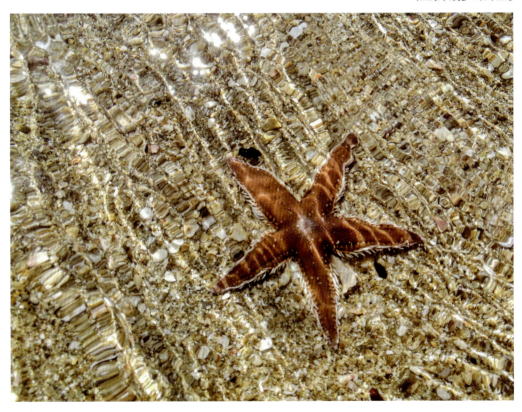

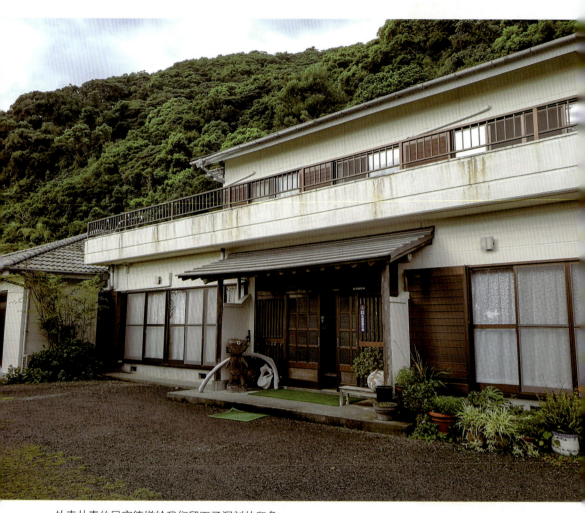

外表朴素的民宿德增给我们留下了深刻的印象。

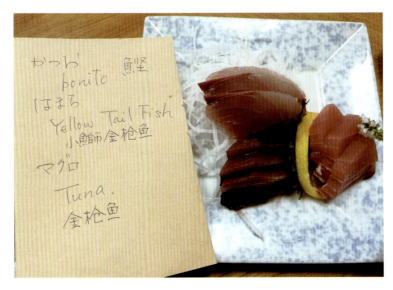

房间宽敞明亮，晚餐的每一道菜，女主人都会细心地附上一个中文介绍。

我们不懂日语，女主人懂英语，大家用英语交流，能问爱聊的记者同伴还问到了小夫妻俩的爱情故事。

年轻的女主人原本是东京的金领，走四国遍路时留宿在此，邂逅了喜欢冲浪运动的年轻男主人，两人心有所动，男主人陪同女主人去了下一站——具有"恋人的圣地"美名的室户岬游玩，等女主人走完整条遍路后，决定回到这里，留在这里……

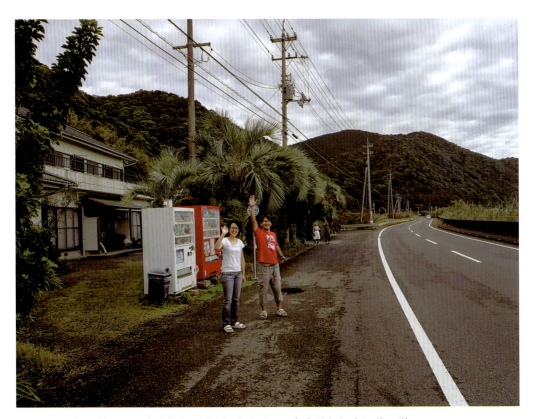

第二天，我们继续行程，夫妻俩挥手道别，妈妈和90多岁的奶奶在远处目送。

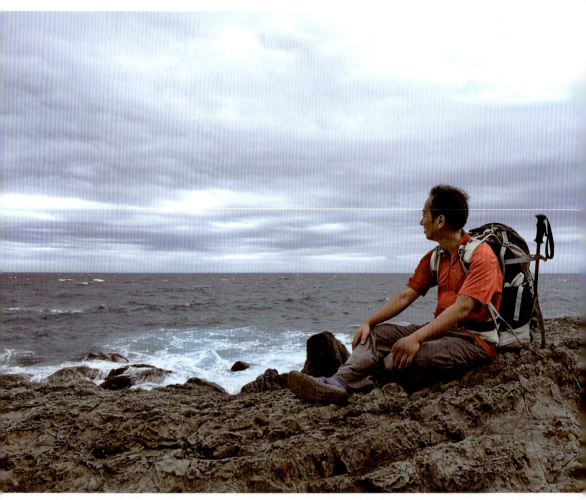

室户岬是四国南部沿海的一个突起的山岬，位于高知境内，在地图上像是整个四国的"左脚尖"。那天风浪不小，据说，那里常有鲸鱼和海豚群出没，希望下次能见到。

摄影／文：孙皓

精神健康讲记

一个中医眼中的
心身调适与精神发展

李辛 著

中医古籍出版社

图书在版编目（CIP）数据

精神健康讲记：一个中医眼中的心身调适与精神发展 / 李辛著 . – 北京：中医古籍出版社有限公司，2019.12
ISBN 978-7-5152-1888-5

Ⅰ . ①精… Ⅱ . ①李… Ⅲ . ①精神卫生 Ⅳ . ① R749
中国版本图书馆 CIP 数据核字（2019）第 243911 号

精神健康讲记：一个中医眼中的心身调适与精神发展

李辛 著

责任编辑	孙志波
出版发行	中医古籍出版社有限公司
社 址	北京东直门内南小街 16 号（100700）
印 刷	北京彩虹伟业印刷有限公司
开 本	787 毫米 × 1092 毫米 1/16
印 张	20.75
字 数	250 千字
版 次	2019 年 12 月第 1 版 2019 年 12 月第 1 次印刷
标准书号	ISBN 978-7-5152-1888-5
定 价	78.00 元

缘 起

本书是从李辛近五年在各地开设的与"精神健康话题"相关的课程中，选出的 6 次具有典型和普遍性意义的内容并改编而成。

近年来，李辛逐渐将精力转到了教育领域。他在过去十多年的行医经验中，发现自己每天要和不同的病人做类似的交流，说重复的话，效率不高。由于不同病症背后的原因有很多相似性，其后，还连带着具有共性的关于家庭、家族、社会、精神层面的问题。

人的物质身体受精神世界所影响，物质身体的健康与否，与我们精神、意识、思想、行为密切相关。除了遵循选择适合自己的饮食与居住环境，好好睡觉休息，做合理的运动、适度的工作，过接地气的生活这些基本健康法则之外，精神世界如何进一步展开？

我们在婴儿和孩童时期，精神相对柔软、活泼、开放、流通，而在一路"长大"的过程中，有可能逐渐丢失了这些特质，变得紧缩、闭塞、僵硬、怀疑。生命的无形部分不再顺畅地自由呼吸，与外界的良好流动也渐渐断离。于是，我们的"精神"病了，老了，疏离了，僵硬了。

我们所尊敬的雅克爷爷的座右铭是静心、学习、服务他人。

真正的学习不光是看书、学习他人的经验，也是睁开自己的双眼，打开心，自主思考，理解人我和世界，在与所有流经我们的人、事、物互动的过程中，更多地认识、熟悉自己和身体，了解自己的真实需求，找到自己的"原点"，展开自己的"地图"，学习只是单纯地感受、觉察……

人，只有了解了自己，才能了解他人。如此，我们才能以合适的方式服务他人，与世界互动。

人和人的内在世界如此不同，我们可以借鉴，但很难成功复制他人的成长道路。当我们在自己的"地图"上每迈出一步，将会收获一分意识的扩展，精神世界由此扩容一分；对自己、对这个世界的了解多一分，放松和安然自会多出一分。

汇编　孙皓
2019 年 8 月 16 日

目　录

缘　起　　　　　　　　　　　　　　　　　　　001

第一篇　自我觉察与精神健康　　　　　　　　001
觉察的三个面向：身体—情感—思想　　　　　　003
抑郁、焦虑与能量状态　　　　　　　　　　　　006
人不可能永远快乐　　　　　　　　　　　　　　012
精神心理问题的背后　　　　　　　　　　　　　017
森田疗法：接受痛苦，带着痛苦生活　　　　　　021
孔夫子说"毋意，毋必，毋固，毋我"　　　　　023
丰富多彩的世界和有限的标签　　　　　　　　　026
心身疾病的发展过程　　　　　　　　　　　　　029
通过练习"放松"来改善心身失调　　　　　　　034
心定好看病　　　　　　　　　　　　　　　　　037
神机被扰　　　　　　　　　　　　　　　　　　040
单一刻板化的生活模式　　　　　　　　　　　　044
运动与阳气　　　　　　　　　　　　　　　　　046
一例完整意义上的心理治疗　　　　　　　　　　048
活在角色中的现代人　　　　　　　　　　　　　052

神气的封闭与偏力的显现　　　　　　　　053
从厥阴到少阳、阳明　　　　　　　　　056
失去行动能力　　　　　　　　　　　　059
观察、面对和接受自己内心的软弱、痛苦　061

第二篇　对自己的日常生活有所意识　　065

成为自己心智发展的程序员　　　　　　067
意志和情感力量的出口　　　　　　　　073
回溯：把过去的记忆与感受纳入现在的意识中　076
生活中最重要的部分，是真实而深入的沟通　081
接受自己　　　　　　　　　　　　　　087
扩大与世界的连接　　　　　　　　　　092
熬药的爸爸和父女俩的病　　　　　　　095
照顾好自己和家人　　　　　　　　　　098
冷漠与过度控制　　　　　　　　　　　106
老师的内心暴力　　　　　　　　　　　109
相依为命的母女　　　　　　　　　　　111
汹涌而复杂的情感　　　　　　　　　　116
这是命运　　　　　　　　　　　　　　119
爱是交换不来的　　　　　　　　　　　122
把自己遗忘的妈妈　　　　　　　　　　125

第三篇　中医眼中的心身失调与调理思路　129

神气敏感型的诊断治疗思路　　　　　　131

形体厚重、志意过强的治疗思路 　　　　　　　　　**134**

失志伤精的诊断治疗思路 　　　　　　　　　　　　**135**

神气受扰 　　　　　　　　　　　　　　　　　　　**137**

被压制的神气 　　　　　　　　　　　　　　　　　**140**

关于中药与西药 　　　　　　　　　　　　　　　　**143**

内在焦虑与志意过用 　　　　　　　　　　　　　　**147**

镜像效应与被塑造 　　　　　　　　　　　　　　　**151**

从能量角度入手 　　　　　　　　　　　　　　　　**153**

"牢牢抓住"的心理，制造出更多的焦躁 　　　　　**156**

回归身体 　　　　　　　　　　　　　　　　　　　**161**

第四篇　静坐与全观　　　　　　　　　　　　　　**171**

回光守中 　　　　　　　　　　　　　　　　　　　**173**

有为和无为 　　　　　　　　　　　　　　　　　　**175**

用意的轻与重，清与浊 　　　　　　　　　　　　　**178**

不用力、无目标，安安静静地等待 　　　　　　　　**180**

运动中的开阖选择 　　　　　　　　　　　　　　　**184**

不用力的观察与感受 　　　　　　　　　　　　　　**189**

过度思考的困局 　　　　　　　　　　　　　　　　**192**

用意过度的干扰 　　　　　　　　　　　　　　　　**196**

从熟悉自己的身体入手 　　　　　　　　　　　　　**198**

从观察、熟悉自己入手 　　　　　　　　　　　　　**200**

牛皮癣是生命状态的一种表达方式 　　　　　　　　**202**

充满新鲜感的世界 　　　　　　　　　　　　　　　**206**

保持独立的观察和思考 … 208
内心感受与外在知识 … 211
心为物役 … 213
肤浅思维 … 216
与孩子在高水平互动 … 218
昏暗之间，自然的起伏 … 221
思想牢笼里的困兽 … 223
你这个笨蛋 … 226
世界上最精密的仪器 … 227
"因循"和"守旧" … 230
你可以选择 … 231
你需要向前走 … 234
要行动，不要说套话 … 238

第五篇　成年人需要建立自己的主体 … 243

标准传送带与不敢落后的家长 … 245
复杂失真的大人与程序冲突的孩子 … 247
诚与明的学习 … 251
意识就像一盏灯 … 254

第六篇　人依靠自己，可以认识世界吗 … 257

"交互"的观点 … 259
这个世界的另一面向 … 261
真相与教条 … 263

"标准答案"和"周围人会怎么想"	267
心身健康比学业更重要	270
内耗的单曲循环	272
提问题的心智状态	278
建设性地使用生命力	280
先天体质与自我调理	284
思想的出路与气血的流通	289
独立思考和实践的勇气	293
手机里的"美丽新世界"	296
过去、现在和未来	298
你得跑跑步了	301
你有真实、理性的交流吗	304
肿瘤是固化的能量团	308
运动的意义	311
向前走，会有新开始	314

感　谢　　　　　　　　　　　　　　319

第一篇
自我觉察与精神健康

觉察的三个面向：身体—情感—思想

多年来，我养成了一个习惯，在门诊接诊看病前，会先闭目养神；或者上课前，也会先请同学们和我一起安静地坐十五分钟，定定心，有助提高我们的专注力和工作、学习的效率。

如果各位有静坐的经验，或者平时对自己的身心有所关注和感受，有几个问题就可以和大家聊一聊。

首先，我们在工作、生活的时候，有没有留意到身体是否放松？或许某一处有痛点，某一处是紧的，或者整个身体都很紧……

身体的感受很重要。因为平常我们都把注意力投放在外，想事情、买东西、看电视、跟人说话、关注别人的反应，而自己身心的状态会被忽略掉。

我把对身体的感受，进入我们的意识，称之为对身体的觉察。

其次，除了体会到身体各部分是否放松，我们有没有同时留意到大脑里有很多想法？如果有"留意到"了，我称之为对头脑或思想的觉察。

比如此刻我在读书，发现自己是相对稳定、安心的，偶尔有一些想法会跳出来，但并不影响我看书，这就是相对"清晰稳定"的状态。

如果大多数时间我们都能处于这样的状态，即使是看电影、买菜、坐火车，甚至吵架，都是相对"清晰稳定"的。我们可以一边吵架，一边清楚知道自己在生气,知道身体紧张、情绪涌动。按照传统中医的观点,这就是"神气"相对清明的状态。

或是我的身体坐在这里,在看书,但想法很多,就像站在十字路口,有很多车经过一样,感觉很混乱,每个字都认识,但背后的含义看不进去。大脑里有很多想法,处在不专注,不能平静地做事、学习、交流的状态。而且,自己常常意识不到自己在这种状态下。这些,传统中医称之为"神气散乱或神不定"。

这种"清晰"或"散乱"的状态,就是传统文化里说的"神"是"定"或"散","清"或"浊",这是我们日常生活中常有的两种基本状态。如果我们的精神是清晰稳定的,生活也会如此,这是有觉察的状态。

长期在清晰稳定的状态下生活的人,相对会身心更健康,家庭更和谐,事业更有发展。道理很简单,古人云:自知者明。一个人如果知道自己处在什么状态,自然会有所为,有所不为,知道适时调整。

但大部分人的生活,常常是"清明"与"散乱"两种情况混在一起。清晰明白的时间少,偶尔出现也不能长久,更多的是在散乱不定中随波逐流,受到各种力量的影响而未必自知。我们的思想与情感、语言与行为,既可能因外部环境的压迫、混乱与暗示而发生反应,也可能来自自己习惯的"刻板思维"或"条件反射"。

我们对"自己"早已习以为常,也习惯了无意识的合理化。所以,为了安全和更美好的生活,我们对自己的身心和精神的状态需要有一个感受和了知,需要开始学习"熟悉"自己。

除了观察自己的身体和思想,还可以观察情感和情绪状态,比如此刻,你是比较放松、平静的,还是内心有很多力量在冲突?是高兴还是难过,是紧张还是有些恐惧?

作为人，我们时时刻刻都是三个部分同时在运作：肉体—情感—思想，但不同的个体会有所侧重，形成自己的主导模式。有的是天生的，有的是后天的教育环境形成的。

比如喜欢研究学问和思考问题的人，可能会更依赖"思想"这一工具。进入社会生活，受到过度格式化教育影响的人，会过度发展"知识"和"头脑"，而可能变得过于"学究型刻板"，或过于"理性"而忽略身体感受与情感交流。

喜欢运动，或从事体力劳动多一些的，或在自然环境中长大的个体，对身体层面会更加熟悉，这是一个健康而"接地气"的基础。但如果只满足于强健的身体带来的方便和外界认可，而忽略了"知识"和"头脑"的发展，也会把自己局限于此。

最近几十年，我们的生活相对和平舒适，出现了很多以情感为主导模式的人，也有过度痴迷、活跃的粉丝和追星一族，这一类偏向重视情感的能量交融与涌动。

人在年轻的时候，是容易被情感和情绪推动，去做一些事情。喜欢强烈的感受，过度张扬个性，却不知真正深厚持久的情感，往往是相对平静的，或者说在相对平静的状态里，容易保持长久深刻的情感关系。

每个人的生命活动有他的主导模式，有的以肉体为主，有的以情感为主，有的以思想或头脑为主。

它们既是生命的不同层面的运行模式，也是我们可以运用的工具。所以，每个人都需要了解和熟悉自己的特点，这个过程，就是不断深入的觉察。三个部分如何均衡发展，不偏颇，少一些内在的冲突，是我们一生的学习内容。

而且，这三套模式的运行，是需要能量的，这个能量就是中医所说的"气"。

抑郁、焦虑与能量状态

现代医学是把身体和意识分开看的，身和心被看成是两个东西，它们有关系，互相影响。

我们都知道，长期紧张、心情不好的人，容易有消化障碍，甚至胃溃疡，这叫作心身相关。我的研究生专业是心身医学，这个专业研究的是社会心理压力与躯体症状和疾病的关系。

现代医学里常说的抑郁症，在中医来看，很多情况下其实是因为整个心身的能量不流通了，精神、意识、心理、气血都卡在了某个低点。

抑郁症发病过程中也可能会出现焦虑状态，但总体的精神状态是低落、无力、封闭、无行动力等"阴沉"的状态，有的会出现自杀的念头，并且有实施的可能性。

焦虑症呢，不少是因为这个人的能量本来就不足，而且因为长期的用心过度、用力过猛、劳心劳力而过耗了，出现了能量不够用的情况。在中医看来，是"本气虚而神过用"，导致了极度的不稳定。

焦虑症的发病过程里也有可能会出现暂时的抑郁状态，但总体的精神状态以不安、焦虑、急躁、惊恐，放大人、事、物造成的压力为主。也有部分病人会表示自己活不下去，但比起抑郁症，不容易有真实的自杀行为，除非有巨大的外来压力。

大家往往会把两种病混在一起，虽然症状会类似，其致病的机理是不同的，甚至可以说是相反的。

在中医看来，抑郁症多偏于"阳虚阴盛"的状态，治疗方向需要从"通阳""补阳"的思路入手，比如跑步、爬山、骑行、艾灸，服用一些增加人体能量和帮助能量流通的药物。

焦虑症多偏于"阳亢"的状态，他们或者对自己要求过高而显得神色匆忙，或者对外界环境和时间表要求过高而显得紧张不安。调理的方向，应该是把精神和能量的运行速度缓和下来，中医叫作"舒缓神气"。需要给自己更多的时间和独处的空间，太极、静坐等等，练习放松，卸掉内心的压力。

无论医生诊断的是抑郁症或焦虑症，我们需要知道的重点是，**当我们的能量状态和能量流通的水平低到一定程度的时候，我们的肉体—情感—思维的运作能力都会下降。**

就像一台电脑，当内存足够、程序不冲突的时候，可以运行那些高版本的程序；当内存不够、程序有互相冲突、内耗的时候，那些高版本程序，不要说运转了，下载都不能，只能运行低版本的。

所以，如果一个人因为种种原因，身体的能量很低，那不仅身体状态会变差，情感状态、思维状态也会变差，这是一个整体低版本、低能量的运行模式。

身体会出现各种症状，比如血压失常、心律失常、食欲不振，排便异常、睡眠障碍等等，这些其实都是能量低之后身体运转水平下降或紊乱了。在现代医学中，这些常常会被叫作某种"神经官能症"，因为这些不适症状往往查不出具体的病因，只是显现出一系列生理、心理失调的症状。

可以想象，在这样一个低版本的状态下，我们在跟世界万物交流的时候，很多东西都消化不了，包括食物和情绪，内在和外来的任何压力无法承受，愿望也无法转化为行动力；很多体力活或者复杂的运动、脑力活动做不到，也不想做了，对很多事情失去了兴趣，原本可以滋养和发展自己的内外环境，突然间，都变成了阻碍和压力。

在情感上也是这样，当一个人能量低的时候，表达能力和接纳能力都会出现一些问题。在内部心态和外部交往上，就容易趋向封闭，只接受某一类自己愿意吸收的东西，其他的都拒绝，甚至以前能吸收消化的东西也开始拒绝。到了这个状态，其实就成了"被压缩的人"，身体、能量、精神都被压缩了。

在压缩状态下，人所处的时空、社会和生活，乃至周围的一切，能够接触和愿意接触的东西，也是被自我所拒绝的。这样，就进入一个内和外的低水平恶性循环，但是自己不一定能意识到。

一旦到了这个状态的时候，人的生命状态会整体往下走。

这部分也与社会和家庭带来的受限意识和集体认知有关，比如大家眼中的优秀学霸在硕博毕业前后，因为感到出国无望、学术无果、前途渺茫而自杀。

这部分"优秀生"受社会和教育的影响，很容易在单向的轨道中，在别人的指挥棒下往前走，与自己的内心和真实的生活已经失联很久了，属于自己的路已经找不到了，最后被压抑的渴望凶猛反噬，吞没了自己。

有个实验很著名，迷宫里的小老鼠，通过食物奖励或电击惩罚，让它们很快掌握了怎么走迷宫，并建立熟悉的经验，最后会训练出在人类眼中非常优秀的、具有更高智力的品种。甚至这些后天获得性的迷宫生存优势，还能在下一代中延续，这是过去心理学研究的经典实验之一。

不管是对于老鼠还是人，都需要有自己的空间、时间、兴趣、爱好，看似无目的的探索和看似无所事事的浪费时间，这是对内心均衡至关重要的自由时光和自主选择。

当我们说某人是抑郁症或焦虑症,往往会以为这只是一个心理的问题,但实际上它不是一个简单的心理问题,而是整个生命的问题。

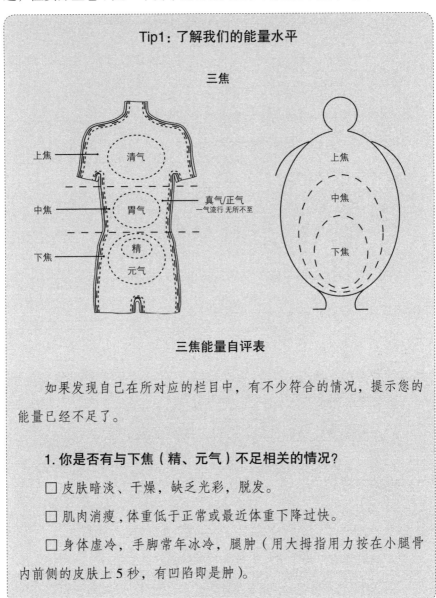

Tip1：了解我们的能量水平

三焦能量自评表

如果发现自己在所对应的栏目中,有不少符合的情况,提示您的能量已经不足了。

1. 你是否有与下焦（精、元气）不足相关的情况？

☐ 皮肤暗淡、干燥,缺乏光彩,脱发。

☐ 肌肉消瘦,体重低于正常或最近体重下降过快。

☐ 身体虚冷,手脚常年冰冷,腿肿（用大拇指用力按在小腿骨内前侧的皮肤上5秒,有凹陷即是肿）。

- ☐ 经常腰酸或者关节痛。
- ☐ 小便频繁，大便软或泄。
- ☐ 夜尿三次以上。
- ☐ 长期泌尿系统问题。
- ☐ 精力不足，看一会儿书或电脑就觉得很累。
- ☐ 记忆力下降。
- ☐ 视力下降、眼底病变、眼泪过多或过少。
- ☐ 肚子很大或自觉小腹虚冷。
- ☐ 恐惧，怕黑。
- ☐ 妇科或性功能有问题，长期生殖系统问题，或生育困难。
- ☐ 自幼哮喘，尿床，早产儿，或曾多次流产等。
- ☐ 恶性肿瘤。
- ☐ 肝炎，肝硬化。
- ☐ 蛋白尿，肾脏疾病。
- ☐ 面部水肿。
- ☐ 糖尿病，痛风。
- ☐ 心脑血管疾病。
- ☐ 强直性脊柱炎、类风湿、红斑狼疮等免疫系统疾病。
- ☐ 衰老、老年痴呆。
- ☐ 器官衰竭。
- ☐ 其他重大疾病。

2. 你是否有中焦（中气）不足相关的症状？

- ☐ 没胃口，吃什么都消化不了，或吃了就胀。

- □ 有明显的胃痛、腹部痛。
- □ 口气重，口腔溃疡，牙龈问题。
- □ 慢性皮肤病。
- □ 体弱无力。
- □ 说话气短。
- □ 消瘦（肌肉松）、肌肉不足。
- □ 肥胖（过于结实，看起来有点臃肿，或者过胖）。
- □ 高血脂或脂肪肝。
- □ 高血糖或高尿酸。
- □ 胆结石或胆囊息肉。
- □ 各种息肉。
- □ 乳腺增生及其他增生。
- □ 大便异常，便溏或便秘。

3. 你是否有与上焦（卫气）不足相关的症状？

- □ 异常出汗。
- □ 反复感冒。
- □ 恶风、怕寒，经常喷嚏。
- □ 皮肤、鼻子过敏症状。
- □ 长期咳嗽。

人不可能永远快乐

我们需要思考一些不假思索、习以为常的问题。

第一,抑郁症只是大脑的化学递质的变化吗?现在的观点是,抑郁症或焦虑症是大脑里的化学物质变化导致,比如多巴胺,一种神经递质,心理状态和情绪会受这种物质浓度变化的影响,现在很多精神类药物的研究与应用都基于这类认识。

第二,人的生活态度,他的生活方式、情感、思维、认知、行为模式的改变,是由于这些化学物质的变化所致,还是相反——是因为某人的生活方式、认知、行为出现了异常,相应在体内发生了各种的变化?

这些精神压力和外部压力带来的变化,不局限于脑部的神经递质,也会在内分泌、免疫、循环、消化等系统发生,这是现代心身医学的观点。因为个体的性格、认知和不良应对模式,以及外部环境的社会生活压力,会导致我们的中枢系统,尤其是下丘脑区域功能发生变化,形成所谓"精神—神经—内分泌—免疫"调节网络失调,从而产生一系列心理生理的病症。

就像现在,因为要讲课,所以我点了这炷香,香是我们开课的原因吗?不是。是因为课,才有这炷香,不光有香,还有光线,有声音,有在座的同学,有我们的话题,这些是同步出现的。

所以,我们需要思考,在心理问题的认知上,现在流行的思路会不会有逻辑上的漏洞呢?脑内"化学物质"的变化,可以理解为精神压力与应激反应的结果,而未必是原因。用药物改变这些化学物质,对我们的脑部功能会有帮助,作为阶段性的治疗手段,用来改变急性的症状,比如严重失眠、严重焦虑、重度抑郁，会对症状有所改善，但是否可以由此得出结论：需要长期甚至终生服药？

而这正是坊间流行的"药不能停"观点的误区，会使得我们完全依赖药物干涉，而忽视了更重要的、每个人都可以去改变的重点：开始运动，反思自己的认知、生活习惯、人际交往、交流模式……

提出这个问题是因为，不光很多病人就这样接受了关于自己当前状态的简单解释，有一些医生亦常常听完患者主诉，填了一系列心理量表后，得出关于"抑郁"或"焦虑"的诊断，然后不假思索地开出一堆精神类药物。

没有养成独立思考习惯的人，容易被洗脑，流行媒体说什么，医生说什么，就跟着做了。

比如有个问题：难道每个人都会一直以快乐的状态生活着吗？童话里面王子亲了一下公主，公主就醒了过来，然后他们幸福快乐地生活在一起了。故事到这里就结束了，现实可不会是这样的。

我们这个时代的文化有些特别，人们会害怕自己处于不高兴的状态。很多人会认为：一个人在某一段时间处于"不快乐"的"低谷"状态，没有力量去始终维持一个"正常"的状态，这是不好的，是不被大家所接受的，一定要尽快转变，跟上"前进"的步伐。

这样认知的背后是，大家普遍认为，始终保持"正向、阳光、自信、积极、努力"才是对的状态，就像有的人只喜欢春夏，不喜欢秋冬。

一条河流，有源头、奔腾的急流、舒缓的浅湾、盘旋的漩涡、冲撞的礁石和咆哮的巨浪，也有阴暗的幽谷、干涩的分支和不知方向的地下阴河……每个人的生活与精神心理状态也是如此，有起有落，有光明的乐章，也会有阴郁痛苦、冲突的阶段。

如果我们保持精神的清晰稳定，跟随这些正常而必然会有的起伏向前走，不固化某一片段，不放大且停留执着于此，而去尝试接受痛苦，保持生命的自然流动，也许会更容易通过。

　　作为医学的研究与实践，把某些类似的症状分门别类，命名并给予对应的药物治疗，当然有其积极的作用，但如果当某个病人，放弃了病痛时应有的反思与观察，放弃自己的努力与改变；而医生呢，忽略了同理与交流，忽略了这个具体的人的生活状态、思维—情感模式，而只是简单地开具处方，长此以往，会有负面的作用。

　　现在的50后到70后可能知道，20世纪80年代的中国还没流行抑郁症、焦虑症的诊断，那个时候如果有焦虑、失眠、没有行动力、对生活工作没有兴趣、去看医生，会被诊断为神经衰弱。

　　那会儿所有这些不高兴的、想不开的、睡不着觉的，都叫神经衰弱。还有的医生或长辈会直接就批评你：意志不坚定，态度不积极……属于思想问题。

　　对于神经衰弱，会常用两个药，一个是谷维素，还有一个是复合维生素B。

　　如果你是中年妇女，会有另一个病名，叫更年期综合征。到了20世纪90年代更年期综合征开始"普遍"了。

　　我在大学四年级实习的时候，有个病人让我印象深刻，她进来后就着急慌忙地说了一通症状：我最近睡不好、头晕健忘、心烦意乱、容易紧张激动、潮热盗汗、月经失调……医生说："没事，你这个是更年期。"病人一下子就舒缓了。

　　人的心态常常很简单，当我们得到一个确定的解释之后就安心了。就像我们需要归属，需要有序，需要路标……至于这个解释是否来自实相，很多人无力关心。

后来我读西方心理学的一些观点，很有意思，有提到：对于这些茫然无措的心灵来说，当有一个人告诉他，你这个问题所有人类都有的时候，他就不再觉得自己是孤立的，也不再觉得自己是异端了，然后他就放心了。

20世纪90年代后，国内开始有抑郁症或焦虑症的提法，但那会儿被确诊的病人还不多。1997年我读心身医学专业的时候，这个学科还是非常冷门的。到了2000年左右，一些大学开始引进心理学系，媒体、报纸上大量出现心理学科专栏，我还兼职了一段某报的心理学栏目。

那个时候，也是很多国际大药厂进驻中国的阶段。我的一位病人，她是某国际药企的政府公关部负责人，她告诉我，精神类药物在公司药品销售收入中名列前茅。

相关行业开始蓬勃发展，大量针对性的药物和课程出现了，中国的心理疾病患者的队伍也越来越壮大了，这里面会不会有不少是"被诊断的"呢？

社会在进步，观念在发展，病名在细分，到了2000年左右出现了很多新的病名，抑郁症开始分型了，比如有产后抑郁和老年抑郁。那个时候出现了很多"感觉统合不良""注意力不集中""抽动秽语综合症"的孩子，当然还有"自闭症""学习障碍""情感障碍""网瘾"……然后出现了很多针对性的治疗与康复技术。

以至于在临床中，常常会遇到孩子某个阶段如果有些紧张、睡不好、眨眼睛、抽鼻子、怕陌生人……父母就会急急忙忙地带孩子来看病，怀疑自己的孩子是不是有哪一种心理问题。

这个过程非常有意思，因为它让我想到了历史，比如像我们的父母这个年纪，有很多人被戴上"右派"和"黑五类"的帽子，我爸爸当时被打成"资产阶级反动学术权威",这些都是一种"诊断"。在那个时代,这种诊断的威力是非常厉害的,它会贯穿人的一生,甚至会左右下一代和再下一代的命运。

时代变迁后,这些"诊断"消失了,现在的80后、90后已经不大知道这些东西了,这在那个时代可是比天还要重要的,对不对?还有档案,以前是那么重要的一个东西,里面记录了你曾经呈现过的优点、缺点和领导对我们的"诊断",它会左右我们的"命运",现在的90后会怎么看这些问题呢?

要对日常中的很多东西有观察、思考,这样就不会轻易地让我这样一个医生随便开一些药给你们吃。

从某种角度来说,各行各业都在互相喂药吃。

Tip2:第一张处方

如果你觉得自己有些焦虑、不快乐、睡眠不好、精力不足,可以先自己评估一下能量状态,然后仔细想想,再决定是否需要马上去看医生,"确诊"自己有没有心理问题。可以先从调整自己的生活形态开始,提升能量。

生活方式自调表

	注意事项	目的
☐	不食生冷之物(冰激凌、冰啤酒、冰酸奶、冰水),不空腹喝大量果汁、饮料,不吃水果、含防腐剂的食物。	保护中焦脾胃,补充气血能量,增强抵抗力。
☐	饮食清淡;少食辛辣、油腻、烧烤、烟酒;晚餐减量,脾胃虚弱者慎食牛奶。	减少体内湿热淤积,减少中焦和血分淤滞。保护肝脾,醒脑清心,舒畅情绪,轻身养颜。

续表

	注意事项	目的
☐	每天泡脚 10～15 分钟，虚人和冬天泡至身暖不出汗为宜；每天散步 40～60 分钟或慢跑 15～20 分钟。	运通三焦，开通渠道，将气血传输四末，减低身心淤滞。
☐	大人 22 点前睡觉，小孩 21 点前睡觉，睡前 1 小时不看电视、电脑，不打电话，不打游戏。	收敛神气、助眠，安定精神，保元气。
☐	太极、站桩、八段锦、八部金刚、五禽戏、瑜伽（任选）。	在不消耗过多能量的情况下，疏通经脉，改善循环，身心合一，提高机体免疫力。
☐	静坐、闲坐。	从志意过用的"耗"的状态，调整到精神的"收、聚"状态，达到安神定志，调柔身心。
☐	多接触自然、土地、植物、新鲜空气，尽量减少电脑、电视、电子游戏。	接通自然能量，保养精气神，扩大精神与能量格局。
☐	不看恐怖片与类似讯息。	保持精神的稳定性，避免神气干扰，变生杂病。

精神心理问题的背后

在中医调治的思路里，去具体分析抑郁症有哪几型，它的诊断标准是什么，对于治疗没有太大的意义。

重点是，需要了解这个人的能量水平，也就是"气"的虚实、通达与否。前面的能量自我评估表和生活方式自调表，可以帮助我们自己来调整。

更重要的是，每个人需要了解：所有的心理问题背后，关乎什么。

关乎一个人的身心健康水平，关乎一个人是否愿意去了解自己，是否愿意去了解这个世界，了解自己是怎样在跟世界交流，是有意识或无意识、善意或恶意地交互影响。

最终是了解这个内外世界的交换当中，自己的身体—情绪—思想，或者说精神状态、能量状态（神与气）是怎样被塑造和改变的，体会到当下的内心状态是如何从过去的模式里发展出来。环境起了什么作用，自己是被动地被改造、束缚，还是主动地适应、改变。也可以观察周围的人在这个世界中是如何生存、适应、和解的，从而意识到自己还可以学习什么，如何更好地发展自己。

总之，要有意识地看我们内在和外在的世界以及发生的变化。

当一个人具备这样的能力的时候，就不太容易长时间地掉到这些精神心理疾病的陷阱中。因为即使他此刻正在不舒服，正在不高兴，甚至已经有一年的不高兴，他会了解这是人生必要经历的东西。因为人生一直是起起落落的，和股票一样，没有一只股票永远会往上走。

心身健康也是这样，当一个人这段时间的身体或情绪不好的时候，他如果知道这是一个正常的过程，就不会心里发慌到处找中医、西医或心理医生。

其实是关于"心身的学习"开始了，借由看书、思考、对自己的观察，或者旁人的提醒来进入这个学习。

他会回过头来看看自己跟家人、朋友等的关系怎么样，看看对待自己是不是过于严厉了，也可能会借助一些外在的参照，意识到自己是不是一直过于封闭，或者在坚持一些不一定需要坚持的东西，在维护一些不需要自己去维护的东西。然后留意一下自己的饮食、睡眠、运动，什么地方还有没有意识到的盲点，比如生活是不是过于单一了……

当他回过来看到这些问题的时候，调整已经自动开始了。一段时间以后，不管是生理的还是心理的问题，就会好转或者消失。

其实医学的本质应该是这样的，无论是中国的医学或西方的医学，最初的本质是在这里。而不是：你有病！要吃药！不能停！

在座有年纪大一些的前辈，五六十年前出生的这一代人可能很熟悉，过去有很多人被定义为右派，这个标签会严重影响他们的人生。这在经典心理学派看来，这和抑郁症的标签或其他的"重要标签"，其实同一类东西，会严重影响人的一生。

包括很多高血压、糖尿病，按照心身医学的观点，属于心理应激的躯体反应，并非单纯的生理问题。真的只有终身吃药一条路吗？或者只是吃药，不做生活和认知方面的改善，对保持健康有用吗？健康之路不是这样走的。

长期或者是终身服药，以这种方式来解除人生痛苦，或者解除某种生理、心理、情绪、认识上的冲突，合理吗？问题是，有多少人会如是思考？

这些问题，跟你是不是医生、是不是受过教育饱读诗书一点关系都没有，这其实是人的基本能力：理性地去观察和思考。

我们现在过于追求外在的标准，学得越多越好，学历越高越好，学到博士、博士后，好像这样才能对某些问题有正确的认识。

其实不应该是这样的。就像一件事情该做还是不该做，不在于财务分析和远期盈余预测，而是应该先问自己，这件事对不对，当下安不安心。如果不安心，明智的人就会选择不做了，这个直觉的判断需要专家来帮你决定吗，需要文凭才能做到吗？

这里牵涉到两种不同的人生态度和思考方式。

当一个人在面对所有的问题上，一直都需要某些知识和既定标准来界定，也就是说他失去了从自己的内心感受和基本生活经验来做出判断的能力，这样的人会容易发生各种心身失调，也容易得抑郁症和焦虑症/躁郁症。因为他不是活在自己的内心基础上，或者说，他的头不在自己身上。

2013年我在北京平心堂门诊部坐诊的时候，接待过一些病人。他们来自回龙观医院或一些综合医院的精神科，看过很久的病，长期吃好几种精神药物。记得有一个病人，是某公司的高级管理人员，他来看诊的时候，同时在吃六种精神心理类药物，已经吃了两年。

后来他是通过心理咨询、生活方式调整、认知改变、调整饮食、增加运动，加上中药和针灸，渐渐地让自己的身体好转、能量上升，睡眠、精神、体能等各方面中医重视的基础指标都改善了，然后我再进一步帮助他把精神类药物逐步减量，一点点地停下来。

在此之前，他吃了这么久这么多的精神类药物，虽然知道自己的痛苦状态改变不大，居然毫不怀疑，坚持以原来的模式工作、看病、吃药。

人的生命那么丰富，当整个生命状态都下降了，而我们只是因其中的一些明显的症状贴一个标签，说这是某个病，然后吃"对症"的药，这个逻辑严谨吗？

所以，在这个意义上，传统的医学，不管是传统的中医学，还是传统的西方自然医学，是我们可以参考学习的，因为传统医学关心的是整体生命活动和周期的变化。

森田疗法：接受痛苦，带着痛苦生活

心理治疗领域，大家可以关注一下森田疗法，这个疗法很有意思。它的发明者是日本东京慈惠会医科大学森田正马教授，他是在心理学历史上唯一一位以东方传统文化或者哲学思想，来处理精神心理问题的学者。

森田正马得过神经症，神经症是一个过时的名称，又称神经官能症，或精神神经症。这个诊断名称，是过去对一系列精神心理障碍的总称，包括神经衰弱、强迫症、焦虑症、恐怖症、疑病，以及各类躯体化症状、心身障碍等等。患者深感身体痛苦，且妨碍心理功能或社会功能，但没有任何医学能够证实的器质性病理基础。

他后来创造的这套独特的疗法，非常朴素，重视正常的生活元素。

他认为，一个人在神经症的状态里，会有两种情况：第一种，我不接受它，觉得这是不可以的。因为还有很多事情等我排队去做，我要表现得足够好才可以，所以，目前的负面状态，是需要尽快把它去掉的东西。因为想要去掉它，就发展了各种各样的"对治"方法，反而无限地扩大了当下的负面状态，停留在坑里，无法自拔。

第二种呢，接受我现在的痛苦。一个正常的态度应该是什么呢？就是承认自己最近是在一个低的状态，每个人都可能会是这样的，但是，生活要继续。

所以重点是，第一，接纳自己正处于不佳的状态；第二，学习带着这个痛苦在生活中做力所能及的事，带着痛苦跟外界交流，小心地处在自己可以接纳应对的范围内，逐渐等待自己恢复。

我们未必人人会掉进严重的焦虑或抑郁状态，但我们可能在日常生活中经常体会到其中轻微的症状或倾向。比如，我知道自己有几年的状态不好，那我只处理必须处理的事情，一天只见一个人，一次只见四十分钟，不行的话就再减少，直到自己能够承受。先做到这一点就行了，而不是把自己全部封闭掉，也不是靠着吃药，还坚持一天见四十个人，做十件事情。

森田教授当时用的治疗方法，就是把一批患有失眠、焦虑、恐惧、强迫等症状的病人，安排住在一个特定的环境，不让出去。头一周，让病人躺在床上，除了起来吃饭和上厕所，不准离开床。

什么意思？让病人如实地、充分地体验自己的痛苦，如实地了知自己有多难受，内心的焦躁不安。用一周的时间，让病人全心全意地来观察和感受自己。

躺了一周以后，这个人已经很熟悉自己的痛苦了，也在面对了，还发现自己并没有因此崩溃掉，或者出现过去想象中更可怕的事情。而现在，他有了新的痛苦：无所事事的痛苦。

接下来，给他们调整作息，每天卧床时间限制在七八个小时。白天安排户外活动，接触新鲜空气和阳光，晚上写日记，还有读书，但不可以互相交谈。

这是学习带着痛苦开始重建生活中"最基本的部分"。不可以交谈的目的是暂时阻断"焦虑症"病患常有的"思维奔逸"状态，焦虑症患者常常因此把自己耗干。

几天后，再安排一些简单的劳动，还是不可以交谈。比如，那边有一堆砖头，就让他们把这堆砖头从那边搬到这边，或者帮厨、打扫卫生，做一些类似的简单劳作、手工活。

这是学习带着痛苦做一些简单的事。

这样既能锻炼身体，生命力也开始被正常的生活元素滋养，也会让人发现，即使心里有这些痛苦，每天做一些细小的看似没什么意义的事情，但内在是开心的、扎实的，比躺在那里、钻牛角尖要好很多。

然后，再从这些简单的不动脑子的活动过渡到接近日常生活的一些事情，中间还有和医生之间的交流，自己写日记，与小组成员分享。

森田疗法的思路的重点是"顺其自然、为所当为"，学习"接受痛苦，带着痛苦生活"，源头是道家和禅宗的观点，这个供大家参考。

讲这个例子的目的是，当我们遇到任何突然发生的人生危机，或者陷入长期的心理困境的时候，很重要的一点是要接纳当下的现实——我目前处在很低的状态中，我接受这个状态。

不硬撑着，不在外围造一个"还不错"的自己。然后再看看，我在这个很低的状态下还能做什么，能做什么就做什么。只要这样慢慢地去行动，自己就会恢复，而且会恢复得相对快一些，因为没有太多内心的抵抗，也没有太多思维缠绕和情绪上的干扰来消耗自己仅存的精、气、神。

孔夫子说"毋意，毋必，毋固，毋我"

你们看，下页图中的这棵树多大，这个人多小。这人是我，四十多岁，这棵树有六百多岁。当一个人跟一棵六百多岁的大树待在一起的时候，就是个小孩子。

当我们有很大烦恼的时候，待在这么一棵大树下，或者说待在某处自然山水中，自然就比较容易从原来每天关注的让人不高兴的外在事物、内在感受、旧的思维模式里跳脱出来。

很多时候，不是外在的事物让我们不高兴。有的人外在已经很好了，但仍然不高兴。那是什么让他们不高兴？是习惯性心理认知和思维的运转模式，就像一个电脑的病毒程序一样。

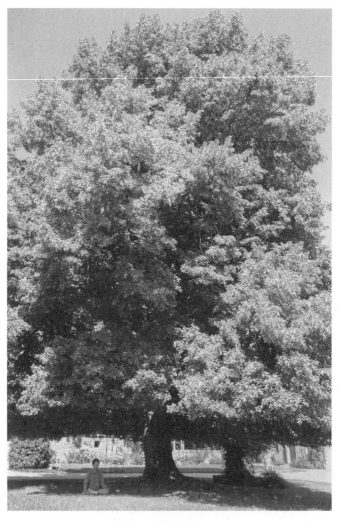

图1　树多大，人多小

当"不高兴"起来的时候，大脑有一个习惯，会去找外在的原因。比如我现在不高兴，第一眼正好看到钟老师，长这么帅，就是因为你，让我不高兴。然后再看到张先生，让我想起一个人，那人特别坏，总是针对我，让我不高兴。这个在心理学叫什么？叫投射。

当一个人心里不高兴，进入不高兴程序的时候，世间万物都会成为他不高兴的原因，这是大脑的一个特点。

大脑在这方面的运作模式是，肯定自己，合理化。我不高兴是有道理的，原因一二三四五，很充分。但真实的情况是：我们自己处在不高兴的模式里，却不自知。

如果我们能够意识到自己处在这种惯性模式，或者惯性思维、惯性认知里，常会有习惯性的挑剔和责备的时候，我们才可能对自己的默认模式有一点点怀疑。

如果我们对自己的模式有一点点怀疑，生活会快乐很多，为什么呢？因为有一点怀疑，就不会马上去认同这些不高兴，就不会一辈子都陷在这个惯性程序中循环并且强化，不然就容易"执迷不悟"。孔夫子说的"毋意，毋必，毋固，毋我"就是这个意思。

毋意，毋必，毋固，毋我：不要主观臆测，不要认定理所当然，不要固执己见，不要以为自己的观点、感觉总是对的。

我们要学会从对自己习惯性的认同中往后退一退，还有呢，最好安排一些机会，让自己从习惯性的生活环境里跳出来一下，比如旅行，尤其是长途旅行。

对长期守在一起的家人来说，彼此之间都有很多固定模式，表达啊，情绪情感啊，还有心理上的反应，都在一个强大的惯性模式里。往往大家还没有说话，好像什么都没有发生，只是坐在那里吃饭的时候，内心的运作模式，其实已经是固定的那套了，要学会觉察，学会跳出来。

多年的心理学学习和工作经历，让我发现一个共性：我们国内的家族成员之间黏得太紧了，荣誉、事业、情感、关系、恩怨、得失……很多东西都黏在一起。西方社会这一点相对清晰，大人小孩每个人都很独立，各自把自己料理好，把自己料理好才有可能去帮助别人。

我见到很多的情况是，自己都没有料理好，却非常热心、非常积极，甚至非常强硬地想要去帮别人料理，那就会比较麻烦。

丰富多彩的世界和有限的标签

我们的生命可以从三个层面来理解，一个物质体，一个能量体，还有一个意识体，也就是传统中医说的形、气、神。它们合在一起，构成了生命。

我们所处的外在世界，也是物质、能量、信息三个层面构成的，我们在与整个世界不断交流的过程中发展成长。在交流的时候，任何层面、任何部分的卡顿，都会出现问题。

疾病和痛苦也是成长的烦恼，也遍及三个层面：肉体、能量、精神。

从发展过程来看，精神层面的卡顿与不快，是一切疾病和失调的开始，《黄帝内经》称之为"神病"；留而不去，会影响到能量层面，这是"气病"的阶段，这两个阶段是自我调理即可以恢复的，也是传统中医的长项。

再进一步发展，就是"身病"了。这个阶段需要看医生，根据病情的特点和复杂度，选择中医、西医或者中西并治。

前面说过人有肉体—情感—思想的不同层次的偏向，当人在与"内外"交流过程中卡顿的时候呢，原来偏向的某种主导趋势，就会容易在这个层次上显现问题。

比如同样遇到一件不高兴的事情，有的人会明显地感到身体上的不舒服，比如偏头痛或者胸口憋闷，甚至血压升高；有的人会觉得心里很受伤，但身体不一定感到有明显的问题；还有的人可能会进入一个习惯性的思考过程，或者进入缠绕、回忆、联想模式。

以肉体为主要模式的人，会很关注自己的身体，关心自己的皮肤、外貌。有的人一旦身体上有很细小的不舒服就会特别在意，这样的人也容易发生躯体化和疑病症。

每个人时时刻刻都会有这三个部分的显现、互换，这个时候觉察就非常重要。如果能稍微花点时间来观察自己，就会知道自己正处于什么状态，常常以什么样的模式应对外界和自己，在什么情况下容易受伤，什么情况下容易被引动……

当我们被引动的时候，心里也会有数：哎呀，又掉坑里了。但没关系，慢慢爬出来吧。

最怕是已经掉坑里了，但是自己不知道。有不少人已经掉坑里了，他还以为，这里才是好地方，你们跟我过来吧。

面对问题，不同的学科、不同的时代和文化处理的层次是不一样的。

比如现代医学，在肉体的部分处理得非常好，假如有牙科问题、骨折、大出血或者车祸受伤了，想都不用想，马上去找西医，这是西医最擅长的。

但如果你的问题是出在能量层面，应该先去找中医。

最近十年在国内，中医在大众视野中渐渐正向地呈现，越来越多的人接受中医思维，有的开始学习中医，有的准备转行做中医，但同时仍然还有不少怀疑指责的声音。

在我看来，这不是"中医"的问题，而是很多人的盲目与不良情绪的投射。另一方面，由于近代中医教育体制和时代的因素，中医从业人员的疗效确实也有待提高。

事实上，最近五十年，中医因为有确切的疗效和完整的心身并治的医学体系，加上能够降低医疗支出，在全世界进入蓬勃发展时期。日本早就把"汉方"纳入了全民医保，瑞士也在2015年经过全民投票，将中药和针灸纳入了国民医保。在美国，有国立的自然医学院附属中医学院，还有近百家中医学院，开展了几十年的中医科研、教学和临床。在英国和德国，你可以买到各种中成药、科学中药（颗粒剂）和中草药。

最近十年，我们接受邀请在日本国立医院培训西医师合理使用"日本汉方"（它是中国的经方与历代名方集成），也受邀在瑞士、法国进行传统中医临证的继续教育……

也许是因为信息的阻塞，或者是心智的不流通，我们身边总是有一些人，会花太多时间去争论和反对一些早有公论的事实，却没能发展出生命力的合理使用与建设习惯。我们可以把宝贵的精、气、神放在更深入的学习、提升、开阔眼界中去，用来建设好自己的内在世界和外部世界。

我们常常说，湖面上的那座山，只是山在湖面上看得见的部分，很表层的部分，在湖面下的那部分，才是主要的基础。在精神世界亦是如此，比如潜意识、"过去世"的记忆、人类共同的记忆……都是湖面下的部分，我们并不熟悉，却真正影响着我们熟悉的湖上部分——情感—思维模式、语言—行为、动机—人格。

这个"山"本身是个生命体，它跟天地之间是有交换的。这个交换，不光是"热能、水气、地下水、空间……"，还有它们的信息。传统文化里面说的是"神"，后面我会有病例跟大家解释。

对于我们现代人，一个很大的问题是，这个世界的丰富多彩，大大超出我们的想象，其信息量远远超过我们可以理解的。

但是呢，人类发展到现在，只整理出了几个抽屉，容量还非常有限，而且贴好了不容置疑的标签。然后，把这个无限的世界，按照有限的标签分类，放到这几个抽屉里，作为指导我们认知的标准，因此，我们对这个世界的认识和解读很狭窄。

比如我们父母这一代，当时社会群体意识里最重视的，比如你儿子是国营单位的还是非国营单位的？你男朋友是不是上海户口？隔壁小王结婚的家具一共有36条腿呢……凡此种种受限的思维与认识，都会阻挡我们更清晰地看到真实。

所以，人类的经验一直就在这几个有限的抽屉里面变来变去，或许新一代会把抽屉上的封条撕掉，换一个新名字，再教给下一代。

心身疾病的发展过程

下页这张图（图2）大家可以参考。

癌症等大病，与心理因素的关系太大了。以前我有个病人，肝癌。他是退伍军人，一步步升到法院院长。法院是一个金气很重的、限制性的、冲突性的精神环境，他为人耿直，性格是那种过于严于律己、压抑自己的类型，家人之间的关系也比较紧，缺乏深入的、舒缓的交流，工作环境和家庭环境都没有可以释放压力的空间。

疾病成因自我分析图

有效的治疗不光是从物质层面着手，更要找到精神、心理、能量层面的源头。本图将帮助我们自发地找到那条"回到健康的路"。

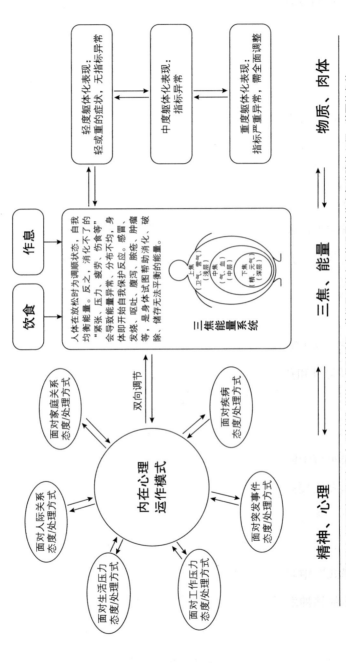

图 2

所有的心身问题都可以先通过"放松"训练来得到缓解，放松是改善心身状况及前往健康复道路的必须，首要的条件。

家人和朋友在我们的关系中起到的良好作用，在心理学里有个概念叫"社会支持"。如果一个人遇到了逆境，但周围的关系都很好，老婆理解，儿子关心，媳妇友善，互相关系融洽，那这个人即使生了大病，回旋的余地也会很大。

深入的交流是我们获得良好家庭关系和"社会支持"的一个前提，但是，大部分家庭的交流都不那么深入。我在北京住过十多年，我注意到不少家庭都是浅表交流："哎，土豆丝做了没有？""做了。""牛肉正在炖着呢。""今天谁来了？""那个电话你回了吗？"家人的对话大多是这些日常事务性的内容。这些是必要的，但还需要深入的交流。

深入的交流是什么呢？有部电影《天下无贼》，刚开始的画面是教富商学英语，其中有一句：You break my heart（你伤了我的心）。如果一个家庭成员能够认真说出类似的话，能够经常表达自己内在真实的感受和想法，说明这个家庭还有相对深入的交流。

很多父母和孩子的对话内容很固定：作业做了没有？今天老师怎么说你的呀？午饭吃得怎么样啊？这些表面的交流当然需要，但如果只是停留在这里就不够了。

如果小孩子回家说"妈妈，今天我不是很高兴"，那个老师怎么怎么了，妈妈就需要跟孩子好好交流，看看他为什么会这样，而不是说你是不是又怎么怎么了，这就是对新问题下了老诊断。

每个人都期望自己有深刻的情感生活和精神世界，但又常在"肤浅的交流模式"中习以为常，长期熏染其中，会发展出"肤浅思维"习惯，对于个体的精神发展、思想的深入、情感的深刻都有很大的影响。

交流的层次非常重要。我们生活当中大量的交流是无效交流。比如假设本章我给诸位介绍心身科学研究的新进展、新发现，看起来很高明，信息量很大，但可能会是无效交流。

家庭成员之间也好，社会活动也好，最重要的是人与人的真正交流，而不是人对事、事对事或者概念对概念的"外围交流"。

如果一个人的交流一直是在表面进行的时候，他的内心是饥渴的，他自己未必能觉察到，但这样的人就容易出现心理问题，也容易出现生理问题。

我们回到这个患者，当时他的认知是：我得了肝癌，有癌细胞，要做手术，要化疗，单一的思维。

当时我告诉他，癌症要从很多方面来考虑，这个只是物质层次的病。但前面其实还有一个能量层次和一个精神层次，所有的病开始其实都是从无形的层次开始的。如果能着手在前面两个层次积极调整问题，后面物质层次的病会比较容易缓解和改善。

所以我们需要多多地了解自己平时内心的状态，内心的运作模式，平时我们是怎么想问题的，要非常小心地留意自己，要对自己有一种怀疑的精神。不要老觉得"我这么想肯定是对的，我不高兴肯定是有原因的"，然后开始下结论"我这些不高兴都是因为什么什么"，这些其实是你在强化作为一个"潜在病人"的状态。

当我们在生活、人际关系、家庭、工作的任何方面出现一点点"宕机"状态的时候，这就是疾病开始的轻微萌芽状态。但暂时还没发展到肉体的层面，心身与能量的不调，再往下滑，就会有更多的生理心理的不适，能量气血的不调和，在肉体层面反映出来，但还属于现代医学所说的"功能性失调阶段"，去医院还是不一定能检查出器质性的疾病。

这辆开往错误方向的火车刚刚启动的时候，随时可以调回来。保持觉察，把那些让人不高兴的原因放过就可以了。但很多人的处理模式会把"让人不愉快的人、事、物"紧紧抓住，然后以后每次看到此类相关原因，永远都会不高兴，会想到二十年前那个人，或者五个月前那件事，再次强化。

如果总是在强化，而不去消除，时间长了会变成什么呢？会建立一个负面情绪和思维、行为模式的古堡，人体的失调就会从容易转化的"神"的层面（精神、信息层面），进入中医关注的"气"的层面（能量层面），这个时候我们的气血和运行状态就会受更大影响，我们的经络通道就容易不流畅，大家常常说到的"经络不通""气血不和"就是指的这个能量失调的阶段。

这个阶段，如果能有所觉察，开始积极调整，每天锻炼身体、跑步、打网球，对自己好一点，安排更多的休息和睡眠；如果是小孩子，就给他安排更多的玩耍时间……然后，身体在能量层次的失调会自动地调整过来。

但如果我们没有意识到这一点，还是往下滑，怎么办？那也没有关系，还有机会。

2007年我在上海交通大学做过一次题目为"现代人的压力与管理"的讲座，当时讲得比较细，大家有兴趣，可以登录QQ空间，查看"李辛的空间"最早发布的这篇文章。像高血压、冠心病、胃溃疡、糖尿病、甲亢、神经衰弱、失眠、偏头痛、痛经、皮肤病、类风湿、哮喘、睡眠障碍等疾患，都属于心身疾病。

通过练习"放松"来改善心身失调

疾病进展的过程中,不同个体对压力、紧张、焦虑的反应和应对方式,是一个很大的影响因素,所以,**所有的心身问题都可以通过放松来缓解和改善。**

前文提到的打坐,还不同于平常大家所说的"禅修",严格地讲,就是放松与觉察。

第一,观察自己的身体是放松的还是紧张的。

比如我站在这里,还算比较放松,我只要察觉到自己的身体某个部位有点紧,就会松开,时时刻刻都留意去做这件事:身体紧了,就要松开。

第二,观察自己的情绪状态或心情是松还是紧,觉得紧了,就松开。觉得自己有某种对抗的心了,也松开。不要把自己的某种无意识状态当做理所当然,去认同或固化,这点很重要。

第三,观察自己的意识状态。当有一个很强的念头或认知出现的时候,要留意到,并且观察其变化和其对自己内在情绪和外在言行举止的影响。

比如有时候我对不喜欢的事件会升起很强烈的反感,那个其实就是接近"宕机"的状态,但是如果我们能观察到,就会小心一些,不被这股力量带着走。当意识的"光"照到它的时候,会自然缓解这股强烈的驱动力,看着它慢慢缓和,也许又会再度强硬起来,那就继续观察。

这是一种长期的练习,可以在任何时候、任何环境进行。一边做事聊天,一边观察自己身心的松与紧。也可以在高兴、舒服、将要忘我的时候,在生气、悲伤、大吼大叫的时候来提醒自己,观察自己的松紧,观察自己的情绪状态和思维方式……等你练习一段时间后，将会发现：可以观察的内容很多，还挺有趣。

很多人处在或轻微或严重的紧张中，但是他们自己一点也不知道，还会辩解：我很好啊，一点也不紧张。

如果缺乏自我观察，我们的一生，可能会在自我认同＋合理化＋无意识反射＋习惯性反应的状态里打转。如果我生气时，总是认为："我这个反应是对的，因为他太过分，所以我这样，我生气是有道理的。"这样的思维模式，是一种习惯性"宕机"状态。

当一个人长期处在习惯性"宕机"状态而不自知的时候，就渐渐会出现各种心智活动的紊乱，他慢慢地会从对某个特定的人或者某种特定情形才会产生的这种情况，发展到对更多的人、事、物都产生"有理由"的不高兴。

这时候，痛苦就很大了，心身健康也会以更快的速度瓦解。

世上最简单和最难的事就是觉察。如果你没有觉察到这里有杯水的时候，它对你来说是不存在的。如果玻璃上有灰，而我看不到，它永远都会在那里，我可能会辛辛苦苦擦遍了其他的地方，最后玻璃还是脏的。如果有一天我发现了，哦，灰就在这里，太简单了，所以觉察很重要。

我大概在2000年开始做专业的心理咨询，以谈话的方式，不做量表、不开精神类药物，必要的时候也会做梦境分析，或者做童年经历分析。后来我发现，西方的这种经典的心理分析，是通过心理医生来引导我们意识到自己的"灰"，再引导我们自己找到这块灰在哪里，然后自己去擦掉。

那时候看关于荣格和弗洛伊德的书，很是感叹，他们治一个病人的心理咨询周期有时候会持续三年、六年，甚至十年，所以他们的大部分客人都是贵族，因为只有贵族才能够治疗这么多年而不破产。

后来我发现，这样的咨询很浪费我和病人的时间，还有他们的钱，因为他们会陷在那些问题中反复循环，被无意识的情绪反应和思维习惯驱动，而提出很多无意义的、重复的、表面的问题。必要的时候，我会中断谈话，尝试带他们打坐，以觉察和放松为主的打坐。

于是，有趣的事情出现了。静坐15分钟到半小时以后，病人会发现，他进门时很关注的问题和事情，显得不那么重要了。于是，我们能在更清晰、更有觉知的状态下，去讨论更深入和重要的问题了。

Tip3：初级放松与觉察练习

1. 准备15~30分钟不受打扰的时间，手机静音。

2. 找温暖、避风、相对安静的空间或房间。

3. 以舒服的姿势坐在椅子或床上、地板上，可以盘坐，或两腿自然下垂。注意保暖，尤其是膝盖、颈项、后腰。

4. 头部和肩背、腰部保持相对正直，可以先挺直，再稍作放松，既不松懈，也不僵直。臀部适度垫高，脊柱更容易放松。

5. 初学者宜闭目打坐，留意身体各部位的感受。起初，可以如同扫描，从头顶、面部、颈部、肩膀、手臂、手掌、手指、前胸、后背、腹部、后腰、臀部、会阴、大腿、膝关节、小腿、脚踝、脚面脚底、脚趾，依次进行。

6. 感受到哪里紧张，就在有觉察的状态下，慢慢微调身体各处。

注意：动作放慢，幅度减小，呼吸调匀。

站桩亦可，尤其适合平日久坐、体弱、阳气不足者。初学者推荐自然桩：全身放松，两脚与肩同宽，双手下垂，双目微阖，自然呼吸。

心定好看病

经络系统，是人体能量的交通路线，气血在里面运行，滋养、推动全身内外的气机运转。精神紧张的时候，经络会收紧而不通畅；生气的时候，能量会冲向胸腔和头部；思虑过度时气血会淤滞不通，然后产生各种心身不适。所以《黄帝内经》说："怒则气上，恐则气下，思则气结，喜则气缓，惊则气乱。"

在我们心身放松的时候，经络系统会进入一个自动调适的状态，它自己会把不均匀的能量平衡掉，把冲突的程序慢慢地化解掉。

所以，人不能太紧张或长期处于紧张的状态，需要足够的放松和睡眠时间。而且，人并不是在旅游、休闲的时候就会处于放松状态，如果旅游、休闲排得太满太紧，其实没有达到放松的目的。**生命中要有适当部分的无所事事的空闲时间和心理状态**。这点非常重要。

因为这个过程，是人的身心在自动消化平时累积的东西，就跟一头牛吃完东西，它得停在那里反刍，或者一条蛇吞了一只很大的动物，得静静地盘在那里慢慢消化。这个过程太重要了，只有这样，我们才能把紧张、压力、疲劳、伤害等东西慢慢消化掉。不然的话，这些堆积起来的不均衡的精神信息和能量，会在心身内部出现一种不均匀的状态。

首先是能量层次的不均匀。就像一个气球，正常的气球是圆的，我们小时候常看到有灵巧的手艺人会把它扭成各种形状，而我们能量、气血的"球"如果被扭成各种形状，就是一种不均匀的状态。如果在这个状态下时间长了会怎么样呢？压力过大的部分就容易发热、发炎、长东西，压力过小的部分就容易淤住。

在中医来看，不管是心理还是生理上的异常反应，比如生气、发怒、悲伤、感冒、发烧、呕吐、心慌、出冷汗……其实都是身体在自动调整，目的是为了保持机体内部的稳定和内外交换的平衡，称之为"内稳态"。

所以，**如果我们生命活动的基本指征是稳定的，就是吃得下、睡得着、拉得顺，精神稳定清晰，身体有力量**。即使有那么一些不舒服，先不用惊慌，因为我们的机体是有能力自我恢复的。

在生命各指征稳定的前提下，发烧意味着人体有力量把垃圾燃烧掉，拉肚子是人体在排除不好消化或者有害的物质的正常反应过程。

就跟我们煮饭一样，煮到一定时候，以前那种老式的锅，火要是大了，米汤会咕嘟咕嘟溢出来，这时候把火调小一些就好了，不需要加"冰水"之类的来对抗降温。

现在我们进入了一个奇怪的阶段，只要人有一点不舒服，就去找医生。不管是中医还是西医，首先就认为这是一个病，然后检查一通，下一个或几个诊断。很多时候，这个看病的过程，可能在消耗人体，并且干扰、打断人体的自我调节过程。

也有的医生会说，从你目前的情况看，身体层面的问题还不算严重，只是暂时的功能失调，为了安全起见，我们做一些简单的化验。如果化验出来问题不大，那你只需要休息和简单调理一下，不一定需要吃药，也不要担心害怕。

不管是中医还是西医，一个正常的、合格的医生应该是这样的。

可是呢，现在很多病还没到严重的阶段，甚至还没有成形，或者已经成形但有很大回旋的余地，但是我们近代的医学观念和社会习惯，会自上而下很统一地做全面检查、积极治疗，这个一不小心就滑向"过度医疗"的过程，有可能会把只是在精神心理层面或能量层面的心身失调给贴上一个"病"的标签，从认知上、思想上给固化了，这会严重影响病人的康复。

这一点如果自己不去清晰把握，不一定会有医生愿意站出来帮你把握。你的病情究竟是严重到必须进一步检查、严格治疗的阶段，还是处于疾病的初期、心身失调阶段，只需要注意休息、运动、饮食，自己就会康复。

尤其现在医患关系不太好，为了安全起见，即使你还在心身失调的初起第一站，我作为医生，"有责任"告诉你更坏或最坏的结果，为了对你负责，还得把该做的检查和该吃的药都准备好，最后万一有事就不会来找我拼命了。

现在很多医疗关系，多了些多余的自我保护，少了些信任和携手共进，所以这个部分就要靠自己来理清。

靠自己最重要的一点，前提就是自己的心得定，我经常跟我的一些病人朋友讲这些。很多家长带孩子去看病，家长一知半解，很紧张、很焦虑，其实就是个小病，但是他会抓着医生：大夫，这个怎么办啊……

对于比较熟悉的人，我会告诉他们：老实告诉你，如果你这么焦虑、这么惊慌地去找一个医生，那个医生的寒毛都会竖起来。为了安全起见，他就会给你的孩子做很多不必要的检查，而且会把可能性说得严重一些，因为他知道你很焦虑，没有判断力，可能会把问题看得很严重或者复杂化，万一稍有差错，会找他麻烦。

还有一部分人，可能在过去的生活过程中受过伤害，形成了一种不太理性的价值观和世界观，以及失偏的应对方式。他们习惯以一种很凶的方式去对待别人，不管对待自己家里人，还是对待医生或其他人，都很凶，会说："哎，大夫，你给我看好一点啊，我可是有背景的。"这种病人去找医生，医生也会非常紧张，但最后吃亏的其实是病人。

很多时候，我虽然在看诊，其实是在帮助患者或者家长先把心放平、放松。把心放平非常重要，千万别把自己和别人吓到。

神机被扰

我说几个病例，有些以前讲过，像小孩子发烧、消化不良，其实跟精神被干扰有很大关系。

我认识一个小朋友，天生非常敏感。有一次出去旅行，突然出来一只大狗冲他大叫。他被吓到了，结果连续一个礼拜胃口不好，晚上睡不着觉，会哭，还有低烧。

他父母给我打电话，我告诉他们主要是受到惊吓的原因，家人就放松了。父母一放松，孩子才可能放松，人和人之间其实是互相感应的，尤其是家人和孩子之间。然后给孩子用了一些朱砂，抹在额头上、肚子上，孩子很快就好了。

有一次，我的一个台湾朋友，他带长辈第一次回家乡观光。他们原来是东北旅顺人，那里有一个日本人留下的大监狱。他们进去参观了，之后就头晕、恶心，回来就全倒下了，拉肚子发高烧，折腾了一个礼拜。

这是传统文化里面说的精神受扰动了，属于中医的"神病"。这个神不是传说中外在的神仙或天神，而是说，某些环境或者某些人，带着某些特殊的信息，但这个信息场很强烈，像电脑病毒一样，会把我们的精神的稳定状态给破坏掉。这个要小心，包括现在网上的各种讯息，不要什么都点开看。

我这些年养成一个习惯，看到一些特别不好的讯息，包括新闻或者很奇怪的内容，不是必须看的，一般不点开阅读。还有，现在的小孩子看恐怖片出问题的不少。

我记得 2006 年在上海坐诊的时候，有个三十岁左右的女孩子，有比较严重的抑郁症。脸黑黑的，眼眶也发黑，身体很差，阳气很虚，属于中医说的厥阴状态，吃药很久了。

抑郁症在中医来看，大部分属于三阴症，身心的阳气都不足。但这个人有个比较特殊的原因，跟神有关系，除了白天的抑郁、无力，她到了晚上就有很深的恐惧，不敢睡觉，而且会陷入控制不住的、很深很深的悲伤。

接下来发生的，就是荣格说的共时性。共时性是指各种事件以意味深长的方式联系起来，即内心世界与外部世界的活动之间、无形与有形之间、精神世界与物质世界之间的联系，而非只是巧合。

那天我印象很深，她坐在诊室跟我述说晚上恐惧的情形，我听得有点毛骨悚然。当时她背的包上有个挂件，是一个玩偶，我脑子都没想，突然蹦出一句话："你家里是不是有很多玩偶？"她说是的，家里有一百多个玩偶……她说的时候，我全身就麻掉了，就像在看惊悚的鬼片。她说她喜欢收集玩偶，而且她在得抑郁症之前，刚做过一次人工流产。

这个部分，除了古代的中医比较重视之外，古代的神学，中国的佛家、道家，包括现在西方的基督教、天主教都会关注这方面的影响。

我曾在 2014 年花了一个月走了法国的一条传统天主教的朝圣之路。有一次正巧住在一个修道院里，里面的宗教人士告诉我，教堂是面对公众的，属于社会活动，修道院相当于闭关中心。他们有专门布道的牧师和专门修炼的修士，就像中国的佛教道教里面，有讲经说法的，有专心修炼的，还有降妖伏魔的。

这个病人的问题，是流产之后，小孩的信息场没有离开，跟妈妈一直待在一起。这样的病例我碰到了不少，我的中医朋友们也遇到过类似的案例。

这种"神机被扰"的情况，如果只是按照抑郁症给她吃药，怎么能有效果呢？她已经不光是心身的问题了，这个领域已经超越医生的范畴了。

这个部分已经不是我们医生能处理的了，我小心地问她："你有没有宗教信仰？"她说她是信佛的，后来找了一所寺庙，为孩子做了佛事，不久就好了。

现在很多被西方医学诊断为心理问题，尤其是精神的问题，很大一部分跟这个有关系。在中医来说，就是神机被扰。

神机被扰里面，除了刚才说的这些听起来很玄的情况以外，日常生活中比较容易出现的是某些人有过强的意念。他对某些问题有一些非常偏执的认识，有很强的情感，或者很强的恨，或者对某些东西很强的执迷。

这些都是某种过强过偏的精神力量，对于身、心、意比较薄弱的人，或者处在病中或恢复阶段的人，跟这一类比较偏执的人接触的时候，弱者的信息场就会被强的一方干扰，也会进入相应的状态，受很大的影响。这些在历史上常有耳闻，比如群体性的癔病发作，或者群体性的恐慌。

有一个焦虑症病人，是一个新西兰的女孩子，长得很漂亮，练瑜伽，吃素，非常干净的身心，到了上海这样比较拥挤、嘈杂、神气浮动的环境，就受到了很大的影响，失眠、焦虑、莫名紧张。她去上海各大医院看了好多医生，做了很多检查也找不到原因，吃了很多药也没用，她很慌。

第一次来诊疗的时候，我告诉她，这个情况很常见，一个干净但敏感而柔弱的身心体，到了一个混杂的、冲突性的环境，被干扰了。这一类人往往需要做肉体训练来强健身心，保护层厚了，外界对内在的干扰就会减少。

她原本就经常练习瑜伽，有运动习惯，也有自己的信仰，于是我建议她祈祷。西方人有个习惯，社会活动多了些，太多的Party，这部分我建议她减少社会活动，另外要去留意生活当中哪些人、事、物会特别干扰自己，然后稍微远离一些，自己还没有稳定之前，不要迎着困难而上。后来她恢复得很快，不到一个月就好了。

这类病人是我最喜欢接的，看到他们就暗自窃喜，因为看起来很难，其实特别简单。

> **Tip4：保持精神稳定的建议和方法**
>
> 1. 放松与觉察的练习（打坐或站桩）。
> 2. 尽量避免看恐怖片或恐怖小说。
> 3. 如果身形比较单薄，肌肉不足，需要适度的体能练习，强壮身体会帮助我们的保护层厚一些。
>
> 每天下蹲30～60个，俯卧撑10～30个，或平板支撑一分钟。
>
> 4. 减少不必要的社会交往和闲聊、熬夜。
> 5. 增加独处、休息和睡眠的时间，接触大自然。

单一刻板化的生活模式

有一个是近期的案例，夫妻俩都有抑郁症，先生是 IT 行业高管，妻子是金融业高管，他们的好转跟学太极有关。

先生大约在 5 年前进入抑郁状态，他很明智，停下来休息，给自己空间，然后锻炼身体。先生得抑郁症的原因，是进入了一种单一刻板化的生活模式。他从小一直是第一名，三好学生，习惯只考虑自己的想法，做自己想要做的事。

比如作为心理医生跟他对话的时候，我常常有点挫败感，我说的很多东西不起作用。这有点像我递给他一杯茶，他不接，没看见，因为他一直在看这支笔。

这一类群体，容易只看、只听、只接受自己愿意接受的东西，非常单一的视角。这一类群体因为目标坚定、聚焦、不容易受外界干扰，比较容易达到自己制订的目标，容易崭露头角。但当他们发展到了一定阶段的时候，这一路上就有太多的东西被忽略掉了，而这些被忽略掉的东西，把他们又拉了下来。

这是老天的合理安排，让我们的生命能够更均匀调和，更脚踏实地一些。

妻子是另外一种情况，性格很好，脸圆圆的，很柔和，非常顺从，也很清晰。但是呢，她有大量的情感力量藏在内部，我在跟她对话的时候，她不太敢表达自己的意见。

我当时有些奇怪，作为一个高管，为什么会那么畏缩，而且在对话过程中，她大部分时间有一种微微的恐惧状态。

我跟她说:"我问一个问题,你可以不回答。你小时候跟父亲的关系怎么样?他对你严厉吗?"

她开始流眼泪,说:"我的爸爸永远都是很强悍的,我无法进入他的内心。"

她父亲很少把自己的内心世界显现出来,对她从小就有很多要求,常带着负面的情绪要求女儿,所以她从小是很小心地待在家里,跟父亲相处时的心理状态是:哪句话惹到他,他会跳起来。这个模式,深深地植入了她的潜意识。

我就带点玩笑说,所以你找了个差不多的丈夫,只是脾气好一点,但相同的部分是,只听、只说、只想、只接受、只交流他愿意的部分。所以,她的内心、思想和情感中堆积了大量东西无法流通。

你们中有一部分学过《伤寒论》,还记得这是什么状态吗?太阴,壅滞,所以她的体型也是这样胖胖、水水的,脸也是这样的。

于是,我让她当下练习和先生的真实交流,教她如何能够把心里的真实想法表达出来。

把心里话说出来很重要,哪怕对方一开始会不习惯,会有点不高兴,我们自己要先适应"允许别人不高兴"的心态,尤其对于始终不敢表达自己的人来说,敢于让别人不高兴是必要的。因为真实比虚假更能让彼此趋向健康。

她平时定期给我写信,过了大概一个多月,我又收到了她的信,她内在的程序已经转化了。这个程序不转化,我只是给她吃中药、扎针灸,不会有太大的效果。

运动与阳气

这里面有一个很重要的部分，她听了我的建议，去练拳。

为什么练拳很重要？练了之后，就有阳气了。她原来的那个低能量的状态，即使我激发她，指出了问题所在，她还是畏缩，没有勇气去改变。勇气是依靠阳气支持的。

心身是一体的，有了身体运动带来的阳气，才有可能突破她精神世界的旧有模式。

我过去治疗抑郁症的经验，是要求他们必须要有定量的体育运动，跑步，最好是练武术、拳击。

在做心理咨询时，病人第一诊，我跟她说要运动，第二诊她来了，我很清楚她有没有运动。我会跟她说："如果你还是不去运动，就不要挂我的号了。"我对病人这方面蛮严厉的，因为这样可以让她好得非常快，不然是在浪费双方的时间。

这个经验是怎么来的呢？我读研究生专业的导师——李慧吉教授和武成教授，他们夫妻俩是国内心身医学学科的创始人之一，他们本专业是中医，也属于跨界。当时师母所在的天津中医研究院的附属医院有一个中国唯一的心身内科，有大量的心理生理失调的案例。1999年，我在实习的时候，那里有大量的抑郁症患者。当时诊所的模式是先做量表，电脑上填完量表就会有个初步诊断。诊断完了之后，会有心理咨询交流，然后主要以汤药治疗。

后来我跟老师关系熟了，他也信任我。我说："老师啊，那边有一个空房间，能不能让我来做一些辅助治疗？"这样还能够增加科室的收入。

因为那一年医院突然制定新政策，要求每个科室每月要上交一定金额的费用，我的老师是科主任，所以有些着急。

怎么把这个小房间用起来呢？里面有两张床，我买了一些做艾灸的盒子，再要了一口电炒锅和十斤盐，还有五个棉布袋子。病人来了之后，我"咣咣咣"地给他炒盐，然后给他热敷。这个理疗费比开汤药收入还要高一点，其实也就二三十块，但在当时算蛮高的了。这么一个实习的机会，让我发现这些辅助治疗的效果真是非常好。

后来老师又给我机会开方子，我就开一些《伤寒论》里面助阳气的药。抑郁症当中，阳虚和痰湿的很多，是阳气不得抒发，需要流通，但还不是耗竭型的。而焦虑症有不少是阴虚阳亢的状态，耗得很严重，这是两者的明显区别。

在中医来看，焦虑症和躁郁综合症属于同一类，那个油灯的火苗啊，其实已经在晃动了，油已经快没有了。到了相对稳定的阶段呢，其实是重新在聚能的阶段。聚到一定的时候，气脉却不通，内在压力一高，就开始狂躁了。然后狂躁完了，消耗完了，又从暂时的少阳阶段，"哐当"掉到厥阴阶段，躁郁就是这么一个在阴阳两极之间摇摆的状态。

这些跟性格和认知的差异也有关系，这部分也是心理学所关注的。同样处于低能量的状态，追求完美的人群，更容易得焦虑症和躁郁症。要努力，要表现得很好，不想让人看到自己在低点。

我的病人里，有一批生活基础很好的，但是因为性格和意志力偏强，也容易得躁郁综合症，因为他觉得自己必须坚持撑着，达到某种自己认为不可或缺的社会既定标准，最后就耗光了。像我这种意志力不那么强的，常常会退而求其次，或者抱着再次也可以的心态，最多有点小抑郁或小焦虑，这部分很有意思。

举这些例子，意思是说，一个医生面对所谓的抑郁症、焦虑症，入手的方法有各种可能性，千万不要只从一个方向去考虑。

一例完整意义上的心理治疗

再讲一个印象深刻的案例，2013年我去瑞士参加一个关于自然医学和民族医学的国际年会，给那里的医生们做主题演讲。地点在纳沙泰勒的哥伦比亚预防医学中心，那是瑞士著名的自然医学中心，整合了现代医学、中药与针灸、印度阿育吠陀医学、整骨、营养、静坐、瑜伽等各种医学体系，还有各种特殊的检测设备，比如测脉轮能量和人体辉光的仪器，我的好朋友克劳汀娜在那里做中医和西医全科医生。

当时有位抑郁症病人找克劳汀娜看了大概有6个月，主要是扎针灸和吃中药，但是改善不明显，她就事先征询病人的意愿，问他愿不愿跟一个中国来的医生聊一聊。他同意了，我们当时大概聊了一个小时。

那位先生40岁左右，形体壮实，身体非常好。他还是摄影师，以前练日本的合气道，人非常敏感，意志力很强。他坐在那里，能感觉他的肉体和内心力量很强，他可能还没有学中国的太极功夫，学太极的会松柔一点。

他的主要问题是睡不着觉，每天半夜会大量出汗。我们在《伤寒论》中学过，夜半为阖，对于三阳体质，出汗是身体能量过高的排泄反应。他还有头痛、人际交流障碍和广场焦虑症，还有轻微的幽闭恐惧。到了太空旷或者人太多的地方，还有单独在狭小空间，都会很紧张，喘不过气来。

他的感情生活很不稳定，跟女朋友的交流总是不能深入。他说每次到了大概6个月的时候，关系好像就会断掉，双方无法再深入下去了。

这些外象，在揭示什么问题呢？他的身体很强壮，但他说已经很久没有练武术，很久没有运动了，身体里大量的能量无法正常流通，情感层面也有大量的能量无法正常流通。他跟女朋友的交流，只是属于表层交流，表层交流是必要的，但只有表层交流，就会有大量的问题堆在身心的内部处理不了。

这个大家有体会吧？我们自己的家庭当中总是会有一些问题出现一二十年或更久了，但永远都解决不了。大家只是停在讨论层面或者连讨论都停止了，这些东西厚厚地积累着，这其实往往是家族相关人员生病的很大原因。

所以，为了全家的健康，不是做好人就行，要做一个明智的、勇敢表达的、勇于澄清的人。

他和女朋友不能深入交流的原因有很多，比如，他从小跟他的家庭成员也没有很好的交流，所以一直没有形成与外界和社会正常交流的能力。一个身体很结实的人，情感很强，练过武术，现在又不练了，能量都闷在里边，然后，又是生活在西方一个崇尚独立的社会文化。

我跟他开玩笑说："你要是生活在过去的印第安部落或者是西藏，或者是现在的墨西哥，你现在的这些问题就不会是什么难题了。"什么意思呢？因为他生活在瑞士，一个太好的环境，每个人都彬彬有礼，有自己的边界，他内在的很多东西都不能表达出来。

如果他在我小时候生活过的贵州那一类的地方，心有不满就和人打得鼻青脸肿，或者骂骂粗口，喝完啤酒把瓶子给砸了，可能这么来一个月也就好了。这些看似粗鲁的言行，在某种意义上，会有利于某一类过于文明的人在某一阶段的心身健康。

现代的文明有时候会产生大量的这类问题，有一类城市文明人从小被驯化得很小心，说话声音要轻柔；那边有位女士要走过来，得等一等，让她先过去；喝汤的时候别出声，要是烫了嘴也得优雅地微笑，不能吓到旁人……所以，很多部分都被压抑了。

有压抑就会有爆发。我跟他谈话的时候，感觉得到他内在的进攻性很强，无形中就把他在生活中的很多压抑和不满向我投射了过来。

做心理医生会碰到各种投射，有时候一些病人，会把他（她）在情感上，或对父亲、母亲的一种没有完成的爱恋转移到医生身上。我的一些同事因此坠入爱河，这是不幸的事件。

其实家庭成员也是这样，人往往会把他在生活中没有处理完的东西转移到近距离的家人身上，而且，往往是转移到最亲近、善良和最弱的那个人。

所以，诊疗将近一个小时以后，我发现用语言交流无法帮他理解这些。我稍微有些不耐烦了，他也准备要走了。但是我对自己说，再尝试最后一次。

我不再说服他，我说："我跟你讲的所有这些，其实都是废话，没有什么意义，因为这些只是语言。如果你有兴趣，我们一起来打坐，也许你能体会到一些东西，这有点像你过去学的合气道。"

我敢这么邀请，是因为他练过合气道，接触过这些无形能量的训练与感知。他犹豫了好一会儿，最后坐了下来。我跟克劳汀娜很高兴，会心地对了下眼。然后，大家一起坐下来。

打坐的头十来分钟，感觉到空间的冲突力量很大，他的内心很不平静。我跟他说，内心不平静没有关系，不要去控制它，试着退后一点，看看自己有多不平静，不要去试图控制这个不平静，而只是看着，看着自己的压力有多大，像旁观一样。

他突然就静下来了，然后我建议，我们在这个状态里再坐十分钟，也不用去维持它，就体会一下现在的感觉。

又坐了十分钟，再出来的时候，他的眼神、表情已经不一样了，他其实已经跳了出来。整个诊疗中，这二十分钟才是真正的心理治疗，而不是去说服他。

打坐结束后，我告诉他，现在是更内在的你，非常敏感，但很平静。你需要跟外界交流，但你一直没有这么做，这么多年积累了太多的东西。这些东西压在里边呢，晚上就变成了你的汗，白天变成了你的焦虑和恐惧。然后，在比如和女友交往到了一定时间，需要深入的时候呢，你的这个力量就打到她身上了，人家就受不了了。

他好像明白了。

第一次诊疗是2013年1月份，等到8月份我再去的时候，我们又见了一面。他的状态非常好，新交往的女朋友是个中医，他还找到了喜欢的工作，在一家全球性的慈善组织做摄影师。

他此前说过，想做一些公益性的事业，他觉得自己在商业中不太适合，所以在此之前一直没有固定的工作，也找不到摄影师的工作。

当他的内心回到他的原点的时候，生活好像就开始以他真正的愿望为中心，开始重新建立并展开了。如此一来，他的身、心、意跟外界是一种自然有序的交流状态，这就是良性循环。所以，原来的那些问题自然解决了。

这是一个完整意义上的心理治疗，很有意思。

活在角色中的现代人

我们现代人，用脑、用意识太多了。如果一个成人能有像小孩子那种不过度隐藏和遮掩的状态，就会离自己的内心更近一些，也容易知道、容易接纳自己的痛苦和软弱。

一旦开始接纳自己有软弱、无知、恐惧，或者傻不拉几、被人误解、轻视的种种"不良状态"后，我们离自己的内心的原点就近一点了，活得真实一些了。这样就不会一直在某种"优良状态"中沉溺错位，成为某个固定象限的社会人，或者"人生典范"，也不会因为拼命挣扎想逃离自己的"不良状态"而越陷越深。

从社会心理学来说，在1978年之前的中国，因为历史的原因，工作、住房户口、职称、档案、粮票等生活必需，都由一个力量强大名叫"单位"的机构控制，很多人都"不敢乱说乱动"，要"老实听话""低头认罪"，这个过程把个体的精神空间束缚了。整个社会生态，包括文化、艺术、教育、媒体，都很狭窄、呆板、脸谱化、模式化。

比如那个时候，无论你是知识分子、政府官员，还是工人、农民，思想、行为、语言都有某种刻板化的显现。人们会因为长期的刻板化，把自己陷入某种固定的象限中无法流动。这个无形的社会规范也会影响和限制人的发展和认知，并且会影响下一代。

比如那时候的上海人会刻意强调自己是"城里人"，于是乎把所有上海之外的都叫作"乡下人"；我所居住的常熟也类似，会把所有外地来的叫作"野人"。

刚到北京生活的时候，我有点奇怪，发现有不少人，比如在咖啡厅或者餐厅，在进行两人或两人以上的谈话时，让人感觉他们的表达方式像是在上演舞台剧。后来发现在别的城市，也有不少人是这样的。他们的言语、手势、表情和使用的声调，不像是私人谈话，更像是做给旁人看，说给旁人听，就像进入某个新闻发言人或者某个电影电视的角色。

这是为什么？在无意识当中，很多人习得了很多社会化的、媒体的、后天的某种表达方式，这是识神的作用。当这个部分太强的时候，他离自己的内心就比较远了，心身就容易出问题。

所以，从某种角度讲，做个安心的、朴素的自然人其实比较健康，离自己的真实状态比较近。比如像我们做老师、医生或领导等角色的，用上海话讲就是"习惯朝南坐"的人。一旦退了休无事可做，又没培养起新的兴趣爱好的话，心身状态就容易往下掉，因为我们已经习惯于某种固定的生活、交流、被对待的方式了。

一个心身正常的人，他的神与气没有固化僵硬，而像一个圆球，内和外，上和下，都是均匀的。如果遇到了某些困境，有了轻微的心理问题或生理问题，自己能够退回来，不硬撑着，就可以慢慢化掉。

神气的封闭与偏力的显现

所有心身疾病的第一阶段，是内在开始有某种程度的封闭。

比如说，我们学了中医，会害怕风、寒、湿等邪气，担心这些身体无法消化的能量太强烈，会伤害到我们。但其实，当我们眉头一皱，心里一紧，风寒还没影响到我们，神气就已经受了束缚，内在已经有些封闭了。

所以，在中医来看，不管我们得的是抑郁症或焦虑症，是心脏病或者感冒，哪怕是癌症，只要最内在的这一层封闭能打开，它就会给我们更大的空间和机会，往好的方向发展，最终痊愈。

这一层的打开，一定要配合身体的动。

心身一体，不同的运动给我们带来的内在影响是不同的。有时候，对有些封闭久了的，或者这层封闭太坚固的时候，需要有一个外在的力量，把它破出来。这个时候练一些武术，比如咏春，对着木人桩或者拳靶"沟通"一下，就很合适。

把内在积压的东西表达出来，对压抑的现代人太需要了。比如你如果是一个一直不敢表达自己的人，可以先练习打沙袋，练拳击，打到一定时候，你就拥有某种突破的力量了。

开始也许只是一点点的进步，但可能会让你下一次去餐厅，就敢把话说出来了："请给我一杯咖啡好吗？不要加牛奶。"有些人在餐厅都不敢说自己想要什么，那他在更重要的问题上，就更不知道应该怎么表达自己了，所以要练。

当你送别人"一朵花"，别人没收，而你心里有了某种程度的在意，那一刻，内心已经开始封闭。而这种状态会不断累积，到了某个高点，就会产生外在可见的疾病。

从"神机"的原因来说，有自杀倾向或行为的抑郁症，有的是内在的原因，意志薄弱，觉得很痛苦，不想活了；还有是因为其他的力量，古代叫邪祟，西方叫邪灵，当人生命力不够的时候，保护自己的能量层就薄弱了，其他的力量就乘虚而入，他可能会听到某种"建议"：向前走吧，前面是广阔的蓝天，进入就可以解脱。我碰到过这样的病人，那真是很可怕。

所以，别让自己的能量太低，太低的时候会失去自控。不只是抑郁症的自杀行为，到了这个时候，各种负面程序会启动，什么问题都有可能发生。

听众：老师，我也碰到过被环境遗留的负面能量影响的事。我还想问一下，是不是有一部分所谓的精英分子，心里其实是没有根的？

李辛：你的思维跳得很远啊。

前两年有文化学家在探讨一个论题，讨论关于某类人的悲情性格。这种悲情，其实是一个民族的或者是整个时代的记忆。

这个道理非常简单，比如我们现在用的所有程序，搜狗输入法的词汇，等等，都是从整个数据库里下载的。我们每个人的情绪、念头、记忆也是如此，我们的很多东西不一定是我们自己的，也不一定是某个人或者某个团体的，而是所有人共同参与和共享的。

当一个人属于自己的根扎得不够深，他就容易被环绕在周围的"群体意识"所驱动、植入、暗示。

人类的很多风俗有它的作用，古代叫作圣人设教，圣人制定了某些风俗，比如我们中国风俗中的过年、祭祖、清明节等等，可能大家没有去想背后的道理，其实是让我们内心有一个根，一个锚点。

对于绝大部分人来说，要保持精神健康，心理上需要一个身份认同，国家、地域、民族、信仰、家族都是帮助我们获得最初身份的共有属性。虽然从佛法来说这只是一个虚幻的相，但是呢，对于凡人来说需要这么一个相。

如果我们学习了传统文化中的一些比较精微深入的东西，会体会到"天下一家""赤子之心"，生活的关注点不再仅仅是"我的痛苦""我的需要""我的孩子"……而去尝试跟世界更大的那部分交流，我们就可能不只是从认定的某个局限的根上去吸取养分，而会发现这个世界到处都有养分。

这两面需要平衡，作为个人、作为团体、作为民族、作为国家的强盛和发展，需要有某种强大的内聚力。但当这个力量过强的时候呢，会形成孤立、封闭、对抗的形态：这是我的、我们的，这是你的、你们的。

但凡有这样想法的人，他生命的根其实是相对单薄的，生命力养分的来源途径很单一。中东的问题就是这类情况，本来是生活在同一片土地上的人们，历史、文化、信仰、生活交融了很多世纪，却常常只能互相用暴力来沟通，这是长期的恐惧和匮乏，加上痛苦和仇恨形成的恶性循环。

因为关注大众心理，我会不定期浏览网上大小事件下方的网民评论，通过评论我能了解到这个时代、这个阶段一部分人的想法。我常常看到莫名其妙的攻击性评论，这类留言者正在把平时累积的愤怒和不平的力量投射在别人的问题上。长期在这种情况下的人，非常容易得心理问题。

在生理上，长期的心身不平衡，就容易处在过虚或过实或虚实夹杂的状态，比情绪相对平稳的人更容易出现躯体方面的问题。

不同的人出现不同的病症，可以理解为一个偏执的力量在不同的容器中的变化与呈现，个人的心身状态就是不同的容器。

从厥阴到少阳、阳明

听众：您刚才讲的企业高管的例子，她能做到高管，在单位肯定不能用那种唯唯诺诺的方式，必须是干练、利索的状态，让她在事业上取得了成功。我的问题是，在精神能量这方面，比如夫妻之间，是什么使得某一方一直处于弱势的状态，从一个企业高管变成一个唯唯诺诺的家庭主妇？

李辛：我相信她在公司里会有一个正常的职场表现，她属于在特定模式下出现的唯唯诺诺。

比方，我在她面前是老师和医生，这在社会角色中是一种权威代表。而父亲，通常意义上是家庭角色中的权威代表，他是孩子心目中第一个权威的原始意象、原型。结婚后，丈夫也属于同一类原型。她父亲在她从小的原型塑造中被定义成某种类型，所以，只要面对她心中的权威代表，就会出现这种情况。

在亲密关系或者家庭关系中，这种一方压倒性的优势是常见的。在心理学或者社会问题中有一些非常耐人寻味的观点，比如，为什么有的人愿意做被虐的一方？施虐这一方还容易理解一些，他能找到一种快感和权威感。为什么有些人愿意进入一种被虐的角色呢？而且这个"角色机会"会一直重复出现。

我原来有个心理病人就是这样，她换了三四个男朋友，都是同一类的，都会虐待她。

我眼前出现了一个图像，一棵正常的树，如果从幼小开始是在正常的环境和土地上生长的，它的根和枝叶是往各个方向自由生长的。但是如果它长在了一堵墙的边上，或者石头缝里的话，它的一部分生长能力会被挡住，长势会扭曲。人也是这样，在某些极端环境下，会形成某一种特定的模式。这个模式固化后，即使换了一个环境，也很难改变。

她原本应该有的那部分生命表达与发展被剥夺了，外在的剥夺、恐惧和严酷的环境会导致内在的封闭，而内在的封闭也会吸引"外在的相应"。内在的封闭模式固化之后，会使一个人在生命能量很低的时候，没有多余的力量去寻找出路了，只能解决基本存活的问题。最终会进入一种固定的外在应对模式，而且不需要、不接受别的东西了，别的东西对她来说反而可能是一种恐惧。

有的人，即使很有钱了之后，到高档场所还是会很紧张，某种意义上这是过去遗留的东西在起作用。而在亲密关系当中，有的女孩子或者男孩子，当她/他遇上真正美好的、能够给予她/他幸福的机会的时候，反而会躲开，会放弃那些能给她/他带来幸福的人，而在冥冥之中选择一次次的磨难……

为什么耶稣基督会被钉死？为什么圣女贞德被烧死？这其实也是两个对待。某些圣人，已经完全超越了当时那个时代的群体意识，他们带来的光明，会被解读为灼热和震撼，会松动众人赖以生存的无意识地基和社会习俗城堡。太多的人，还习惯在自己的狭窄世界中去判定道德和好坏，宁愿不思考、不改变，选择旧有模式下带来的"安全感"。

当一个民族在某一阶段太苦难之后，有些真正美好的东西，会在某个阶段被拒绝，那是整个民族的厥阴阶段。

我认识的一位大学哲学系的教授，他也研读《伤寒论》，在他的《古典文教的现代新命》里，谈到了这个观点。大意是：经过近百年的起起伏伏，现在是我们中华民族的少阳阶段，如果这个阶段能够慢慢稳定发展下去，中国真的会伟大复兴，进入阳明阶段。

这可能会是个很长的过程，以中国这个伟大的民族，这么深厚的文化和土地，如果我们能够重新消化过去百年的苦难，它将会成为我们未来的养分。

失去行动能力

听众：我从医后，接触的抑郁症案例不是很多，但其中有一位令我留下深刻的印象，他的表象是一味拖延。比如，今天的事情拖到明天，这个月拖下个月，不管大小事情一概往后拖。女朋友抱怨了三年，三年之后他彻底垮掉了，我有一些病人甚至已经到了严重的精神病状态，这个是不是整体能力出了问题？

李辛：这个我们常称之为"失去行动的能力"。

关于生命，关于人，因为有这么多的学科，所以会有各种解释。从中医的角度来说，他用来流通生命力的阳气不足了。从经典的心理分析角度来看也很有意思，人的潜意识和人的本能会趋使他去做出对他最有帮助的选择。这位老兄一直在拖延和放弃，其实是一种自我保护。

他的生命本能可能想告诉他：不要再做这些无谓的惯常之事了，你需要回来，回到自己。但如果他的意识没有一个明晰的觉察，会形成一种内和外的冲突，他的生活，更多地来自社会的要求和驱动：需要去做"那些事"。但可能更真实的内在的他，并不想去做，这是拖延的一个可能原因。

听众：他的外表非常体面，五官端正，相貌堂堂，剃了一个光头，戴着七圈佛珠，以这么一种形象出现在大家面前。可能他的内心想朝另外一个方向走，但还是迫不得已天天出入五星级饭店。

李辛：这些外相是我们在心理分析中的重要材料，他以普通人认为的修行人的一个相，出入五星级酒店，这是一种表象上的冲突，也相应内和外的冲突。

戴七圈佛珠，从意象上来说，他虽然在拖延世俗的事情，但也还没有找到他真实的、内心的生命原点，还没有长出自己的根。暂时去找一些外相来加固，建立暂时的身份认同，维持一个学佛的、修行的外相标志。

大家有兴趣，可以学一点心理分析，跟中医的思维是很像的，非常有意思，可以先用在自己身上，观察自己。

如果他有缘分碰到一位他信任的禅宗师父，在合适的时候，把他"漂亮衣服"剥掉，头上"浇一瓢冷水"，然后安排他去"扫厕所"。可能他有机会醒过来，不用那么挣扎地既要给自己的表面增加这些证明符号，又在出入五星级饭店时心生苦恼。如果内心没有那么多冲突，学佛与五星级酒店是两不相碍的。

从精神分析的角度来看，他不喜欢的可能不是五星级饭店，而是象征着他内心无法接受和调和的过于社会化的活动和交往。

要维持一定阶层，却又要增加自己的精神支出成本，这是他更深的内在想要放弃而表层意识（来自社会认同）又无法舍弃的冲突部分。

这两个挣扎都是向外的，把这些外相都打掉，他可能会回来。比如停下不喜欢的社会活动，休息一段，自己去买菜、洗菜、做饭、睡午觉、散步，去小面馆吃碗面，过一段平常人的生活会有帮助。

如果过于严重的，可以尝试用森田正马的方法，让他在床上躺几天，穿普通的衣服、搬砖头、挖泥坑……这些是让远离自己的人校正自己坐标原点的方法。

作为一个现代人、社会人，又到了社会意义上的某种高度，很难愿意让自己去做这些看起来没有意义、没有收益的事情，但对于精神快要垮掉的人来说非常重要。当我们在做一些看似没有意义和没有目的的事情的时候，是我们有机会在内心消化某些东西的时候。

观察、面对和接受自己内心的软弱、痛苦

听众：您刚刚分析的很多症状，有一些我有，比如我有时候会焦躁，有时候会失眠。昨天晚上我睡得特别好，可能是受了太平湖的场和环境的影响，这里很安静。

我有个问题，是否大多数人都需要动和静的练习。动，比如练武术；静，比如打坐静心，通过这两种方式来达到内在的平衡。我并没有抑郁症，但当我想要缓解精神压力的时候，是不是以此来平衡自己就够了？

李辛：对，这些部分会有很大帮助，但还是属于起步的练习。当一个人如果已经到了抑郁症边缘，或者已经是抑郁症的时候，他需要考虑一些更深入的东西。

今天，我们一直反复提到的是：要留出更多的时间，更深入地去观察自己。这里面重要的一点是：**要去观察、面对和接受自己内心的软弱、痛苦，还有不安**，这一点非常重要。

作为心理医生，会碰到比较多的情况是，很多人，包括心理医生自己也是这样。举个例子：你们有没有注意到，当一群人，而这群人又不是能够深层交流的关系，是普通业务上、社会上的关系，在一个比较"高大上"的地方吃饭的时候，大多数人会害怕冷场。有些人主动承担暖场的任务，或者有领导交给他这项任务：挨个敬酒，说些笑话，哪怕是黄色笑话，目的是要把气氛给掀起来。

九几年，我在北京的时候看到很多这类情况，还有联欢会、歌舞会的主持人更是怕冷场，所有人都觉得，这种场合必须要把自己的情绪撑起来才是正常的。

我看到很多主持人和演讲者，一上来就把自己提到强行蹦出来的欢乐状态……这成为一种交际和某些场合必备的能力，其实这是一种不太正常的社会心理模式。糟糕的是，有些人平时也把这个当成必须要做到的模式。

什么意思呢？他们害怕面对真实。

强行把情绪掀起来有什么坏处呢？人的情绪是跟着他的能量状态转换的，能量低，情绪就低，那么，我们在能量低的时候，硬要把能量给撑在外面，支持门面上的高涨情绪，会有什么后果？里面的能量被强行调动了出来，里面就少了，时间长了，里面没有了，只剩下表面的光彩，而这个表面的光彩也维持不了太久。

网上盛传一个笑话：一个人得了严重的抑郁症，医生说："你去找城里最有名的小丑，他阳光、乐观、积极，没有事情会难倒他，他会治愈你的。"那个人哭着说："我就是那个小丑啊。"

这其实不是一个笑话。

据说世界最著名的几位喜剧演员都有严重的抑郁症，比如卓别林，因抑郁症而自杀的罗宾·威廉姆斯，还有英国的"憨豆"先生，好莱坞的金凯瑞……

我们现在流行的社会价值观会驱使我们不那么自然地呈现自己。当我们稍微有一点点软弱和不高兴的时候，会觉得：我不应该是这样的！

金凯瑞演的《变相怪杰》还记得吧？其实他已经有点软弱、疲劳，或者有点不开心了，就"换个面具，成为超人"，这也是一种分裂的状态。

要非常小心这个习惯。这种习惯，会让我们的心身在需要把气阖回去"滋养、修补内在缺损"的时候，强行拔出来"荣耀外在"。

听众：现在的成功学是这样的吗？

李辛：每一门学问和药一样，都有适合的对象。成功学对某些处在需要打开阶段的人会有一些理论上的帮助，但对那些已经耗干的、需要往回阖但还撑在那里的人是非常危险的指导。

另一种情况是，现在有很多虚拟的体验，比如，各种角色扮演游戏，对于一个有完整生活的成年人是个不错的调剂；但对于三点一线，学习或加班很晚，没有足够运动、真实交流的年轻人，这种长期单调的生活加上沉溺在虚拟角色中，也有可能偏离一个人的正常精神状态。

因为某些原因，有的人与家人没有沟通交流，或者还没有条件交女友，可能会选择别的替代方式，比如有女孩子或者冒牌货在网上和他甜蜜聊天，或者养个电子宠物……这些都是在转移他们的注意力，让他们从相对真实的状态转移到虚幻的连接中继续耗散。

当一个人习惯用这种"转移大法"，而且习惯处在虚幻情境中的时候，他会离他的真实面越来越远。当一个人离他的内心越来越远的时候，他早晚会崩溃的，不管他在外面建造了多么"雄伟宏大"的东西。

听众：其实很多时候，心理问题并不只能用一个窗口来解决。

李辛：是的，觉知是一切的开始。所以，当我的很多朋友，包括一些心理病人，觉得心理学很好，想去学习的时候，我往往会和他们说，其实不一定需要学这些东西。近代心理学家也制造了过多的新理论、假说和关于心理疾病的各种分类系统。

一位西方的历史学家曾经指出，某种意义上来说，心理学在一百多年前开始出现的时候，曾被视为玄学。即使到近代，还有不少"科学主义者"和"物质主义者"在怀疑精神分析和心理咨询的有效性。有不少人尝试用物理、化学、数学等科学的角度来研究、阐释人类的心理，试图把个体差异丰富的情感、欲望、思想以及社会交往等能够定性定量，用数据来描述。

精神心理学研究对象是无形的内心世界，所以像中国的中医一样，它的科学性一直受到争议，不同的心理学派在创造不同的分类系统和不同的标签。

如果你对心理学和精神科学有兴趣，有两个方向可以选择：

（1）可以进入大学和研究机构，系统学习医学、各种心理学流派、脑科学、精神病学。你将能够成为专业的精神心理医生，理论型或研究型的学者。

（2）如果你只是对自己和"人"有兴趣，希望更多了解自己和他人，可以看一些心理学的经典作为入门。在生活中更多地去观察和感受，去学习传统文化中和"觉知"相关的部分。慢慢地，你自己会看到、听到、体会到更深入细微的内容，一切都在其中。

Tip5：延伸阅读

《荣格自传》（荣格）

《逃避自由》（弗洛姆）

《宽容》（房龙）

《约翰·克里斯多夫》（罗曼·罗兰）

《西藏生死书》（索甲仁波切）

《克里希那穆提传》（普普尔·贾亚卡尔）

《瓦尔登湖》（梭罗）

《文学回忆录》（木心）

《唐望三部曲》（卡洛斯·卡斯塔尼达）

第二篇
对自己的日常生活有所意识

成为自己心智发展的程序员

每个人在不同阶段会面临类似的问题,有共性。读小学、中学,考大学、找工作、谈恋爱、结婚、买房子、生孩子,好像都得走一遍。

每个阶段都会出现相应的问题,会让我们产生各种想法、疑惑,另一方面,无论是人生中的大抉择,或是日常小事,外界会有很多"标准""规则"影响我们,应该这样、应该那样,让我们无法做出合乎自己意愿的决定,绝大部分人的一辈子就是在这样的情形下度过。

我常打"喝茶"的比方,点茶的时候,其实我想喝绿茶,但看到大家都在点红茶,算了,一起喝红茶吧。这是件小事,你可以和大家一样选择喝"红茶",但有的人会在随后的两个小时里老在想那杯"绿茶",以至于都不能专注地上课或者和人交流。

这类事很常见,我们会一直在那里纠结,为什么那会儿没有"做那个选择"?然后每次回想起这件事情,还会联想起一系列不愉快,心中懊恼,反复颠倒。各种纠结,对过去的、未来的,都是基于此刻这种纠结的思想和情感,想到脸发烫、心抽紧,我们都有过这个情况吧?

我在高中和大学阶段被它困扰得很厉害,觉得自己有点神经质,所以那会儿才开始学心理学。

2000 年,我开始给病人做心理咨询,头几年我非常热情地投入这个领域中。面对面的交流，不用量表，不开药，只通过交流，这属于经典型的心理分析。同时也做精神分析、梦的分析，或者生活事件、情感事件等分析。

后来我把心理咨询、精神分析跟中医、静坐结合在一起，发现可以更好地帮助患者。

每个人都有套适应生存的程序，从我们生下来，在内外交互的过程中，开始慢慢形成。最初是模仿父母和照顾我们的人，接着是依据"快乐原则"自我选择与强化。同时起作用的还有痛苦的"惩罚原则"，还有周围环境的影响和心智成长的动力，最后每个人都形成了自己独有的感受—认知—情感—思维—行为模式。

请注意它们的顺序，这是我们的内外交互反应程序，从肉体感受、情绪反应、形象与逻辑的思维到对外应对方式，言行举止。

只要我们活在这个世界上，这套程序就有机会不断地发挥作用，有自我升级和优化的可能。

我们都知道，一台很好的电脑，如果有严重的程序冲突，可能用不了三个月就完了，连带硬件快速老化。程序不冲突呢，就能用得久一点，平时的内存也节约一点，电也耗得慢一点。如果你自己就是程序员，还能定期自己来升级、杀毒、补个漏洞，这样能运行得更顺畅一点。

怎么成为你自己心智发展的程序员呢？

最重要的一条，就是觉察。你先得知道自己有什么问题，不同程序之间有什么冲突，才能开始去调整。那么，怎么去观察、发现、了解自己呢？这个问题困扰了我很久。

我从大学开始看佛经，得到的第一本佛学书是朋友送的，印得金光闪闪的《大佛顶首楞严经》，硬着头皮把它读了下来，后来还看了很多其他的佛学书，其中，有个"觉"字，花了我很长的时间去琢磨。

那个时候总觉得，真正透彻的觉性多难啊，肯定得闭关、修炼、辟谷，练、练、练。等所有的脉轮通了，小周天大周天也通了，人放光了，跟天地万物接通了，然后才能获得觉性，然后就可以自己修理自己了。怎么才能接通呢？一定得做很多事情，还得放弃很多事情……

于是我一边赚钱养家、读书拿学位，一边慢慢向前摸索。

在心理咨询中，我发现每个人的视野或者说关注面非常不同，都有平时没有注意到的现象与情境。或者即使是注意到了，但常常会有意识或无意识地回避它，这些都属于"意识盲点"。

健康的心灵，需要比较高程度的、清醒的意识临在，能够不断把原来注意不到的、有意无意排除在外的东西"意识到"，从专业术语来说，就是"让这些事情进入你的意识当中"。

15岁的时候，我和好友都是不敢正眼看别人，一说话就紧张的中学生，终于在某个时刻，我俩"意识到"这个原本处于"无意识"的烦恼，决定改变现状。我俩约好，一到周末的早上，就到老街的店里去训练自己。两个小孩到每一家店跟营业员说"请把那样东西给我们看一下"，然后就装模作样看一下，再还给他，两个小朋友就这样训练。

后来我学了心理学，知道这属于常用的心理训练方法，叫作行为疗法和脱敏疗法，但这些训练只是改变了很小的一方面。

其实用什么方法来训练是其次，有一点很重要，我们意识到自己容易紧张、不敢说话的状态了。

这个觉察——观察自己，对自己的状态有所意识的能力——跟你学不学佛、修不修道、学不学心理学都没有直接的关系。虽然这些深入的训练和学习，能帮助我们提升这个能力，但这个觉察力，是我们本来就有的。

当时我跟同学一家一家地去训练的同时，还意识到了自己很高兴，但高兴得有点过了，太兴奋了，会发现内心有些晃动，会持续一段时间并影响到后面的事件。

这种内心轻微的晃动也是我们每个人随时在发生的。我们和家人、朋友之间交往中常常会出现这种晃动，但常常会被忽略。

看到或只是想到某个人或某件事，心里就开始紧张、害怕，或是过度的兴奋。这是我们都有过的经验。那么，我们既然意识到了，有没有进一步地去观察？

比如可以观察自己什么时候会更厉害，什么时候好转，观察是什么原因会加重。是因为豆腐汤里面没有放爱吃的香葱，还是我不爱吃葱，你却放了，还是跟豆腐汤根本没关系，其实是上一周我们因为某件事情，心里的疙瘩没有化掉，越来越大了；或者背后还有三年前那件辜负我的事……

千丝万缕，层层叠叠。

世间万物都不是孤立的。就像太平湖的湖水，是从四面八方汇聚过来的，除了我们看得到的水源，还有地下河，还有降雨……所有这些都会汇进这个湖。

我们心身上发生的任何一件事情，都是过去发生过的一切事件的延续。对此，我们有没有观察和了解？如果意识到了，也观察和思考了，有没有在心里生出一个愿望，希望能把这些梳理清楚，然后有一个对自己、对别人最合适的结果。

发现问题，观察问题，然后有一个意愿，再小心地行动，至于结果怎么样，不要太在意。

所有的心理学派别，不管是弗洛伊德的、荣格的，或是其他派别，都是从观察而来。早期佛教经典也都是在讲观察、觉察，而不仅仅是磕头烧香，祈求保佑。

当我们失去了面对问题、观察问题、处理问题的能力之后，才会想到外求，找某个专家、老师或者佛菩萨给我们现成的答案和结果。

作为意识过于强化的现代人呢，观察可以先从我们自己的身体开始。除了上一篇里介绍的"初级放松与觉察练习"，还可以练"八段锦""八部金刚""太极""瑜伽"，或者只是简单的下蹲、俯卧撑，做的时候要慢慢地感受整个过程中身体的变化，思想的流动，情感、情绪的起伏，把心念、注意力放在自己身上。

这些训练都能培养我们的"觉察"，可以选择一两种觉得喜欢、有感觉的练习，长期保持。

比如我们在做弯腰拉筋的动作，腰弯不下去，筋拉得很痛。这个时候，我升起一个念头，想看看周围的人是不是做得比我好，心里还觉得不好意思。这样一来，我们的注意力都放到外面去了，这就是某种程度的"耗散"。

而此刻，如果我能专心地去体会自己的状态，体会自己的每个细微的动作和呼吸怎么配合，才能让自己更放松一些，让身体更舒展一些。这个过程就是一个让我们的注意力、观察力慢慢集中的方法，觉知力会因此提高。

当我们把注意力放在身体上的时候，能量就会往身体集中，这种方法能自然化解身体上的很多问题。这是就身体健康而言，其他领域也是一样的道理。比如情感上、生活上、事业上的很多问题，很多时候并不是我们的经验或者技巧不够，其实还是注意力或心力不够，以至于没有办法专注在有效率的目标上，产生我们希望的结果。

Tip6：中级放松与觉察练习

1. 在"初级放松与觉察练习"的基础上，取得一定的稳定度和观察力后，开始练习。

2. 感受身体各部，由上而下，熟悉自己的身体内外感受，逐渐放松。

3. 如何处理呼吸，要不要控制节奏，或者做腹式呼吸等特定的呼吸法？

顺其自然，不要刻意憋气或控制节奏，无须刻意把气送到某处，只须观察当下的呼吸状态。如果气急、气粗、不均匀，也顺其自然，保持觉察。

4. 打坐时发现思绪纷飞，念头很乱，无法静定，怎么办？

顺其自然，不控制，不评判，只是放松地观察此刻的混乱。

5. 被思绪带跑了，胡思乱想，忘了还在静坐，过了很久才发现，怎么办？

发现了，就是觉察回来了，继续放松身体，保持觉察，带跑了，再回来，重复即可。

6. 觉知到自己心情不好，坐不住，很烦躁，怎么办？

能觉知到，就是在觉察的练习中，继续把自己的情绪、心情、思想、念头当作观察对象，不评判、不控制，只是观察，目的是熟悉自己的身体—情绪—思想。

总结原则：顺其自然，不用力、不控制、不评判，只是观察。

意志和情感力量的出口

听众 A：刚才老师提到，有人会在很长时间内怕某个东西，我就有这个问题。从很小的时候起，我就特别怕老师、长辈。虽然害怕，但我反而会和老师打架，越怕就越去打架。

大学毕业后，我妈说，你从小就和老师打架，工作后别和领导打架。但我工作后还是和领导打架，实际上也是心里害怕领导。

李辛：北方说打架有"吵架"的意思，不是真打，那你会和家人吵架吗？

听众 A：因为怕爸爸妈妈，所以也吵架。

李辛：你给我的感觉，是个生命力很强的人，但是又有一层约束。从精神分析的角度来说，"老师、领导、父母"这些角色代表了约束你的那个东西，只是外在的投射。

这个冲突顶撞的状态代表了你的内心不知道如何合理应对。

有生命力的人，往往是胆子很大、有突破力的人，所以，会用抗争的模式来解决问题。这是积极的心理状态，这类吵架有某种程度的好处。

如果换一个生命力不够强，胆子非常小的、懦弱的人，可能就一直被压在那里了。表面上会非常顺应，呈现出的是乖乖女的形象。我们这里就有好几个乖乖女，通常我会建议她们去练武术。练到一定时候，心身的能量强盛了，生命力强了，就有能力突破原来封闭住自己的那层壁垒。

为什么这么讲呢？因为在中医临床上，常常碰到很多乖乖女，她们采取的这种应对模式，会使得很多因为"被动接纳"却"消化不良"而产生的心理垃圾，最后都积压在身体里。能量本来不足，再加上心身的堵塞，就会出现很多问题，比如甲状腺问题、乳腺问题、胆囊问题、子宫卵巢问题等等。

所以，如果在有压力却没法化解的情况下，适度表达出来，实在不行，吵个架，有垃圾就倒点出来，比全都压在里面要好一些。

听众A： 这种情况一直持续到辞了工作，因为没吵架的对象了。

李辛： 最近跟人吵过架吗？

听众A： 没有。

李辛： 你能不能回忆某个印象比较深的事件，当时的具体原因是什么？比如你是觉得受到不公平的对待了，或者觉得某件事情没有道理？

听众A： 我记不清了，但有个规律，凡是吵架的，实际上都是对我非常好的老师和领导。我跟领导吵完架，他还给我涨工资。

李辛： 你当时吵架的时候是哪种情况？是完全陷在吵架当中，还是一边吵，一边很清楚自己在吵架，而且知道自己是在通过这个吵架达到某个目的，比如表达不满，或者想让领导明白某些事情？

听众A： 我很清楚在吵架，也想表达一些东西，只是用了吵架的方式表达，结果也蛮好的，连工资都涨了，但是我在想，也许会有另外一种更好的解决方式，不用吵架。

李辛： 第一次聊天的时候你说有过很长时间的偏头痛，是吧？

听众A： 是的，是从上高中的时候开始，这么多年我自己也在找原因，比如，可能和曾经煤气中毒，还有被篮球、足球打到过脑袋有关系。

李辛： 除了偏头痛，还有什么症状？

听众 A：还有手痛。高中做化学实验的时候，实验用的浓氨水洒在手上了，然后痛了很多年，剧痛的那种，我觉得这是外在的原因。

李辛：一般来说，长期的偏头痛和精神心理因素有很大的关系。从你的神气来看，是属于意志和情感力量都很强烈的一类。

我们整理一下思路。人，其实像一台机器，有肉体的部分，还有认知、情感、思维、行为的部分。每个人都不一样，但这些模式就像电脑的程序，每次运行都要耗能，都要调用我们的气血，气血和能量就是生命力的基础。

所以，吵架也好、头痛也好，它首先代表你有生命能量，还不小。但是它没有合理、均匀的出口，或者被堵住了。

这些不光是肉体部分的有形堵塞，也是经络气血层面上的堵塞，还代表你的意识、情感、思维、人际交往部分的堵塞。**吵架和发烧其实是一回事，就像高压锅到了一定压力的时候，必须要通过一个出口来释放蒸汽，不然会炸掉。**

吵架成为你精神压力的一个习惯性出口。

有的小孩子会定期发烧，发高烧成为他排出病邪的一个方式。有些中老年妇女的关节痛或者妇科问题是她们的排邪出口被堵塞了。

不了解人体运行模式的人就会牢牢地抓住这些问题，把这些本来属于"全心身"的问题归纳在肉体部分，而且还是肉体的一小部分，比如风湿科、妇科。

但实际上，我们心身上的每个问题都在指出，整个生命体的运行和交流状态出现了问题，它们分别在肉体、情感或人际关系等层面上显现出来，或者按不同比例夹杂。

有几个方面建议你尝试去做，花更多的时间跟自己相处，通过坚持练瑜伽、跑步甚至拳击、网球等等，这样能帮助你对自己的肉体部分有更深的感受，也能建立一些合理的意志和情感力量的出口。练习"对身体的感受"是我们回到中心的基石，在此基础上，再慢慢练习对情绪、想法的觉察。

我在大学的时候学针灸，给自己扎针，开始感受自己的身体，因此渐渐地对身体的每个细微的变化越来越熟悉。现在，我虽然在上课，和大家交流，同时，我对身上的每一个部分都有感觉，包括脚指头。

对身体单纯的感受，可以是一项随时可行的觉察练习：现在头这里有点痒，我知道，可以挠，也可以不挠。风池穴那里有点紧，我知道。

这个方法需要长期训练，这部分能帮助你把外放的观察力、外散的能量往回收。不然你始终处于长期耗散中，是一种浪费，你的能量就没有机会储存下来，去帮助你发现和处理自己更深层次的问题，不管是肉体层面的，还是精神心理层面的。

这个回收的能力做到之后，你再试着观察和留意在不同的情绪和想法时与外界的交流模式和当下的心身感受。

回溯：把过去的记忆与感受纳入现在的意识中

一般来说，我们和周围人的关系，比如和领导、老师、同事，属于外围关系，和比较熟悉的朋友就近了一层，和家人最近。我们处理这些关系的反应模式，是从我们和自己的内部关系开始的。

如果我们和自己没有良好的关系，比如不喜欢自己，总是认为或担心自己做不好，这也会向外影响到自己跟家人以及很亲近的朋友的关系，所以我建议你要开始留意自己平时的内心状态。

我还需要了解一些问题：你平时跟父母能够很好地沟通吗？你和他们的对话，能收到正常的回应吗？回应充分吗？

听众 A：我和父母没什么沟通。

李辛：你的行为模式可能和这个关系很大。父母是我们小时候的外在世界，我们和父母的互动过程也是在编写我们未来与外界世界互动的原始程序。如果小时候就和外在的沟通不畅，每次发出的信息都没有得到合理的回应，那么，日后反映在我们的情绪和肉体上就会有很多的积压和堵塞。这个程序的回路一直是单向且不通畅的，如果内在又是有能量的，那这个情况会显得更严重些。

长大了以后，过去以父母为代表的外在世界，渐渐扩展为同学、领导、朋友、陌生的人事物等等。同时，自我意识渐渐扩展且变得有力，就会寻找出路。由于在早期家庭的交流中没有形成合适的交流方式，可能一开始，无意识的尝试中，以"强烈情感和语言攻击"为特点的表达模式，成为你的默认模式。

好的部分，这种看似激烈的交流模式，能帮助你意志的表达与实现，获得真实的交流，减少内部的压力和压抑。缺点是，会被看成不够成熟，且这部分力量也会打到自己身上。

听众 B：我的父母已经过世了，但我还有很多话想和他们说，这种情况怎么解决？

李辛：你们两个都需要和父母完成未完成的沟通。

古人认为，梦境或者死亡，是精神或者灵魂层面的另一种延续。

在大航海时代、地理大发现那会儿，达尔文，还有很多植物学家、人类学家，他们坐船到非洲，以及现在的新几内亚半岛、大溪地这些还没有跟"现代文明"接通的世界，跟当地的土著交流。于是出现了很多关于"原始人的意识，原始人的宗教、文化"的研究作品。有兴趣可以翻翻荣格、列维·施特劳斯的书，很有意思。

身为现代人，围绕我们的社会文化、认知是偏于"物质化"和"现实化"的，而关于精神、家族记忆、梦境、潜意识、祖先信息等偏于内心的无形世界，由于历史等原因断层了，我们既不关心，也无从了解，这也是我向各位推荐精神分析学家荣格的作品的原因。

简单来讲，无论你此刻是否和你的亲友、同事、领导在一起，无论你们的父母是否在世，你们都可以把需要展开的部分带入自己的意识中，在内心中完成你想完成的。

比如可以通过回忆、想念，和他们形成一个连接，尝试一下，敏感一些的人，很快会有感受，这个不玄，就像我们想到酸葡萄，嘴里很快会有反应。

要留意通过"忆念"这一特定操作出现的身体和内心的反应，包括情感、思想上的变化。这个时候，过去的感觉会回来，我们只管放松安静地坐着，体会这些过去的力量和信息在心身上的映射，抱着接纳和观察的态度，告诉自己："我在这里，现在的我在这里，我来感受过去的我和他们。"就是这样。

这个方法，在心理学上叫回溯。就像拿一杯清水，跟一杯浊水反复兑换，再静置。这个过程需要一周或一个月，甚至更久。

刚开始可能会很难面对，想要逃避这些感受。事实上，我们从小到大都在有意无意地逃避。这时候不用强迫自己，刚开始可以只尝试一分钟或者更短，慢慢熟悉后再增加。

熟练之后，就可以在任何时候来玩这个游戏。比如今天突然做了一个梦，或者看到了某一个形象，使得你想到了过去。可以当下回溯，用当下的自己进入过去，让当时的心身感受在此刻重现。

然后还可以再进一步，以现在相对成熟的你，与过去同频共感，告诉过去那个幼小恐惧的你："现在我是成年人，已经明白了。"这就是把过去的记忆与感受纳入现在的意识当中。

或者你过去有什么经历与不快，一直耿耿于怀，或者你觉得某人没有正面回应你，他做得不对，或者哪些方面，现在的你想让他们明白，或者只是一个单纯的道歉和祝福，都可以尝试在这个"回溯"的状态下告诉他们，不必担心他们是否能听见，只是表达你想要表达的就可以，这是在自己内心完成的练习。

然后留意这样做之后，你的日常生活中，以及你跟外界交流中身心意的细微变化，留意梦境的变化，这些都会在你的转变过程中相应发生变化。

我太太的父母在多年前先后去世了。刚开始她的梦境是父母去世之前身体不好的状态，梦的颜色很灰暗，心情也是难过的。渐渐地，她的梦境开始明亮了，梦境里父母越来越健康，互动也越来越快乐。从心理学上来说，代表她在内心渐渐完成了这个"告别"的部分，这意味着内心的"母子/父子"这部分关系趋于完整和稳定。

很多宗教场所，都有为去世的人进行祈福的活动，帮助我们完成过去未完成的部分。在心理学意义上，这些看似"迷信"的过程，是可以帮助我们完成内心需要去完成的弥补、表达、祝福、追思的那一部分，这部分有其重要意义。

换个角度，当我们内心升起一个念头，为远方的朋友和亲人送上生日祝福的时候，这与"迷信"或"不迷信"有关系吗？

Tip7：回溯练习

注意：该练习必须在熟悉"初级放松与觉察练习"与"中级放松与觉察练习"的基础上，才可以尝试。

准备环节，如前"初级放松与觉察练习"所述，准备安静不受打扰的空间与时间。

1. 找一张舒适的椅子或沙发坐着，也可以躺下。

2. 闭目，放松呼吸，放松身体各部。

3. 觉得自己相对放松、安静的时候，可以回忆过去生活中感觉对自己影响最大，或者最不想回忆、面对的场景。

4. 回忆那个场景，回忆当时的人事物和环境，同时留意自己的呼吸、身体、情绪和思想的细微变化。

5. 如果觉得身体有紧张、心慌、情绪变化等回溯反应，可以提醒自己，这是过去未完成、压抑在内的力量正在外显，是正常的心身反应。接受它们，这是自己的一部分，继续保持放松、观察，不评判，不对抗。

6. 如果觉得过于不适，可以睁开眼睛稍作休息，感受一下，是否需要结束，或者继续。

7. 以上练习可以不定期尝试。

8. 以相对客观的心态观察自己的各种"回溯反应"和感受，放松，保持觉察，就像旁观另一个自己，熟悉这个人。

生活中最重要的部分，是真实而深入的沟通

听众：我的个性和她（听众A）相反，我常常想表达，但总是把它压下去，不敢表达……我现在很难过，对不起。

李辛：哭也是一种表达。

听众：我的心理不够强大，总在想我的命怎么那么苦。

父母在我很小的时候就把我送到外婆家养，很大了才回家。回父母家之后，我对家很陌生，始终融不进去。父母总觉得我这也不对，那也不对，总说我长得不好，个子矮。

我就拼命想做个乖孩子，干这个干那个，但还是一样不被好评，一直到上学。在学校里，我也是拼命做个好孩子，非常努力地学习，当个好学生。

进入社会后，我努力工作，从来没有想过自己真正想要的是什么。别人说，做财务工资很高，我就拼命学，也拥有了那份工作，但还是很不开心。

我特别害怕和领导相处，不敢看对方的眼睛，在领导面前表达一些想法的时候很畏缩。心里本来想好了要这么表达，可是到了领导那里，心里就发抖，特别没底。

其实同事、领导特别关心我，可能是我内心受过伤害，就是害怕，特别怕，老是感觉他们不喜欢我。但是我静下心来回想很多事情，他们真的都很关心我。

因为心里有阴影在，遇到不开心的事，又不敢表达，所以有时候我就找一个僻静的地方，痛哭一场，哭完以后，特别舒服。

李辛：你的痛哭跟她的吵架，背后其实是同一种力量。

听众：发泄？

李辛：不是发泄，是内在压力的出口。是自己在童年阶段无意识选择了这个方法来解决问题，慢慢地成为固定渠道，但是我们可以学习更多解决问题的方法。你现在多大了？

听众：31岁。

李辛：第一天，你在介绍自己之前，看着大家的眼神很足很亮，没有什么畏缩和害怕，但轮到你讲话的时候，就开始紧张了。你刚才提到你的父母，他们比较挑剔吗？

听众：妈妈很挑剔。

李辛：你们现在住一起吗？

听众：今年我辞职回到家，准备缓解一下自己，妈妈变得很关心我，说我这几年在外面很苦，整天给我补这个汤那个汤。但是我感觉特别不舒服，很不自在，有时候她摸我头什么的，让人心里发毛。

李辛：小时候，妈妈打过你吗？

听众：经常打，我不听话，她就拿这个那个打我。从小到大我就跟她睡过一次，是从外婆家回来的第一天。那天半夜她起来打我，说我睡觉不老实，睡得横七竖八的。后来，我再也没跟她在一起睡过。

李辛：她常常挑剔你，但也没有不理你，是吧？

听众：对，她也做了母亲的本分。

李辛：你爸爸理你吗？

听众：理的，我和爸爸关系其实还不错，只是没有沟通。因为怕，不敢沟通，我爸很威严。其实我爸妈都特别好，但我就是怕。

李辛：可能他们也不知道怎么跟你沟通。

听众： 应该是。

李辛： 以前，我跟我爸爸也是这样，两个人不知道说什么。我意识到了之后，就主动跟他沟通。二十几岁的时候，我跟他沟通的方式是下象棋、散步，我也找不到其他更好的办法沟通，所以我每次回到家，就跟他下象棋。最近十年我们没有下象棋，因为有了其他更多的沟通方式。

沟通很重要，哪怕有些女孩子喜欢花几万块钱买个包包，其实也是为了某种沟通。生活中最重要的部分，是真实而深入的沟通。

如果我们在生活的其他部分，有更多真实的沟通和交流，就比较不会过于冲动地去买昂贵的包包，会发现快乐和真实的生活随时随处都有。

听众： 沟通不光是说话。

李辛： 对。所有的部分都可以沟通，说话只是一种语言上的沟通。

沟通，是我的心里处于接受状态，门敞开着，哪怕我们不认识，也可以尝试交流。即使观点不一样，你可以保留你的观点，我也保留我的观点，这样就可以了。

我们的上一代过得大都非常辛苦，他们出生和成长年代的外部环境压力对精神心理的影响是很大的。

回到你和你父母的关系里，你自己要先从过去的模式里出来。你跟第一位同学的相同之处是生命力都很强，但你属于不会转弯的类型。

听众： 对。

李辛： 比如你妈妈因为你睡觉不老实打你，你就再也不跟她睡了。

听众： 对，如果他们说一些不好听的话，我就马上走。有一次，我走了很远很远，走了一整天，后来因为害怕，回家了，我从小就很犟。

李辛： 这个犟的模式是你和父母之间问题的关键。如果人很犟，一不对扭头就走，渐渐地就会发现哪里都不对，最后只能缩在角落里。

如果你以缩在角落里的状态去跟周围的人、事、物交流，首先，心理上会产生压力和弱势感，但你的生命力发动机又很强，受压后，会突然从这个角落"轰"地冲到那个角落。

生命力强的人能坚韧不拔地去完成那些难做的事，所以比较容易成功，但是，身体、内心会承受痛苦。

听众：太痛苦了。我现在都已经生完孩子了，这种状态好像也没转变过来，还在持续。生孩子后我的母乳很少，没有给孩子吃。一直到现在，孩子都4岁了，我的乳房还是很胀很痛，这个和情绪可能也有很大的关系。

李辛：生完孩子后，你休息了多久？

听众：今年刚休息。

李辛：为什么今年想要休息呢？

听众：我想换一个环境。当时领导问我是不是觉得工资低，给我加工资，但我还是决定回家，想换一个环境，休整一下。前一段时间，我总是想哭。

李辛：你对自己的情况很了解，前因后果也很清楚，也明白自己困在什么地方，只是现在还出不来。那么，你在不舒服的心理状态的时候，如果想起你妈妈或者某些过去的事情，还会有怨的感觉吗？

听众：之前会有。后来我听了一位台湾老师讲《庄子》，开始慢慢练习。以前很气我的父母从小把我放在外婆家不管我什么的，现在没那么气了。现在我最关心的是自己还出不来，好像还是被锁在那里的感觉，我也在反省。

李辛：爱和恨其实是一个东西。大家有没有想过，什么样的人容易因爱生恨？爱的时候，整个生命全情投入，爱得要命，恨的时候也是恨之入骨。

从爱之入骨到恨之入骨，是什么东西那么强大？还是我们的生命力，一种偏执或者扭曲、不舒展的生命力。

这是一种被压缩的高压型生命力，因为内在高压，才会有这么强的对外投射。投射的方向会有所不同：爱情、金钱、权力、正义、学问……投射的方向往往是强烈的二元对立，对与错、爱与恨、捍卫与摧毁……

比如感情，有的人被压缩的生命力从小就没有合适的去处，加上过去曾经受过的创伤，导致他的其他通道的封闭和某一部分的极度易感。这股被压抑的生命力就会在某个阶段强烈地投入某处，然后在某一天、某个地点遇到某个人、某件事，突然会升起强烈的感觉，可能会自我强化、自我暗示："这是生生世世的爱！"这种强烈的力量通过"爱与情与性"第一次获得了出口。

我们会被这股"无明力量"推动、带走，来自心身上与他人的交融感，会进一步使我们迷恋其中。

这时候，内外所展现出的生命力，比平常要高很多倍。它产生身体上的感受、情感的激昂、大脑的兴奋、幸福、欣快感，是一个人可以达到的某种意义上的"高峰体验"，但并不会持续太久。

这些也不同于心理学家和修行人所说的"狂喜""高峰体验"与"觉醒的大乐"或"一体的快乐"，背后有一颗相对宁静明晰的心。

但是，没有经过训练的心智和精神，是很难辨别与自察的，就像我们在年轻时代所经历的一样。

我们只希望牢牢地把随波逐流和被推动的快感持续下去，而流行文化会鼓励这种情感的激昂和头脑的迷失，会过度张扬心身的强烈反应，会强调那就是爱，或者是某种值得赞许的情感。

其实我们被误导了，那是现阶段人类发展的某种不可避免的迷失。

如果你的生命力是很强很拧巴的这么一种状态，如果你继续把自己锁在那里，这个力量会使得你爱一个人的时候，牢牢地锁住，恨一个人的时候也牢牢地锁住，痛苦因为这个产生和加强。

这个力量，也会投射在你自己或者先生和孩子的身上，会给家人和孩子带来很大的压力。即使你觉得自己付出的是爱，但在孩子的本能中阅读出来的结果可能是"克格勃式的束缚"。

听众：我孩子是说过"妈妈，你为什么要监视我"。

李辛：高压下的孩子不太容易强壮，他的肉体、心灵容易软弱，也有可能会反弹到另一边，加倍的叛逆。

回到"锁住"的原因，其实不是因为过去你被父母送到外婆家，或者妈妈曾经打过你，而是所有的因缘加上你的解读合在一起的结果。

这里面最关键的，是你本身这种很拧巴、很犟，容易一刀两断的力量，你的情感—认知—行为模式不够平缓柔和，你的认知—思想—行为模式的软件设计需要升级。

你是那种能给好朋友卖命，愿意两肋插刀型的。但是，如果不小心惹到你，你也会一脚把人踢出去。如果在战争期间，你觉得谁站错队了，有可能会把他枪毙，会很坚定地认为，自己是"正义"的一边：我代表人民枪毙你！

个体心理跟民族心理内在的结构与动力常常是类似的。人的认知很多是后天灌输的，如果我们不够清晰的话，其实很容易为了某些"认知"、某些"理想"而犯下大错。

你可以尝试先从心底里原谅，原谅爸爸妈妈，也原谅自己。普世性的恨，会使得你既恨别人，也恨自己。

可以试试这个办法：早上起来，睁开眼睛的第一件事，提醒自己，先接受我自己现在的状态，然后原谅爸爸妈妈，原谅所有让我不开心的人、事、物，这是目前最重要的一件事情。

从现在开始，再有任何不高兴的时候，哪怕确实有某些人和事不对劲，你都要马上知道自己的状态。明白你现在不高兴了，观察自己，提醒这是自己的一个习惯模式。不要顺着这条路走下去，更不要自我强化。

接受自己

听众：我容易投射在外面，去想是某一个人怎样怎样不对了。我现在也在反省，一定是我里面发生了什么，外面才会这样。

李辛：反省很好。其实你对自己非常了解，用词也都非常准确，是投射。对你现在来说，重点不是反省，力量过大的反省，里面有很强的批判成分，会有副作用。现在的重点是不再跟随过去习惯性的思维认知模式，和它保持一个距离。

比如我小时候觉得自己挺矮挺瘦小的，有段时间不接受自己。现在我猜姚明会不会有段时间觉得自己太高，也不接受自己呢？每个人都会有这个部分，觉得自己太胖、太瘦，不够漂亮，连最漂亮的电影明星都可能会有这个阶段，觉得自己不够完美。

心智的发展要经历的过程是一样的。第一步要学习接受自己，当对人对己的负面心念起来的时候，要马上意识到，这就是觉察。

然后呢，哪怕你的念头收不住，已经开始在心里甚至言行上发动攻击了，这个时候还是可以保持觉察。

这样即使这个投射的过程还是会重复，但是，有觉察就能减轻，哪怕每次只能减轻百分之一,就是很好的进步了,我们就能够把这个习惯性运作的程序慢慢卸载下来。

理论很简单,要保持这个,必须非常清楚地知道,这里面最重要的是接受自己。

听众: 我一直不接受自己,看到漂亮的、比我好的,比如工作上或其他方面比我好的,心里就特别嫉妒。因为不接受自己,嫉妒完别人之后,我就回过来讨厌自己,怎么这么矮这么难看。我站在人群中就会把自己缩成一小团,心里想着,人家肯定不喜欢我这样那样的,脑袋里总会盘旋这种想法。

李辛: 这些都是"病毒"程序。我们用电脑的时候,常常会跳出一个个广告,告诉我们股票涨了该投资了或者推荐各种东西,这时候我们知道这都是插入的小程序,对不对?所以当我们脑袋里再出现这种念头的时候,要很清楚地知道这是"病毒"程序,做到这一点就行。

听众: 我正在练习。

李辛: 很好。

前面说过,这里面最重要的是接受自己,这对我们每个人来说都是至关重要的。因为即使再身强力壮、年轻漂亮、思路敏捷、行动迅速,即使没有突发事件来破坏这些美好的状态,它们仍然会随着年岁的增长而慢慢消失的。

如果我们不能接受自己的虚弱、软弱,不能接受心里升起的种种负面心态,不能接受曾经优秀的能力渐渐消失或者从来就没有怎么优秀过,那今后的日子,真的会比较难过。

日后,我们衰老的过程大概也是这样,这是谁也避免不了的。所以,我们要学会接受自己,在自己还比较不错的时候,就开始练习。

你看起来个子很小,但我猜你小时候跑步应该是非常快的。

听众:是很快,我小时候很要强,总想跑到最快。

李辛:跑得快倒不是因为要强,比如像她(听众2),再要强也跑不快。

听众2:我耐力还好,长跑还行。

李辛:这是天生的能力,你(听众3)也跑不快吧?

听众3:我体育很少及格。

李辛:你是我们在座的这些人里爆发力最强的,除了爆发力,你的速度、生命力其实都很强,是快速、猛烈型的,挺适合练武。要是打人一棍,劲儿是很大的,即使只是在思想上打人一棍,人家也会很痛的。

你那种一刀两断、斩钉截铁、永不见面的断绝的力量,会伤到别人,也会伤到自己。而且,这个力量会阻断你跟外界的正常交流,这个部分要去留意。

我在初中、高中的时候也有过这个心态,老想跟不喜欢的人、事、物一刀两断。

因为,老是一刀两断的心态,身心上所有的通道都断掉了,气脉也堵住了,就会很不开心,也是生病的开始。

我先讲这些,其实你都明白,你现在还跑步吗?

听众:不跑了。以前刚生完孩子还跑,一早上班前在公司里面跑,跑得满头大汗,很累,后来接触中医以后,觉得好像没有必要。

李辛:你得跑跑,好多人学了中医都以为养生就是什么都要小心,不要受寒,不要受风,不要吃寒凉和辛辣……

听众:当时是听说不要出太多的汗,会虚,我那时候出汗出得太多了,然后就觉得虚了。

李辛:虚人确实要注意不要过于消耗,但你不是,而且大部分人都是误以为自己虚。你刚才说有乳腺痛的问题，是吧？

听众：对。

李辛：你脸上还有很多瘀的区域，而且你并不虚，先从运动开始。不需要做强度太大的或者持续时间很长的运动，但是你要去跑、要去动。这样，你心身内部停滞的部分会运转起来，会为你和周围人、事、物的正常沟通建立一个好开始。

听众：我动起来就会觉得很开心。

李辛：是的，气脉通了，人自然会开心。按你的个性呢，到梁山泊去做孙二娘就比较解气。

听众：今年回家后，我老公什么都不让我干。他说，你身体不好，要多休息啊什么的，但是我很想干，干活我很舒服。

李辛：你身体很好，只是因为心身被自己的惯性压抑久了。要去做你想做的事，想干活就去干活，想锻炼就去锻炼，想说什么就说出来。

听众：我不敢说。

李辛：要如实地说出心里的感受和想法，这样你脸上的黑气就能褪掉，褪掉以后会很好看。你刚到的那天，看着我说话的时候，非常好看生动，让我印象很深，但这两天你的脸就开始黑起来了。

人的面相气色和精气神，随时都和身心在同步变化。你那天可能很开心、放松，到了一个新的地方，原来的模式还没有覆盖上来。

听众：对。

李辛：那时候，真实的你就出来了，精气神充盈和自然舒展的状态是更容易让别人记住的。

你是有生命力的人，现在只是被压在那里了。等你调整好的时候，是属于比较有力量的、坚定的、敢作敢为的人，周围需要这些力量的人就会靠近你，你也能帮到他们。其实每个人发挥的作用就是这样，互相帮助，做自己能做的部分。但你这个力量如果压在里面，就会变成负面的情绪，还容易在身体层面长一些东西。

听众：我每次例假前的一周会乳房胀痛，例假完以后很舒畅。我知道心身相关，正在慢慢反省生活中的点点滴滴，还喝过一些山楂红糖煮的水。上个月来例假，出来很多瘀血，大块的，这是不是向好转了？

李辛：如果出瘀血的时候，心身是愉悦舒畅的，那一定是向好转了。这些瘀血如果留在里边，就容易瘀滞，长东西了。你不要吃任何补药。告诉你自己和身边的所有人，你一点都不虚。

听众：我父母说我身体不好，总是隔段时间把我叫回去，让我住在家里，给我弄点羊肉汤什么的，但我每次一补就有点堵住，消化不了。是不是湿气重？我舌边有齿痕。

李辛：我看看，还好，不厉害。你就像是农村土灶里的火给压住了，没烧起来。你得让它烧起来，但别烧得太猛。你原来一直被压着，压力攒到一定时候，就"轰"地炸一次。

还有一点，你爸爸妈妈过去挑剔你什么的，那是一种惯性，未必针对你。他们不光挑剔你，也会挑剔别人和自己。这些挑剔的背后，有他们过去的不顺，各种不如意的累积。

你还有机会跑出来，吃得好，住得好，还能跟大家很好地交流。这些他们都没有机会尝试，没有人跟他们讲这些道理。我们要试着去理解上一代人，试着接纳他们，如果我们经历了他们的年代，不一定会比他们的状态更好。

最后再说一点，你现在31岁，如果你回到过去不高兴或者憋屈的模式，就可能是在用13岁的模式在完成现在的生活。

要提醒自己，你现在是 31 岁，该往前走了。父母年纪大了，要开始有照顾他们的心了，要尝试换位。这是我们心身成长的好方法。

听众：我现在还没能换位，因为过去他们不疼我，总感觉他们亏欠我。我还没有想过自己都已经啥年纪了，应该到了要去关心周围的人才对。

李辛：先别想那么多。先关心自己、孩子、老公，还有父母和公婆，其他的人先划到外面一圈。我们没有那么多精神，先把自己和家人照顾好，已经很不容易了，一步一步来。

我看到不少人，没办法跟自己待在一起，看见家人也想逃，然后跑到外面去献爱心，这是回避。

和父母的相处，需要换位，他们虽然永远是我们的长辈，但他们现在年纪大了，需要我们的支援和保护，看看他们缺什么，不要老觉得你们过去 31 年都没给我，现在还是不知道我想要什么。

如果不懂得换位，等你做了妈妈，你的孩子也会觉得你不懂他。再过很多年他会觉得，你怎么只能给我这部分，不能给我要的那部分？

扩大与世界的连接

刚才谈到的心智发展和生命力的表达，举个例子，比如昨天的新闻，长江里有一艘船翻了，我看了网上的一些评论，很多人都在祈祷。这个祈祷，对个人来说，是祈祷者在自己内心里完成了一件事情，一件重要的事。

虽然是远在千里之外的"别人"的事，祈祷并送出祝福，在意识层面做了这件事，其实是扩大了我们与世界的连接，一个正向的连接，一

个主动的扩容。

在生活细节中，所有能够完成的事情，首先是在我们的意识或者内心中已经完成的。换句话，只有你内心中已经开始的事情，你的现实生活中才会开始。

我们很容易被外在的环境、条件、时间、空间这些东西限制，会认为我们只能是现在这样，很多改变很难开始。

大家都认为，如果亲人已经去世，就没办法再和他交流和互动了；或某个人再也联系不到了，也没有办法交流了，有些事情因此没办法弥补了。

但如果我们心里有想跟他交流的愿望，并且对于我们想表达的重点是什么很清晰，那么，其实这个"交流"在心里已经开始了。然后，会有一个机会，让我们在现实中来完成这件事，无论对象是不是同一个人，背后的意义是相同的。

有时候，现实中没有合适的机缘，我们只是在心里完成了。从心理学或者精神层面来说，它已经增加了我们的世界和内心的完整性。这两种情况都可以尝试，至少心里的那部分是可以自主选择和独立完成的，就看自己愿不愿意。

前面你提到因为自己个子比较矮产生的痛苦，我跟你有同样的痛苦很多年，我说说我的体会。

高中阶段，自我意识开始慢慢建立，我看了很多励志书，里面提到：邓小平很矮，拿破仑也很矮，希特勒也不高。但很快发现自己做不了这么厉害的人物，心理学把这个过程叫合理化。我们很容易在任何方面寻找合理化，目的是自我认同。

我曾经看到一种古代的观点，挺有趣的，它说这辈子长得特别矮小的人，有可能过去世脾气很坏很凶，甚至可能武功高强、好打抱不平，习惯用猛烈的方式来解决问题。

还有一种观点也有意思，它说这辈子境遇凄惨、不招人待见的人，上辈子可能是特别蛮不讲理的权贵，对人颐指气使，不顾及下人的感受，不体察他人的痛苦……这样长久下去，这部分意识和精神的盲点，对我们人性的发展会形成一种畸形的错误方向。

作为个体和整体以及精神领域都在不断进化的人类，我们会在不同的人生中体会不同的角色，比如有机会得到一个矮小一点、虚弱一点的外壳，有机会在不同阶层的情境下生活，因此不得不去体验以前没有体验到的感受，学习另一种与世界交流的方式。

小时候的我很有正义感，性子也急，每次想拔刀相助的时候，一看对手，太壮了，肯定打不过，算了，我还是念阿弥陀佛或者看看有没有别的路可以走吧。这是被动地在学习另外一个面向，否则我们永远会以最称手的那把"刀"去完成任务。

不少人处理问题成功过一次或多次，然后就有一个成功模式，之后所有的问题都想以这个模式来处理。这样，我们的心智模式会很单一，单一的时候太久了，身心都会出问题，有时候会是很严重的问题。

所以，长得矮一点、丑一点，身体差一些或某些方面有缺陷，从这个角度来说不一定是件坏事，它让我们有可能更接地气、更扎实，有机会了解过去曾经严重忽略的问题，有机会体验和学习另一种生活，有机会把自己发展得更完整一些。

熬药的爸爸和父女俩的病

听众：老师，我父母这次也来了，主要担心我听课没时间熬药，过来帮我的。我跟他们提过好几次老师，想借这个机会跟您聊一聊我和父母的一些事情。

先简单说说我爸爸，刚才您说到观察，我想到了我爸，心里就有点难过。我小学的时候写作文，题目就是《我的父亲》，写着写着，眼泪就止不住地流。我那篇作文充满了真情实感，分数还挺高的。

过去我爸爸的事业发展还挺顺利的，在仕途上位居高位。所有跟他接触的人，无论是下属、同事还是朋友对他的评价都是"人好"。他的那种好，在我看来就是一心一意只想别人，从来不想自己的那种。

我爸爸七八年前得了肺癌，做了手术，幸好发现得比较早，肺叶切除了四分之一，目前来说算康复得不错。从亲人的角度来看我爸爸，他有一个特质是小心谨慎。

虽然位居高位，但非常小心谨慎，一生做事从来不越雷池一步。最近我还发现，他不太相信别人，只相信自己，所以什么事情都亲力亲为，能自己做就不让别人做，甚至越俎代庖。他人非常好，但是一个很操心的爸爸。我挺心疼他的，因为他从来不照顾自己的感受，总是照顾别人的感受。

今天早上我突然意识到，我爸爸七八年前得的肺癌，跟我今天得的这个病，是有一定关系的，我知道我有些部分跟爸爸还挺像的。我周围的同事、朋友给我贴的标签就是 Nice，我的老师说我对别人的关注是无时无刻，不是关注一下就收回来，而是一直在关注。

一直关注别人，无法关注自己，是我一直的困惑。

我在单位，有一次换到另外一个部门，老领导给我的评价是：忍辱负重。我当时吓了一跳，这是一个很重的形容词，这两部分我跟爸爸都挺像的。

我和父母的亲子关系，在今天早上就很形象地体现了。吃早餐的时候，我看见一位同学拿了块玉米，我就问："哪有玉米？"我爸爸噌一下站起来，"我去给你拿。"就去给我找玉米了。昨天我拿了碗米粉，我爸爸说："米粉里面有矾，你不要多吃，不好的。"今天我又去拿了碗米粉。我爸爸又跟我说："里面有矾，你不要多吃，吃馄饨。"我自己心里想的是：医生让我少吃肉，馄饨里有肉。

您今天问我，你孤单吗？我甚至没有机会去感受这种孤单，他们在我身上灌注的爱，一圈一圈地把我束缚得很紧。第一天您说发现我有抗争性，我想了想其实这个抗争性一直都有。

我一直被包裹在这种爱里面，他们觉得他们比我更了解我的需求，所以一直以他们的认知来对待我。在他们眼里，我永远是一个不会照顾自己的小孩子，我的声音经常被打压下去。记得小时候，我每次提出意见，他们就说："你哪里知道！你哪里知道！"

李辛：他们可能有过令他们非常恐惧的生活经验，他们的爱有很大的成分是想保护你，保护所爱的人不要遭受灭顶之灾。在一个安全的环境，安全到喜欢的花草不会被人故意拔走，蜗牛不会被人故意踩死。他们过去的生活的环境，可能连基本的生命保障都很难得到，所以，他们这个爱的背后是过去的恐惧，觉得一切都不可靠。

听众：我妈妈在读大学的时候，因为属于"黑五类"的后代，出身不好，所以不能加入红卫兵，然后她就跟组织提出要跟父母划清界限，还改了名字，这事是我姨跟我说的。

李辛：那是在巨大恐惧之下的不得已的行为，这么做，她其实跟她的根就断掉了，我们上一代很多人都是这样。

听众：那天晚上我痛哭了一场。我的生活中经历了什么痛苦他们并不知道，因为我什么事情都不跟他们讲。他们经历过怎样的痛苦，我也不知道。

李辛：其实你的痛苦很大部分不是你一个人的痛苦，是他们的痛苦感受灌到了你那里。比如，我们现在的痛苦有一部分是大家的共业，除了我们自己的，还有所有中国人的痛苦、所有人类的痛苦。

听众：中国人经历过那样的时代。

李辛：那个时代有共性，西班牙内战、亚美尼亚大屠杀、美国的种族冲突和麦卡锡主义、印度的宗教矛盾和分裂、德国的国家主义与犹太人政策、越南和柬埔寨的革命、苏联的肃反与劳动营……

我们是幸运而幸福的一代人，要感谢前面的开路者、革命者、奉献者……要怀念他们的付出和努力，每一代人都在以不同的方式推动着国家的进步。

跳出国界和时代，其实所有的痛苦是连在一起的。很多无形的东西是超越国界和时空的，所以为什么每年都会有不同宗派的人集合起来为地球或者为战争中死去的灵魂祈祷。它不只是个悼念的仪式，它是灵魂领域的工作。他们相信，那个工作非常重要，可以避免那些灵魂带着巨大的痛苦和仇恨，在暗处影响世间。

所以，不要把我们的痛苦简单说成焦虑症、抑郁症或其他病名，所有的病症，就像太平湖的水一样，是由很多不同的水源汇在一起的。

这个部分你要慢慢去扩大对它的感受，他们爱你，但是他们爱的方式和里边的能量信息有他们的背景原因。你觉得不对，想去抗争，去挣脱，但你先要知道这些是什么。

昨天你爸爸给我们照相的时候，我有些感受，像你说的，他是非常好的人，为别人的需求着想，但是你有没有感觉，他不知道怎么对人好，不知怎么和人沟通，他在照相的时候精神和意识是比较封闭的。昨天散步的时候，你父母两人一前一后地走在我们前面，他总是一个人一直往前走，跟周围眼光的接触和交流都是跳动闪烁的，好像在回避着什么。

这些其实都是过去时代的影响，我们上一代很多老人都是这样。一棵在无碍空间成长的树，它的枝条可以向任何一个方向伸展，但如果好多地方都被墙挡住了，它只能往剩下的一些空间发展。爱也是这样，他们现在只会通过某一种方式来爱你。

你爸爸的精神非常压抑，肺癌跟压抑有很大的关系。

照顾好自己和家人

听众：我怎么帮助我爸爸呢？

李辛：我学心理学的时候读过一篇文章，印象很深。文章里谈到：所有心理咨询和治疗的基础，是心理医生作为一个相对正常的人，跟咨询者通过每周或者每个月一次的沟通，能够让他建立一种相对正常的沟通和人际关系。

而心理治疗发生作用的基础，是共情。一潭死水、一个僵局，在正常的沟通和关系中被活化了，有了流通、转化的可能。

所以我们不一定要成为心理医生，不一定需要去学那些专业的心理学概念和知识，你只要让自己相对稳定清晰一点，体会、同理他们的难处和隐痛，和他们进行正常的、带有关心的交流，不过度也不疏离，他们就会相对正常一点。

不仅亲人之间是这样，陌生人之间也是这样，我们这个世界每个人都息息相关，你稍微正常一点，大家就能再稍微正常一点。

所以刚才我说，我们能够照顾好自己和家人，就是对这个世界了不起的贡献了。

听众：我只要把自己照顾好，就能照顾好他们。

李辛：比如这件事情，你现在的认识就比他们深入一点。

听众：但是我没办法跟他们说。

李辛：这里有两种情况，第一种，我们想要说出来，而且想让他们听懂，还能够照我们的想法去想、去做。其实不需要这样，而且，这样的效果不仅不会好，还会起反作用。

另一种情况无为一些，但会有效。只要你明白了，不需要去谈这些事，就只是正常地过日子，正常地交流，正常地跟他们相处，每过一天，他们的世界就会被清理一分。

这部分明白容易，做起来会有难度，我们需要一次次地在生活中、在摩擦中练习。

所以，最终是要慢慢清理我们的内心，让自己稍微正常一点点，哪怕进度很慢，每次只能比上一次正常万分之一，我们的世界和跟我们相关的人就能因此再正常一点点。

这个基石没有建好，看中医、看西医、扎针、艾灸、练气功、学心理学、学周易乃至学佛学道，都像没有地基的高楼，越高越危险。

听众：那么，就算我现在看到了爸爸的恐惧，想做点什么来帮助他，其实也是无能为力的吗？

李辛：不一定。里面的重点是，如果你还没有看到他的恐惧，那么你们在交流、生活中，对于他们这部分的状态是无意识的，那么说任何话、做任何事情，是触及不到那里的。

如果今天开始，你对他们心里的恐惧有意识了，虽然现在还不知道怎么做的时候可以不做。可以先在心里有一个愿望，然后慢慢地，自然会知道该怎么做。

当你已经看到他们的恐惧的时候，不管你做或者不做，不管你有没有这个目的，你们的日常交流因为你当下的有意识，已经和过去不同了。你做的任何事情，都在让这个恐惧的结慢慢松开。

这些不是等我们顿悟了、解脱了之后才能解决的问题，而是可以在生活中时时刻刻都在渐渐消解的问题，各种面向缠绕的问题都会由此"看到"和"觉察"开始慢慢转化，所以每个人都可以去做。

听众：我爸爸有一句名言：我只要多活一年，就能多赚好多退休工资，这样就可以照顾你。然后我想，他这样想其实也蛮好的，是活下去的一个动力。

李辛：这部分很重要！这也是我的体会，对于上了年纪的父母长辈，他或者病得很重，或者身体很弱，常常会觉得对这个世界没有太多留恋，活着没有太大意思。这个时候，作为子女，你要很清楚地告诉他：请留下来陪陪我们，你对我们非常重要。否则，即使有这么多好玩的事情，但没有你，我们的生活会缺一大块。

这些要清晰地向他们表达出来。他们会对生活有更深的意识，会跟这个世界的连接有更深的意识，他们也会因此更健康，光这些话就能让他们更健康、更长寿。如果他们还没有听懂，要经常换个角度提醒。

听众：他深入我的生活很多方面，我有时候会有点烦，就跟他抗争，在这之前比较多，现在也有点。

李辛：这是正常的反应，我们每个人都是这样。心理咨询中基本都是家庭关系、情感关系，还有性。我们的父母，到了现在的年龄，又有过去受到的种种限制，靠他们自己走出来是很不容易的。

听众：我常常觉得没有出路。

李辛：不一定。要注意我们说的每一句话，包括心里的各种念头，代表你对这件事情未来的一些"设定、愿景"……不要轻易说这些属于"死胡同"的话，这一点真的很重要，一切都有可能。

我们作为子女的一个很重要的意义，不仅仅是给父母钱，买吃的、穿的，带他们出来玩，更重要的是我们能够扩大他们的生活和认知的范围。因而他们有机会扩展意识和精神的世界，这样就有可能把他们从过去受限的部分，以合适的方式带出来。

如果能够想到这一点，就是很大的孝心；如果能去做，就是很好的行孝。而且，这一点不光对父母有益处，对于我们自身内心和外在生活的完整是至关重要的。

儒家讲，修身，齐家，治国，平天下。古人的生活非常实在，他讲的是自己内心的完整和与这个世界关联的完整，内在与外在是相应的。

能够造福社会，平天下，这都是贤人、圣人的级别，我们不一定能做到。但是没有关系，我们目标不一定放得这么大，把自己和家管理好，这就是对世界很大的贡献了。这个是我们普通人能做到的，只要我们能意识到这件事的重要性。

所以像你妈妈这个部分，也可以慢慢帮助她松开过去让她难过的事情。比如前几天我带我父母到一位朋友家里去，朋友的父母也在，然后很巧，我爸爸和他爸爸都是在西安读的同一所大学，是"反动学术权威"，他们就很有共同语言。

交流很重要，深度的交流能够回到意识上的卡点，哪怕他们交流的时候还会带着过去的不高兴、恐惧、愤怒。但是，"潜意识仓库"里积压的东西起码又浮上来了一点点，这样就不会在很深的噩梦里出现，也不会过于频繁地在日常生活里以"难以辨别的面目"出现。

没有消化的深层恐惧会成为我们晚上的噩梦。很多时候，我们白天也在这样的梦中，也是很深的噩梦。很多人做了几十年，没醒过。

你妈妈愿不愿意和你提起她跟她妈妈一刀两断的事情？

听众：她从来没跟我提过。

李辛：比如有时候我看到一个朋友，我有话要跟他讲，但是，我还不知道怎么跟他讲，也感觉暂时没有机会。我会在心里跟老天许个愿：如果这件事情合适的话，请给我们一个机会，让我们交流。很快，就会有机会出现。

比如你可以这么想，有没有可能在这件事情上，我能帮妈妈跟她过去有一个交流的机会。与过去完全切断，代表生命的根是断掉的，容易在心身上得一些严重的、奇怪的病，而且这个力量也会在家庭、家族内部延续下去，甚至弥漫到周围的朋友和不认识的人。

许愿之后，不能太激动、太兴奋，静静体会、观察那个"机"的出现。当你觉得可以说一些话的时候就说出来，但不要操之过急，要跟着自然的节奏走。这样慢慢地，一个问题松开后，其他很多无解的问题也可能有机会松开。

你爸爸虽然有些封闭，但还能够跟外界交流，你妈妈封闭得更紧一些。老两口这样过了大半辈子，对你爸爸来说，他和外界比较难进行正常的循环，然后他和你妈妈之间，循环也不一定很多，而你这里是相对开放的，所以，他那股压缩的生命力，转化成对你的爱，又浓又厚。

所以，如果每个人都有足够和外界、和自己的循环，各自有自己喜欢的事情去做，"喜欢的"恰到好处，"不喜欢的"也恰到好处，这样就不会那么痛苦、那么浓烈，也不会那么震荡。

前面介绍的回溯练习，你可以试试，先在比较好的环境静坐放松，坐到觉得心情比较稳定、清晰的时候，可以去想一想生活中比较大的问题，身体啊、家庭关系啊，或者我们始终还没有消化的事情。

把它带到现在的意识当中，把过去带到现在，把无意识带到当下的有意识，把原来很紧很紧的一个"小小我"跟"某件事情"很强烈地连接，放到这个更大、更舒展的空间里来。因为精神的空间是可以扩大、可以延伸的，这样才有可能出现一些化解问题的线索。

这个跟画画一样，有时候你要表达一些东西，但只有一张很小的画纸，没办法表现，精神也是，它需要空间，这样就可以从容地留白，还有机会可以改。

这个话题挺沉重的。

听众：我突然意识到，我妈妈是很自以为是的，认为她永远是对的。我的摘子宫割卵巢的手术也是她决定的。您刚才说她比我爸爸封闭，原来我们一直以为她是开放的，而我爸爸是封闭的，您刚才说她其实更封闭一些。

李辛：而且更尖锐。你爸爸是小心翼翼地在给你们的生存空间里再挪出一些空间，小心翼翼地接通一些东西，小心翼翼地维持这个结构，他在维稳，一片苦心。

举个我自己的例子。这次我带我父母出来，也很不容易，平时很难把他们带出来，我只是想让他们接触一下新鲜的环境和人。我原来一直想，如果有机会让这些老人互相在一起交流，也跟我们在一起做这样的交流就好了。

我跟我父母还好，平时有这种比较深入的交流。如果没有足够的交流，有些事情会让我睡不着觉，会去找一个接通点。我不愿意把事情放在心里，也不喜欢不清不楚地过日子。

上次和另外一个群体交流，我们聊到一个话题：你是等待别人来澄清，还是靠自己来澄清。其实只有你能澄清自己的世界。

你对自己的生活和内心的认知，已经澄清了很多。然后呢，你还需要引导你爸妈澄清一部分，帮他们去掉些垃圾，接通情感的交流。等内心有了空间，然后他们自己就会有条件正视自己的过去和现在，然后就有可能澄清自己的内在与外在。

最终，每个人只能靠自己来完成这件事。但是，如果你先动起来，就能够带动这个家庭。如果你主动一点，你周围相对清晰、自察的人，也会随之而动，这样你的日子也会好过一点。

这件事很重要。不要被动地闷在那里，与其抱怨、有情绪，乃至于去写诗、练毛笔、学中医，用这些看起来"更好"的事情来转移注意力。很多时候，我们是习惯性地转移、逃避，但是，都不如去面对它。然后老老实实地去观察，找到线头，许下愿望，去行动，这是利人利己的事情。

再补充一点，昨天说到你有抗争模式，也有维稳模式。因为你非常敏感，心也非常好，受不了他们有一点点不安，其实你是你们家最大的一个维稳力量，但这个习惯也把你困在那里。

比如你习惯性的这种看似开朗的笑、模式型的快速回应，可以这么来看，你的出现，给你父母的生活带来了活力和乐趣，把这个家庭淤积的生命力带出了一条路,所以家里人会非常爱你。慢慢你发现,不管发生了什么事情,只要你好,大家就会开心,哪怕有矛盾,也就过去了。

你已经发挥了非常重要的作用。但是,因为你现在身体的情况,说明这个模式需要转化,现在你已经无法再以维稳的方式,以这种美好的方式再延续这个大家庭的健康发展,这个过程你背了太多无法消化的东西。

这是你得肿瘤的精神原因。

Tip8:书籍与电影之一

更多地了解我们的父辈和过去的历史,过去需要被看到,需要怀念、感谢、反思、原谅、和解……

书籍:

《黄河青山》(黄仁宇)

《从大历史的角度读蒋介石日记》(黄仁宇)

《绿化树》(张贤亮)

《一百个人的十年》(冯骥才)

《第二次世界大战回忆录》(丘吉尔)

《白鹿原》(陈忠实)

电影:

《辛德勒名单》(美国)

《登陆之日》(韩国)

冷漠与过度控制

李辛：这两年我常常建议家长，如果有条件，带孩子们去学武术。

孔子讲"智、仁、勇"。如果我们内心软弱的话，根本不可能去做个真正的好人，也不能直面问题，把它梳理清楚。智、仁、勇是非常高的做人要求，不是一般人能做到的。

这几天我们每天早上都有老师带领体能训练，钟老师以前拿过欧洲空手道比赛的亚军。那可不是表演赛，是实打实的对抗比赛，连续打好几天，把对手一个个打下去。所以钟老师有些东西是我们不具备的，这个跟我们学历、知识是完全不一样的东西。

我们面对人生的很多问题，也需要这种实战的心态。

上个月我和太太在日本四国的山区徒步，回到大城市后，和在东京的中国朋友们见面，碰到了好多因为家庭原因导致的孩子问题。有两个家庭问题比较典型，其中一个孩子有严重的变异性皮炎。这个病在日本比较多见，孩子的脖子、四肢和前胸后背都有严重的皮损，既影响美观，也很痛苦，而且身体非常瘦弱，脸色很暗。

我们临走前一天，见到了孩子父母，两位都有非常高的学历，但是夫妻之间很长时间没有交流，维持着日本式的Nice，不吵架。他们以为这样就可以了，但是孩子越来越瘦，皮肤的问题越来越严重。

不少此类问题的家庭共同特点，就是交流不畅。再往前推呢，孩子的父母双方或至少有一方属于封闭状态，忙着奋斗，忙着提高，没有时间来面对这些问题。

人的语言、思维和行为模式是容易进入惯性模式的，习惯了就会无意识，时间长了之后，会觉得这样的生活还挺正常的。

现在不少家庭或多或少都处在这种缺乏真实交流和接纳的状态。大城市的小孩们生下来就在这样的环境里长大，这就是他们习以为常的世界，所以现在出现健康问题和精神心理问题的小朋友越来越多。

我会建议他们在平时练习真实地表达自己的想法。先真实地表达"我想吃这个""我不爱吃这个，但是你可以点了自己吃"，难过的时候要表达"你刚才这样说，我挺难过的，我心里的想法是这样的……"就是练习如实的表达，而且不要期待对方接下来怎么回应。

听众：我之前还不觉得，后来发现自己养成了一个习惯。每天一睁开眼睛就是满脑袋在安排这一整天我要做什么，通常安排得满满的，把事情填满我的时间。在我看来，这些安排必须是有意义的，通常是超负荷的。因为我都是计划好了，但经常会有些变化把这些计划打乱，打乱之后就不能按我的计划一件件完成。那段时间，我就经常焦虑。

李辛：这是一种强迫型控制。

听众：后来意识到了，觉得不能再这样了。那段时间，因为有些事没能按自己的计划来，情绪就会突然涌上来。

李辛：你的世界崩溃了。

听众：对，就是那种感觉。

李辛：我在二十多岁第一次意识到这个，当时我在一家医疗机构里做管理，有自己的办公室和秘书，管着部门里十来个人。那时，我开始意识到自己有一点自鸣得意，穿着西服、打着领带，拿着很正式的本本。每天到办公室，就把电脑一开，开始写每天要处理的"重要事务"，1、2、3、4、5……好像世界掌握在我手中。

听众们：我们也有过这种感觉。

李辛：然后过了两个小时，一件事情完成，笔记本上划掉一件事，再打几个电话，又划掉几行，好像我们的世界因此井然有序。

其实好多喜欢做管理、做行政的，是喜欢这种感觉，感觉这个世界一切都是有序的、可控的。家庭主妇就收拾屋子，这个东西应该要放在这里，不能放在那里。

那天我们全家在薛老师家里做客，坐下来喝茶的时候，我顺手把手机斜着放在桌角，我妈马上调整了一下，"你看，这么放才安全"。但这还属于正常范围。

什么是不太正常的呢？比如我有个焦虑型的朋友，他会把自己的办公桌收拾得特别干净，抽屉也很干净，还有很多小盒子，放别针的、放按钉的，放橡皮筋、小纸片的，任何时候乱了都要立刻把它恢复整洁，不然心里就会很难受。

我当时没有体会到这个，后来学心理学的时候，有一句话印象很深："当人对整个世界都恐惧的时候，或者当人跟整个世界没有真实接触的时候，他会把他所有的力量放在眼前的世界里，强迫地把它有序化。"

要留意，我们跟自己的孩子，或者跟父母平时有没有这类问题？

尤其是家里的小孩身体一直都不太好的，家长们要考虑是不是控制过度了。往往是因为我们自己的焦虑，是我们没有跟这个世界有正常的交流，没有真正活在这个世界上。恐惧担忧，外界不可控，然后画地为牢，把宝贵的生命力用来控制小范围内可以控制的人、事、物。

很多男人也是这样，在外面又辛苦劳累又受压迫，但还得撑着装大老爷们儿。回到家之后，还是不能松下来，要控制太太、孩子。

听众：如果碰到一个问题容忍不了，我一定要马上把它解决，在工作上生活上都是这样。所以，表面上我是那种很能干的，什么事情都能在我那里被解决的人，但后来我发现这也是一个问题：不能容忍问题的存在。

李辛：你的世界非常脆弱，随时会崩溃。

听众：有一次无名指突然长了个疙瘩，我心里就受不了了，其实只是鼓了个小包而已。然后我就去医院找了个外科大夫，花了半小时把它切掉了，还做了个病理检测，报告出来没啥问题。结果下个月它又长出来了，我又想着要把它解决掉。

李辛：这样想法的人大量存在。如果我们没有意识到，心不稳定，那么，环境中的普遍焦虑会干扰到我们，同化我们。

焦虑出现的时候，意识的惯性会向外找原因，头脑就会发现很多外在的问题，然后按照"大众指南"去一一解决。这是一个循环模式，像小老鼠的跑圈游戏。

老师的内心暴力

李辛：今年年初，我朋友的孩子出了些问题，焦虑、不合群、注意力不集中，常常感冒、发烧。

他的老师是一个很有名、得到过很多荣誉的教育工作者，并且在蒙特梭利学校有很多年的教育经验。

但这位老师非常焦虑和苛责，而且因为长期的焦虑，内心的爱封闭、枯竭了，所以她跟孩子们、跟孩子们的父母的交流不是人对人、心对心的交流，而是就事论事的交流。

所以，我觉得她只有蒙特梭利的表面经验，并没有学到蒙特梭利的内涵，因为她对孩子的要求是：你几岁了，身高、语言、行为举止各方面有没有达到教科书上的标准？你为什么不像别的孩子老老实实、听话、配合回答问题，该笑的时候笑，该举手回答的时候表现得积极一些？

结果我朋友的孩子呢，在她严厉苛责的对待之下，就渐渐出现了前面说的那些症状。更糟的是，老师没有自察自省，还给孩子贴标签，认为他发育不良、交流障碍、智力有问题，还怀疑他有自闭症。

我没有相信老师的判断，我熟悉那个孩子，他是一个非常敏感、灵动的孩子，外表柔软，但内心有很强的对于权威的蔑视。

正是这个蔑视，进一步激发了这位老师想要祛除杂草的决心。这位老师要求其他孩子们孤立他，不要和他一起玩。她还建议孩子的父母带孩子去看心理医生确诊，并且告诉孩子父母，孩子已经被带去学校的心理医生那里看了，校医也认为他有问题。

父母呢，舍不得放弃各方面条件都很好的学校，一直想和老师做协商，就拖了一年多。结果这个小孩在那个非常有名的好学校里变得越来越瘦弱，而且真的开始出现了自闭症的一些典型症状。

后来，孩子的父母听了我的建议，放弃了这所著名的好学校，换到了另一所学校。虽然规模小小的，没有大草坪和漂亮的教室，但是老师很有爱，给孩子足够的关心和自由。一个月之内小孩子就愉快起来，长肉了，也不再频繁感冒和生病了，自闭的一些典型行为也渐渐褪去。

很多小孩子的问题跟他所处的环境、父母、老师有很大关系。尤其对于刚加入团体的小孩子来说，如果带教他的老师心里不接受他，对他来说就是灭顶之灾。况且，老师心里还有那么强烈的、负面的投射。

我们成人不一样，领导、长辈不接受我们，我们还有别的世界、别的关系可以汲取能量。成人是可以凭借自己的力量从困境里跳出来的，但小孩完全依附在大人的世界里。如果和他在一起的大人心里不爱他，只是表面 Nice，他很快就会虚弱下来。

家庭成员之间也是这样，有时候不是不想爱，而是没有爱，或者封闭了，然后会出现家庭之间的能量或者说情感的营养不良。

相依为命的母女

听众：您今天讲了这么多关于孩子的分析，所以我特别想说一件事。

我的孩子一岁半之前，身体挺好的，一岁半之后就开始频繁生病。一个月大概要发三次烧，从那个时候起我就特别焦虑，到处看中医西医都看不好。

我在反省，从孩子四个月的时候我跟老公就有矛盾，之前我们感情很好，现在感情也不错，但在孩子的问题上，还有老公跟我母亲的关系上有问题。我妈今天也在场。

怎么说呢？我其实有些顾虑（回头问妈妈："我可以说吗？"妈妈表示同意）。

我妈在我初二的时候就离婚了。小时候，我妈和我爸之间常有矛盾，我在这种环境下长大。那会儿觉得自己虽然很焦虑，但也能理性地去看待。

我妈当时不离婚是为了我，她觉得我还小，要给我一个完整的家。初二的时候我觉得自己长大了，我看他们之间总这样争吵，不幸福。我很爱妈妈，她也很爱我。有一天我就跟她说："不行，你们就离婚吧。"

他们分开之后，妈妈虽然当时仍然年轻漂亮，有很多机会，但她为了我，放弃了很多机会。

说实话，对这件事我心里是有想法的，我觉得自己已经长大了，不想要她为我做出牺牲，不需要她以这种方式呵护我，我可以独立生活。但她还是为了我放弃了很多机会。后来我妈终于又有了一次婚姻，但我妈还是不接受，然后又离了。

所以，我心里一直有个想法，以后找老公，至少有一个要求：他要对我妈好。我老公人非常好，但不知道是不是因为跟我妈八字相冲还是怎么回事，关系一直不太好。

我儿子四个月的时候，有一天，老公和我妈因为一件特别小的事，矛盾升级了，那时还在哺乳期的我跟老公吵："你为什么要这样对我妈？"大爆炸地吵。吵过之后，过一阵子，慢慢也就好了。

孩子一天天长大，我妈有时候过来带他。我妈心比较细，关注点全都在我和孩子的身上。

我老公呢，从小父亲就没在他身边，没人管他。他觉得孩子成长最好什么人都不要管，有什么主意自己出，没有任何人可以决定左右他才好。

所以，他看到我妈这样对小孩就很烦，矛盾慢慢累积，然后一下子爆发出来，到最后我妈就不太愿意到我家来，她也是为我们好，免得吵，我心里就特别不接受。

我跟老公说，我的家就是她的家，为什么她不能来？为什么这么排斥她？为什么来了以后就冷眼相待，没有多点笑容？我老公对我外公、对我爸都很好，就是对我妈烦，为这个事我们两个人老顶。

我觉得孩子虽然小，但一定能感受得到这种矛盾。他后来常常生病，我很难过，就开始跟老公沟通，想要跟他排解、倾诉一下。他就说，是你们家人没带好，你们家人给他穿太多、吃太多、管太多。

我觉得自己不是一个紧紧抓住不放的人，比较懒散，容易满足，但这件事情我就会紧紧抓住。每次只要一牵涉我妈跟我老公之间的问题，只要他一说"你们家人"这四个字，我立马就炸，孩子一生病我也立马开始紧张。

我家小朋友大家也看到了，很瘦。他经常生病，读二年级的时候，脖子上长了个血管瘤，很大，有半年的时间我没敢带他去检查。血管瘤有时候鼓出来，有时候没有，我很紧张。老公问我这是什么东西，我说可能是淋巴结或者是淋巴管瘤。我老公立马就发火，哪有妈妈这样诅咒自己孩子的！

我很难跟他沟通，我说这不是诅咒，我们需要发现问题，至少知道是什么，需不需要去解决。我在想，他虽然很爱孩子，但是不是因为害怕，不敢面对孩子的问题，每次遇到问题他总是说："你什么都不要跟我讲，直接解决就可以了。"

李辛：我需要问一些问题。第一个问题，你觉得他对孩子的问题不敢面对，那么，你觉得他在生活、工作中敢面对吗？

听众：敢。

李辛：第二个问题，你现在重新想一下：他是不敢面对孩子身体的问题，还是他对这件事情已经很烦了。

听众：他可能是烦了，小朋友一直反复生病，那段时间还没有接触中医，老去西医院。

李辛：你顺着这个线索，自己去整理这些线头，想一想他为什么烦。不用回答我，这是你自己要去思考的部分。

另外，你写信问过我，小孩子有爆发性的歇斯底里，其实你们整个家庭都有爆发性的歇斯底里。比如，今天你提到哺乳期间就和老公有过一次很大的爆发……

听众： 不止一次。

李辛： 他因为平时在累积压力，不断累积，最后来一个总爆发。这个状态跟我们今天早上第二位有点像，但她还是一个单纯的原因，你们的要复杂得多。

这些年，我碰到了大量关于要不要分手、要不要结婚、要不要离婚这类问题，当事人基本上都会说，为了孩子我不能离婚，或者为了孩子我一定要离婚……

我有个朋友，也是一个很典型的咨询案例，上个礼拜我们又见了面。她们的故事很长，前后有二十多年，孩子现在也快20岁了，当时我给这个案例取了个"相依为命的母女"的名字。

这个家庭呢，妈妈在人生的最低谷怀上了这个孩子，爸爸因为某些原因不在身边。妈妈远离家乡，跟过去的一切都断掉了。她怀着孩子，经历了很长一段的低谷状态。孩子慢慢长大，两个人相依为命。

最近几年，这个孩子开始有阵发性的、突然间的强烈暴怒、砸东西、乱骂，甚至还打妈妈，主要在家里发生，而且只针对妈妈，但两个人同时又有很深的感情。每次冲突之后，孩子也很内疚，会和妈妈道歉，但是到了某个点上又会爆发。

因为孩子从小到大，她妈妈的整个世界只有这个孩子，她所有的注意力都倾泻在孩子身上。但是呢，又只是在满足孩子的外在需求，没有细腻地观察到孩子内心的情感和情绪的需求，其实她自己也没有发展出理智地处理情感、情绪的能力。

而这个孩子呢，习惯了妈妈的这种方式，继承并强化了妈妈对待情感、情绪的模式。但当她长到十六七岁的时候，自我意识发展起来了，需要按照自己的方式去和外界接触，按自己的喜好去生活、学习、交友，但又无法突破来自妈妈给她的那层厚厚的像罩子一样的过度关注和巨细靡遗的指导。而且,由于生活环境和人际交往过于单一,也还没有机会发展出自我调适内心情感和情绪的经验,她不知道怎么妥善处理情绪这个问题,也没有其他出口。累积到一定程度后,以暴怒的形式疏泄一下积压的负面能量。

我跟父母在10年前有过类似话题的认真交流。我的个性中有一部分是非常独立的,15岁离开家去另外的城市读书,高中也在外面读。父母对我虽然大部分是放养式的教育,但他们对我的爱很丰足,生活上无微不至地关心。一刮风下雨他们就想:我家孩子会不会生病?听到我流鼻涕或打喷嚏就会担心:是不是感冒了?

太多的关注,是一层绵密的、让人喘不过气来的压力之网。

有一次我跟他们说:"我有我的生活,你们有你们的生活,你们要找到自己的乐趣。如果你们没有自己的生活和自己的乐趣,这些注意力就都会放在我的身上,会让我有压力,这样我的生活也不会太好。"

我们得分清楚,我们常说的"爱",它的浓度、强度、里边的成分,它的着力点在哪里,有没有扭曲?

看起来的"爱",里面的成分有哪些,要想一想。不光是母子之间,夫妻之间也是,恋爱的时候很兴奋,刚结婚也觉得很好,慢慢地,你会发现,"爱"里面的成分有很多种,有些成分是很复杂的。

这个答案只有你们自己来找,只有开始考虑这些问题,才不会简单地就事论事。什么叫就事论事?就是孩子生病了就马上当病处理,或者想到妈妈为我付出了这么多,你怎么可以说这样的话。

你有没有考虑,这些突然爆发的力量是过去一系列的延续?

过去常说,你跟一个人结婚,其实是在跟他的整个家族或者他的整个历史结婚,这个部分我们要慢慢看到并理解清楚。

我曾建议过你,不要太关注你的孩子。所以,当你一天内给我连写三封邮件,问我要不要换药的时候,我就决定暂时不回应你。因为你那个的时候是个疯狂迷糊的状态,也是崩溃的状态,这个状态跟你的孩子因为很小的事情跳起来大叫没有区别。

能量场和信息场是可以打破时间空间和个体的限制而互相影响的。我只是通过邮件,就感觉快要卷入你们家庭的能量场了。我一旦再进入一点,那一刻又不够稳定的话,就可能会在我和家人的生活中复制与你们类似的场。

要好好体谅你的老公和孩子,这个场是以你们母女俩为中心形成的。

你(指听众母亲)有很深的恐惧。我们先要为自己活着,自己活好了,跟你在一起的人才能活得更好,你就不用总是去想女儿,她也不用想你。但大家想念或见面的时候心里是愉快甜蜜的,这是最好的状态。

最怕的是,家人不得不天天在一起,或不在一起,但时时刻刻地惦记着,又不是愉悦和平静的想念,而是强烈的紧张和焦虑,这就是彼此的干扰了,需要调整。

比较平常的关系是,平时没见面也不过度想念,没有强烈的渴望,但见到了挺愉快的。

汹涌而复杂的情感

听众:我跟老公沟通之后,觉得我们家庭关系的扭曲,对孩子是一种很深的伤害。(哭泣)

李辛：讨论的时候，我们可以带着情感和情绪，但要避免带入过多情感和情绪，陷在里面。

我们小时候常看的文艺晚会，那会儿的主持人和演员都带了大量"过于饱满"的甚至是造作出来的情感，然后我们从小到大浸染在这份过度渲染的、厚重而成分不明的社会心理场中，不知不觉就以为表达需要带这么大的情感。

比如我们小时候看的电影里，地下工作者们终于见面的时候，会紧紧地握住对方的手，热泪盈眶地说："同志！终于找到你了！"这是过去影视的常用表现手法，但从实际情况来推理，情感这么强烈无制的人是不适合做特工的，特别容易暴露。

家庭当中也是这样，当家人因为孩子生病要不要看医生这件事情，或者因为更小的事情吵架的时候，其实吵架根本不是因为这些事情，而是你们已经积蓄到要吵架的状态了，任何微小的由头都会就此爆炸。那个时候，如果我不巧到你们家，可能就会变成那个让你们吵架的导火索。

听众：我理解，也跟他很深地沟通过，也许像您说的，我可能每次沟通都带着情绪。

李辛：不光是情绪，还有强大的情感力量。

听众：可能因为这个让他害怕退缩，把自己封闭起来。

李辛：就我而言，我觉得自己只能面对你一个小时，或者单独面对你半个小时。如果让我一直跟你在一起，我可能会受不了，想离开。但你的孩子跑不掉，你的老公也跑不掉。

当然，老公要走投无路了，也会跑掉的，可能历史一直是这样在重演着。

我跟太太总结出了一个定律，每次吵架后，虽然我每次主动"伸出橄榄枝""拿上玫瑰花"去和好,但只要我心里面有很多杂质,仍然对她存有不满,或有想要说服她的念头,虽然表面上做出平复求和,她会完全不理我。反过来,我在心里已经松开了,真的平静了,就能看到对方也是一张松开的脸,和镜子一样。

有"镜子"的好处是,逼得自己要清晰再清晰一点,不然日子不好过。

你要去体会,比如这几天我们在讨论问题的时候,我跟你眼神相对的时候,你里面有很大的忧怨,很大的情感波动的力量。

跟你开个玩笑,别介意,如果我现在十几岁,很可能就会被你打动,爱上你,很多年轻人会误以为这就是爱。这个问题,每个人都要去考虑,我们都以为让我们动心的、心潮澎湃的那个东西是爱。

但是呢,比较健康的爱,是简单的、平静的,你看到她以后心生欢喜,互相吸引,但是没那么多缠绕冲突的力量。

听众: 谢谢李老师,我意识到了,需要做自我改变。之前老是想去说服他,因为我不理解,就这么点要求,只要对我妈好一点怎么都做不到。

李辛: 这个要求是正当的,但是可以换一下方式,不必要求他做形式上的好,而是先从心里开始转变。第一,先做到双方接受现实。现在就是这个状态,你不喜欢我妈,我妈也不一定喜欢你,先承认这一点。

第二,讨论一下是不是还想在一起生活?如果想一起生活,就做最有效率、最有意义的事,说最有效率、最有意义的话,这个原则可以用在所有的事情上。

请他尝试从心里面接受你的母亲,接受因为过去的历史,积累到现在的困境与烦恼,然后呢,大家在这个基础上一起来改变。同样,你心里面也要接受他,互相接受,是一个非常重要的原则。

还有呢,大家要说好,要反复提醒自己和对方:不要把过去的、不好的事情和状态再带回现在。

假设又吵架了，一个新的吵架，不得已但必要的真实表达，那很好，是澄清的进展。

如果又吵架了，或者没吵架，是很高兴地在互相喂养。但是，如果你当时很清晰地感觉到，这种表面开心的互相喂养和取悦，很 Nice，但却是过去模式的延续的时候。你要明白，不要故意强化这个看起来很美的画面，不要互相喂养过去的习惯。

我们可能做不到一下子就改掉，但是你至少要有这个意识，让它越来越少。

有一个很大的问题，每个人都一样，就是容易强化过去的印记。因为这件事情你让我又不高兴了，我会联想起上次、前年，甚至跟对方完全没关系的另一个人，跟你一样差！

这就是我们在自己捆绑自己，然后加速缠绕，这可能是你比较明显的一个模式，加速和强化。

听众：我是很会发生联想，之前的历史会一下子全涌过来。

李辛：这是我们非常大的愚痴，是痛苦的根源。每次当我掉进去，我会对自己说，李辛你这个笨蛋。

我会问自己，现在想怎样？人是自由的，对不对？既然我们还想在一起，那就做我该做的事情。这点在跟家人、朋友、同事都是一样的。

这是命运

听众母亲：李老师，我想说两句。

李辛：好的。

听众母亲：女儿今天讲出了这些话，我从来不愿说这方面的事，既然今天说到这儿了，就敞开心扉吧。我在婚姻上是很不幸的人，我觉得自己哪一点也不比别人差，但却过得这么不好，嗯……但求下辈子吧，我一直是这样想的。

我父亲是知识分子，我们家一共姐妹三个。我小的时候，父亲对我们的教育是非常严厉的，吃饭时不许讲话，睡觉必须面朝墙壁。我看到爸爸就像老鼠见到猫一样，但我一点都不记恨他，还非常爱他，甚至超过爱我妈，不知道为什么。

我爸工作比较忙，经常出差，我们姐妹三个都跟着妈妈。我爸那会儿在大学里面就和我妈谈恋爱了，我妈还没毕业就生下了我。大学毕业后我爸去北京工作，我妈生我以后去上海工作了，紧接着怀上我的大妹妹。

我妈说我生下来是一层皮包骨，可能是她怀我的时候，生活比较艰苦，因为我爸当时还是学生，我妈比我爸大几岁，她要养他。

我妈说，我吃了她两个月的奶，就渐渐胖起来，但刚刚胖起来她就把我送给别人带了，因为她还得出去工作，也许这是我跟我爸感情好像更紧密的原因吧。其实我爸对我们反而更严厉，尤其对我，我一直住在保姆家，后来又换了另一个保姆家。

我爸在北京做翻译，后来跟着苏联专家到了东北，我妈就从上海把我带到东北，两个妹妹都是在东北生的。在东北，我还是住在保姆家，没有在父母身边。一直到我四岁的时候全家搬到南京，才开始和父母生活在一起。

后来，"文化大革命"开始了，由于家庭成分不好，所以，我十几岁就离开家，被分到一个很艰苦的地方劳动。知识青年上山下乡，我们那届分配工作，我是最后一批，吃了很多的苦。

刚工作的时候，我知道自己没有依靠，只能靠自己，非常要进步。我们五十几个学员分到单位以后，劳动锻炼我表现最好，很能吃苦。后来，领导就把我分到办公室，很少有没背景的人被分配到办公室。

后来我又做了会计，经常跑银行，银行里的一位大姐把我介绍给孩子她爸。我当时不想谈恋爱，觉得自己还小，才21岁，她爸当时在研究所工作。介绍人蛮积极的，在我不知道的情况下把他带到我们单位，就这么见了一面。后来介绍人天天到单位来，说："你不谈没关系，把照片拿回去，给你父母看看。"

我那时候有点傻，不像现在的年轻人，真的把照片带回去了。正好我爸那时候生病在家，我把照片给他看。孩子她爸长得蛮好的，上海人，但是我不知为什么没感觉。我爸一看照片，哎，挺好。三天以后，他就到我们家来了，父母都觉得可以，当时我从头到尾都是稀里糊涂的。

我爸后来讲，因为我家庭出身不好，分的单位也不好，而他爸是在研究所，属于军工单位，这在当时是很体面的，所以他们就同意了。也不管我同意不同意，反正我也没什么主见，他们同意，我也就同意了。

然后我们谈了两年的恋爱，一个礼拜见一次面。每次见面两小时，他就到我们家里来。他坐那儿我坐这儿，都不讲话，所以彼此也都没有什么了解，两年后就这样结婚了。

结婚那晚，他就严重地伤害了我。我一个大姑娘也不懂，妈妈平时也没教育过什么。新婚之夜，在上海，我们睡在阁楼上，当时他就喊起来了，说我不是处女。我当时什么都不懂，他说你去问你妈。新婚第一天就受到伤害，我觉得我在这方面很苦。

蜜月里，我怕回家，尤其怕到晚上，就这样挨过来了。后来有了女儿，就这么过呗。我不爱吵架,每次吵架,我都赶紧把门窗关起来,说别吵,我要面子。

她爸摔盆掼碗,我先把女儿保护好。受过伤害后,我当然不愿意跟他"在一起",所以我们的夫妻生活形同虚设。我对他一点感情都没有,我怕他碰我。我跟女儿一起睡了二十多年,女儿就是我的一切。

我们家里是没有声音的,她爸后来也不怎么跟我吵了,因为我不跟他吵。他吃过饭后往他的床上一躺,看看书或者听听广播什么的。有时候我说:"咱们出去玩吧。"他说他要睡觉。我就带着女儿看电影、逛公园,就我们母女两个。

后来到了女儿上初三的时候,我和她爸就分手了。

对我女儿,尽管我对她有很多的爱,但那个时候我没有察觉。我不知道她会因此受到我这方面的影响,她爸净拿她出气,抓过来打一下什么的。小时候,她可能心理就有阴影,我自己意识不到。听你刚刚讲了,我想可能她会有阴影,反正我对不起孩子。

李辛: 不是你对不起她,这是命运,谈不上谁对不起谁。

听众母亲: 我觉得自己很坚强。

李辛: 是的,你很坚强,尤其到了这个年纪,其实就是心里放不下她们。你对自己的生活其实没有太多的想法和要求,你知道你能发挥的作用。

爱是交换不来的

听众母亲: 我和她爸分开后,有人给我介绍对象,也有自己认识的,条件都不错。有一个是部队的医生，见面后觉得他很开朗，脸上总是充满着笑，我觉得女儿又可以有一个完整的家了。

我的性格能容忍，什么委屈都能自己扛，那人对我很好，他也觉得我性格好。他有孩子，我对女儿怎么好就对他孩子怎么好，我希望他对我女儿好。

可是好景不长，我们在一起一年多以后，他女儿和男朋友同居了，他的情绪开始不好。我就偷偷给他女儿打电话，我说你回家你爸就开心了。她也回来，但只是吃个晚饭就走。我说你别走，可她还是要走，我不知道她是不是对我有意见，过一阵子才知道果然是对我有意见。

后来有一段时间，她不开心，我也不知道为什么。我以母亲的身份去跟她交流。我问，是谈恋爱不顺利还是什么原因？她有一次就哭。我跟她爸讲："你去跟她谈谈。"后来她爸回来就说："她讲，'为什么你对阿姨这么好，比对我妈还好，我不住，你跟她们住去'。"

后来他对我女儿总是冷着脸，原来他女儿在家的时候还好，搬出去以后，他脸色就不好看了，我就装作没看见，想维持这个家。我私下跟他讲，我对你什么要求都没有，你给我女儿一个笑脸，不要总对她皱着眉，可他做不到。

我女儿很善良，给他买这个买那个。他还有个儿子，儿子媳妇回来，住家里将近两个月，他说他媳妇腰不好，睡不了钢丝床，我们就把大床让给儿子媳妇睡。

我整整忙了两个月，为他儿子媳妇买菜做饭，他儿子常把同学带回来，每天在家喝酒啊什么的。他儿子人很好，我也挺喜欢，难得回来，累一点也没什么。但我虽然很累，还是没有换来他对我女儿一丝笑容。

李辛：打断一下，有个问题你有没有想过，你们肯定是好人，很善良，为什么会是这样一个结果?

听众母亲: 我现在反省自己。那段时间,我在一个商场里做总经理,整个商场由我来打理,很忙。所以有一段时间,可能忽视了他的感受,他曾经跟我说过。

听众: 妈,其实我当时这么想,我那会儿已经上班,学校给我们这些老师提供宿舍,我可以住出去。其实,我一点不在乎他对我什么脸,我可以不看嘛。我觉得他们俩和好就行,但我妈就是不让我走。

李辛: 我再问一个问题,你妈妈对她老公的要求,跟你对你老公的要求有相似之处吗?

听众: 我刚才意识到两个是一样的。

李辛: 这里面的重点是什么呢?你刚才的表述是,你觉得自己是非常善良的,是为别人好,而且确实做到了,但是有一个部分,你一直都是委曲求全的状态,一直反复在说,只要他对你女儿好,或者对他的女儿好,或者只要他好,你从来没有说过只要对我好,这个部分延续下来了。

你一直希望通过对别人好,换来别人对自己女儿的好。

比如有人送了个桃子,这个桃子可能是品种很好的高级桃子,也可能是普通桃子,但桃子只是形式,重要的是,送桃人的状态。

你送了好桃子,内心也是善意的,但是,你自己的生命力可能是枯竭的。这个问题,你有没有考虑过?如果你一直是为别人活着,最终你没长出爱自己的根,你的内在干掉了。

假如有人渴得要命,那就快给他喝水啊。我给他找了很多杯子,还陪着他,但是我没有水。

这是一个问题,你没有办法把你没有的东西给出去。

我们讨论的话题，无关乎道德、善恶、教养。

人和人之间是否能相处愉快的前提是：你自己是不是一个爱自己、有活力的人。

把自己遗忘的妈妈

听众母亲：他对我女儿不好，他也知道我因为这个和他分手。我和他分手的时候，我女儿已经在和她现在的老公谈恋爱了。

我觉得我对女儿的家庭没有任何干涉，我只是每次听到她问："妈妈，你身体好吗？"我知道一旦她问这个，肯定到了需要我的时候。即使我身体有时候不太好，我也会说："你说，有什么事儿？"她说："如果你要是还好，能来一下吗？"我就知道小外孙可能不舒服了。

我每次去，都是在这样的情况下，一般不会主动到她那儿，因为我知道会影响他们的生活。

李辛：我能感觉到，你是非常理性的人，你跟女儿正好是两个方向。如果你的女儿能多一点理性，比如刚才她在稀里哗啦哭的时候，我一直想提醒她：你知道自己在哭吗？你哭的时候，有没有意识到又在把过去的东西带回来？

不要闷头在那里哭，要留意自己有没有在习惯性地加强这个哭。你妈妈是非常理性的，这个部分你要向她学习。

而妈妈呢，这种非常的理性，在情感部分却是枯竭的。可能是因为小时候的遭遇，还有遇到的第一个男人对你的影响很大，导致这部分枯竭了。还有，你的模式一直是为别人活着，所以会非常理性地做所有你认为"对"的事情。

但是不能简单地说，理性去做对的事会对小孩子不好。而是这种过去与丈夫内心的断绝，与女儿的相依为命，以放弃"自己的生活与感受"的理性选择，虽然名为"理性"，实质上是局部的理性，而非整体的、全观的理性。

我说的不是标准答案，只是分析一种可能性，供大家参考。

比如我们看待一件事，以这个房间为坐标原点向外看，我们的视角和视野就局限于此。如果原点移到楼顶上空100米的地方，我们的视角和视野就变了。

所以，我们认为理所当然的世界，是有个人角度偏差的，有偏差也正常，但如果我们过于认同自己的角度，就属于偏颇的执念。

如果我们能不断地看到更广阔的世界，不断地调整自己的原点，把它调到相对适当的位置，这样我们的世界才不是受限或扭曲的，别人对我们的认识也不会因此片面扭曲。然后，从外在流给我们的一切会相对接近我们真正需要的。

第一天在大家自我介绍的时候，我说经常会有人收到自己不需要的礼物。不一定是送礼物的人不明白我们的需要，而可能是收礼物的人，坐标不在自己的原点上，或者他的坐标中增加了一些不相干的内容。呈现的并不是他的真实状态和真实需求，让别人弄不清他需要什么、想要什么。

回到你生活中所有这些不对的人、不对的事，很重要的一个原因是，你没有把自己放在应该在的位置。如果我要把你刚才的描述，加一个标题，上回我见到的那对母女叫"相依为命的母女"，你呢，像是一个"忘掉自己的奴仆"。

听众母亲：我现在在改变，为了我女儿，我已经几个月没到她那里去了。

李辛：重点不是你去不去，而是你要为自己活着。

听众母亲：我现在已经在为自己活了，包括锻炼啊什么的，我感觉现在很爽。

李辛：过去的这些经历，把你的世界压缩成一个小点点。你现在需要重新把你的思想和精神打开，再跟这个大千世界接上。当你为自己活着的时候，就能重新回到这个大千世界里，把自己的根扎到水分充足的地下。

你像是在一个黑漆漆的山洞里待了很久的人，只是闷头做自己觉得对的事。即使都做对了，还是在山洞里，没有出路。你现在，除了要做对自己真正有意义的事，还要从山洞里走出来。

要跟现实世界的人和事接触，不用想下辈子再怎么样，其实现在就可以。不是一定要有婚姻，有证书，甚至不一定再去谈恋爱，但是可以跟你喜欢的人交流、接触。

你至少可以这么想：即使到了这个年纪，这个世界上应该会有不止一个人可以好好交流。他会适合我，不光会关心我，也会关心我的孩子。

这类潜意识的指令很重要，是一个正常人应该拥有的指令。你之前的指令是：我可以放弃一切，只要他对我的孩子好。

听众母亲：唉，我现在还是这样想，只要他们好。

李辛：不要再这样想了，如果还是这样想，一切仍然会照旧延续。你不会好，你的孩子也不会好。

听众母亲：对。

李辛：我碰到太多这样的人：我只要你们好！

我妈也常这样说，只要你好，我就好了。我告诉她，不要这么想，只有你把自己活好了，我们才会好。所以，你们不要互相责怪。

听众母亲：我从来没责怪他们。

李辛：心里面不责怪是很难的。

过去的人已经跟你没关系了，就像现在我看着你们，当我看累的时候，我也可以看看外面。但如果你盯着你不想看的东西不放，就只能一直跟它待在一起了。当我们对当下某件事情聚焦过度了，这时候想一想无边无际的老天，想想古往今来、天地山河，能帮助我们执着的头脑松开，这是很重要的一点。

不要再站在过去的基础上，心里不要再过老账，你也不用再分析自己，我有没有做多、做少，这些都是次要的。

先为自己活着，然后很多东西自然会清楚，否则你们是一团永远都理不清的迷雾。当你们自己站对位置，自然就可以理顺了。

听众：我妈妈从来没有在别人，特别是这么多人的面前倾吐过。

听众母亲：我平时都放在心里。

李辛：从心理学的一个原则来说，任何事情，如果开始说出来，开始讨论，这就是解决的开始。

让我们一起来祝福她，也感谢她的倾诉。

第三篇
中医眼中的心身失调与调理思路

神气敏感型的诊断治疗思路

传统中医的诊断与治疗，是基于个体的"神气"状态，也就是精神与能量状态。通过提高"神"的稳定、清晰，"气"的充足、平衡，来达到心身和谐、调治疾病的目的。

看病的时候，我们会先把症状、中医的病名、西医的诊断分类先放在一边，如实地看这个人，看他的神色形态，或者说看他的神、气、形三个部分，来决定治疗方向。

不管是抑郁症、焦虑症，还是神经衰弱，或者人际敏感，这类问题属于现代医学里的心身障碍或心身失调。在传统中医里面都属于神病，或者是病在"神和气"的层次。

中医的长处，是从神和气的层次来处理问题。即使已经到了现在西医所说的躯体层次，我们仍然会首先考虑"神和气"有什么可以调整的部分。神志病呢，更需要重视神气部分的调整。

我们需要先跳出在大学学过的中医内科学的分科分类与脏腑辨证，仅仅从观察"神色形态"来说，一般容易得这类疾病的患者，主要有三类。

第一类人是比较常见的，属于神气敏感型。这类人的长相和骨骼都比较清秀，肌肉不那么厚实，看起来也比较干净，有的皮肤比较嫩、薄。在年轻女性或者是小孩子身上，还会有透过皮肤看到血管的感觉。

这样的形体是比较薄弱的，如果神也是敏感的，那么就容易受到外界的干扰。这一类人，我们叫作高敏感度、低稳定性，容易接收到周围各种各样的信息。

对大多数人没有太大影响的地方，比如说大超市、电影院，或者拥挤混乱的火车站，对这类神气敏感型人来说就会很难受，因为周围的信息量很大，对他会有一种冲击。

这类人在西方比较多见，在东方的华人区域，香港、台湾、澳门还有东南亚的华人，敏感的人要比我们大陆的华人多一点。南方比北方敏感的人相对多一些，这是因为南北地理和水土的问题，还有社会文化教育等因素。

上一篇提到的那位敏感的新西兰瑜伽师，就属于这一类。还有常年吃素、静坐、用脑过度而运动不足，或者过于小心控制饮食的人群。如果同时在体质或体形上偏于薄弱，就容易出现"高敏感、低稳定"的神气格局。

这类人群常常会因为身体上的各种不舒服，比如心慌、胸闷、气短、失眠、易醒、消化道敏感与不适、头痛、头晕、咽干、多汗去看病，但常常是做了各种检查，查不出任何原因，最后医院给的诊断可能是心脏神经症、胃肠神经官能症、疑病症、更年期，或是焦虑症。

这是比较合理的诊断，但也常常会因为有的医师可能没有精神心理领域的训练，做过多的理化检查，或者被误诊为某种具体的疾病而"过度医疗"。

这类病人在中医来看是比较好调的，因为这些情况都还不是器质性疾病，只是能量水平（气机）受到了干扰，主要的原因是神受了暂时的影响，而影响到气的失衡。

本书第一篇中的"疾病成因自我分析图"讲的就是这个过程。

治疗上，一是医生通过细致的交流，让病人了解自己的精、气、形、神的格局，以及"高敏感、低稳定"格局与目前心身不适的关系，让他们放心、放松，二是可以用一些中药和针灸来调治。

这类敏感型的患者，多半气机虚浮，整体偏虚，尤其是下焦容易偏虚，艾灸会是很好的自我调理方式，根据第一篇 Tip 1 的自我评估表，如果发现自己属于中焦下焦虚，可以选择相应的穴位来调理。艾灸是温补的，属于加法，所以对于气机上浮或上热下寒的人，穴位的选择比较重要。一般选择腹部和下肢的相应穴位，头部和上半身的穴位要谨慎使用。

针刺效果也会比较明显，比如在百会轻轻扎一针，有时这一针就可以了，有时看具体情况再配合其他的穴位。这里要提醒大家，对于神气敏感型的人，无论是针灸、按摩，都比较适合用轻柔的手法。

在用药上，《神农本草经》有一些药物可以参考，尤其是很多上品药都有治神养神、安神定志，甚至还有祛"鬼魅邪气"的作用。

常用的比如朱茯苓 9～15 克，再加生龙骨 15 克，生甘草 3 克，如果虚的话可以加人参 1 克，不需要太多、太重的配伍。人参也有安神定志、安魂魄的作用。这样一类比较轻柔的方子，适合神气灵敏又比较通的人。

高敏感、低稳定的身心失调患者，无论用针用药，都是属于比较好治的，因为身体干净通畅，神气又很灵敏，思路也比较清晰，只要方向对，调一调就回来了，他们也需要按照第一篇 Tip 2 "第一张处方"中的"生活方式自调表"来自我调整。

既是敏感型，又是思维过度或者自我意识、意志力过强的一类人，容易闷头去做事，紧紧抓住既定目标，容易把自己封闭在某个意识格局中出不来，相应也容易在身体内部，尤其是头部，形成一些淤堵点。

我发现这类长期紧张工作的"战士"，一般会在脑后的风池、风府和天柱等地方形成一些很紧滞的区域，在前面头维、神庭还有百会有一些封闭点。用传统的观点来说，是属于后天的志意过用了，过用之后，挡住了人跟外界天地之气的接通，也会影响自身内部的气血的通畅度。

百会这个穴位，是一个和"外界"的接通点，有点像天线的功能。我们小时候的老式电视，如果天线坏掉了，就收不到清晰的图像了。人也是这样，在百会轻轻扎一针，有"重新接通"的作用。再把风池、头维等淤堵点给它打开。这几个穴位比我们学过的太冲、内关在调神的效果上会更好一点。

形体厚重、志意过强的治疗思路

人的形、气、神往往有一定的相关性，比如志意比较强的人，通常他们的身形也会相对厚重紧致一点，甚至会显得有一点"浊"，这是我要说的第二类人。

思维比较多，志意比较强，身体比较厚重，这类人就是《黄帝内经》说的形胜气类型。意思是形体比较丰厚，但能量相对于形体有些不足，而第一类神气敏感型其实是气胜形类型。

所以，第一类人是阳过动，容易阖不住；第二类人是阴过盛，容易打不开。

所以第一类病人我们常用像龙骨这一类用来阖的药物，而第二类比较厚实型的、自我意识过强的人，除了用针打开头部的郁结点之外，药物上可以用风药来流通神气。

对于北方的、体质比较强盛的人呢，可以用《伤寒论》张仲景的通阳药，或者孙思邈的行风气药，比如羌活、独活、防风、柴胡、麻黄、桂枝等会相对适合。

但是这一类行风气药，本身有一些辛温的力量，所以对于体内有瘀滞、有郁热的人就不太合适。我会选择使用宋祚民先生教我的温病思路——轻灵疏透的方法。

这个思路是宋老跟他的老师孔伯华先生学的，用微苦微辛、微甘，其实没有太多的"味"，属于流通型的，比如说桑叶、桑枝、菊花、路路通、薄荷、防风、荆芥等，这一类药物，也是属于行风气药。

对于形胜气的人，适合用行风气药，大致是这样一个思路。

失志伤精的诊断治疗思路

第三类人，我们叫作精血亏虚，失志或者伤志的。他也可能是第一类和第二类人的中晚期阶段，就是发展到一定时候，他的神气和阴阳气血都耗得差不多了。

我们每个人的大脑思维活动和情感的运行过程，加载着不同版本的程序。当一个人的能量、气血不足的时候，其实他的情感、思维，甚至行动力和社会交往，都会处在一个低版本的状态，会比较被动、消极。

但是，现代心理学更多的是在心理活动表现部分，比如从行为、情感、思维、认知上去处理和调整，中医擅长在心身活动背后的动力层面——神和气上来调整，这是传统中医非常有潜力的部分。

《黄帝内经》里说，阴阳气血不足者，不合适针，应调以甘药（见《黄帝内经·灵枢·邪气脏腑病形》"气血阴阳俱不足，勿取以针，而调以甘药者是也。")。

所以，对于能量水平很低的患者，我们需要先提升他的气血水平。这个时候就不太适合服用偏泻的药物，而需要用"偏补"的。这类有补益滋养作用的中药，大多带有些甜味，所以古人归之为"甘药"。

比如人参、甘草、麦冬、天冬、生地、桑葚、生谷芽、生麦芽、麦芽糖等。可以找到有经验的中医，根据他的体质和气血的状态，来处方用药，切忌随意乱补。

关于失志的问题，有的比如因为神气受伤过久，气血循环长期受阻，导致肉体层面受到了损伤，得了慢性病而出现的一个状态。有的是先天禀赋的关系，素来气血不足。

还有一个主要的原因是跟我们从小的生活、教育和文化环境有关。受到了太多"精神、意识、行为"上的阻碍，慢慢地，我们"神气"的这种活泼流动的少阳状态就给压住了，生命的小芽芽发不出来，一直处于封闭状态，这也是一种失志。

我们70后这一代还相对幸运一些，有一部分还有机会"发芽"。40后到60后这几代，失志的情况非常多见。他们从小过得太苦，然后在青年、中年受到了各种各样的运动和精神上的压抑，有时候连肚子都吃不饱。

这一类情况造成的被封闭的能量，不光会导致中老年的时候出现所谓的抑郁症、焦虑症、人际障碍，其实也是产生肿瘤、高血压和心脑血管病的原因。

在这一点上，中医和西方经典心理分析有相似之处，它们都会去观察问题背后的原因。**这些心理和生理的症状，只是一个外在的表现，重点要看内部是哪些部分的能量被压抑住了，压抑在哪个层次**。所以在这部分，中医和西方心理学其实是可以汇通的。

Tip 9：中焦下焦能量不足的自我艾灸法

1. 根据 Tip 1 的自测结果，评估自己是属于中焦不足、下焦不足，还是两种情况都有。

2. 熟悉经络穴位，准备艾条（请勿选择炭化艾条）。

3. 准备避风、温暖的空间，以坐姿或半卧状态。

4. 中焦不足参考穴位：中脘、神阙（肚脐）、足三里。

5. 下焦不足参考穴位：关元、三阴交、太溪。

6. 每次每个穴位 10～15 分钟，总和不超过一小时。

7. 艾灸需在外在环境和内在心情相对稳定平和的状态进行，如有狂风暴雨、雷电天气，或者情绪震荡状态下，不宜艾灸。孕妇需艾灸者，请在医生指导下进行。

8. 结束后注意彻底熄灭艾火。

神气受扰

再说一下近年越来越多见的情况：神气受扰。对于比较敏感的人，容易因受到干扰而得病。最严重的，古人称之为"邪鬼病"。这里的"邪鬼"不是指《聊斋志异》里的鬼怪，而是指人体在"神气""气血"较弱、偏颇的情况下，无法消化的阴邪信息场和能量，也可以理解为某种异常的频率。

轻一些的，只是神气暂时受到干扰。比如小孩和敏感型的人，参加葬礼或者去了医院，或者是自己去野外玩，经过了坟地或不洁之地，还有接触网络上大量的恐怖电影和吓人的信息，我近几年见了很多这样的患者。

这些干扰造成的问题，在现有的心理咨询的门诊中，还无法做出以上的鉴别，所以用一般的抗抑郁、抗焦虑药，或者经典心理分析方法，效果都不太好。

因为这部分已经超出了医生可以处理的层面。

这部分的问题，如果还在比较轻的层次，可以用《神农本草经》上的比如生龙骨、代赭石、朱砂、雄黄，还有刚才说的菟丝子这一类药来调治。在《伤寒论》里也有相关介绍，比如男子梦遗、女子梦交，用的是桂枝加龙骨牡蛎汤。孙思邈先生的书里也有大量的记载，大家可以去看一看。这些比较轻的神气干扰，医生还可以借用药物或针灸做一些调整。

对于比较严重的神气干扰，我一般会先问一下他们有没有宗教信仰。如果有宗教信仰的，让他们去找佛教或者道教的专业场所安排超度。基督教也有受这方面专门训练的修士，在西方，有的神父是对公众布道的，还有一部分是在修道院里静修的。这类修士中，有的拥有类似中医所说的"祝由"的能力。

这个部分，作为一个普通的中医是接不住的。但我也见过个别有传承和训练的传统中医或道医，他们的水平很高，会用古代中医的祝由方法，可以直接来处理。这属于特殊的一类领域，这部分国内因为历史原因曾经断层，真正会的医生已经很稀少了，也有鱼龙混杂的情况。

这里要注意，关于抑郁症患者自杀的问题，一般患者开始有自杀倾向或者有自杀行为的时候，要小心他不一定只是个人抑郁症的伴生症状，可能有其他的力量进入了。

这点一定要小心。就像我们的电脑被外来的黑客程序给操纵了，自身会在某一时刻失去主控权，很危险，那个时候用一般的药物是不一定能控制的。

最后讲关于用药的体会。在用药上，我跟宋祚民先生学了用药的刚和柔、动和静。

比如像《千金方》的方子和《伤寒论》的方子，大多是偏刚和偏动的。而温病学派的方子有一个重要的特点，就是偏柔和偏静。比如像刚才提到的龙骨、牡蛎，还有茯苓、莲子、砂仁、人参、甘草、磁石、白扁豆，包括行风气药的桑叶这一类，都是偏柔的。

病人进来的时候，我们通过望诊，第一步就能看到他的形是有余还是不足，是偏厚还是偏薄的；他的神和气，是偏静还是偏动，偏散还是偏聚。有了这些基础判断，在用药的时候，我们就可以考虑整体药物"动静刚柔"的选择了。

药物这部分的使用方法，在《本草纲目》里面有很详细的记载。这些内容在我们目前的教材内被忽略了，但其实是挺重要的。

举个例子，比如逍遥散，它是疏肝解郁的，所以理论上对于抑郁症应该有效果，但临床用起来，好像并不那么好用，我和我的很多同事同学都试过这个方子。

道理很简单，因为现代的女人跟过去的女人是不太一样的。过去的女人大部分时间都待在家里，可能得等到元宵节、重阳节才可以出来走一走。在家整天绣花，做做小范围的事情，如果是小姐的身份，那就被看得更紧了，所以基本上都是偏静、偏滞，有可能形胜气的状态多。她们需要流通，所以那个时候用逍遥散的效果会比较好。

现在，整个世界的"阖"的力量都不足，气都虚浮在外，大部分女性都在外边做事，一个比一个忙碌，一个比一个有冲劲，体质心质也大都偏躁偏动一些，当她们得了抑郁症之后的气机格局和古代女性的气机格局是不一样的。

纯粹的抑郁或者焦虑并不多见，它们随着身体的能量像钟摆一样从一头摆到另一头，所以有了个新名词"躁郁综合症"。

这种情况，如果我们再用这些动药，就要小心一点。除非是比如北方，尤其是西北的妇女，三四十岁，从小就很结实，皮肤腠理都比较厚实，平时缺乏运动，生活比较单调，发展的空间也窄小，没有太多的机会让自己的志意可以抒发，治疗上用风气药流通一下，还是可以的。

前面提到，辛温的行风气药，对某些体质的人会产生一些多余的热。形气厚的人，本来就容易有湿热，所以处理的方法，可以考虑用温病的方法，比如用石膏、生牡蛎，还有生石决明、珍珠母。这类药有潜镇的作用，而且能够直接把浮躁的神气收回来，同时也能够制约整个方剂中多余的辛温力量。这些是我跟老师学的，在临床中很有效。

被压制的神气

李辛：一个病人如果他的神不是很定，是散的，或者有点糊的、浊的，哪怕他只是得了一个感冒，也不太好治，而且要小心，有可能会快速恶化，或者转变成其他的病。

因为当神气不定的时候，容易受到外邪攻击；也因为神不定，往往本身的气机格局是乱的，神乱，生活起居、情志、意识也容易不循常道。所以，即使我们去治疗，他的神机、气机不一定能够循着"常道"走。

对于抑郁症的治疗，除了前面说的药物和针灸，以及深入交流以外，还有一点非常重要，也是我反复说的，就是一定要运动。我会要求病人必须去跑步，如果不跑步的话，治疗的周期会比较长。

运动可以从精神、能量、物质层面去打破原有的不良且固化的格局。

这一类的情志病都是因为他的精神情志，他的神机、气机，都被困在了一个小小的格局当中。要帮助他打破这个格局，除了用针药等方法外，"主动运动"是一个很重要的启动点。

尤其对于第二类，思维比较多，肉体比较厚实，气血比较重浊的，更加需要让他去动，而且是量比较大的运动。

对于第一类神气敏感型的，同时也是思维太多的人，我会推荐他去练太极、站桩或静坐，能帮助他把神收回来，又不至于消耗过大。

听众： 成功的人会孤独，他们会不会比较容易得抑郁症，比如某些媒体明星？

李辛： 成功的人不一定会孤独，也不一定会得抑郁症。只是成功人士如果抑郁了，容易被大家关注到。

不少明星属于气血很足，精神力、意志力、思维力都很强的人。南老说过，一分精神力就有一分事业。这样一个人需有很大的神气在背后支撑。

我们这代人在成长过程当中，神气多少会被压制，尤其是在体制里边的。我有一些朋友也是媒体界的，有时候有很好的题材但是不能做，即使做了也不能公开，这是一种被限制的阴影。

对于太强的生命力，又有很强的意志力、思维力、判断力，看问题很深刻的人，如果能被允许表达的渠道不多，这股不流通的生命力就会对自己的身心产生压力，出现问题。

对任何人来说，非常重要的一点，是生活要尽量丰富多彩一点，也就是"生命力"的出口要多一点，视角要宽广一点。换句话说，一棵树的根系要尽量分散均匀生长，才能广泛吸收到来自周围的养分。

人跟树有类似之处，容易受到环境的限制，会被固定在某个部分，某些向度不一定能顺利发展；或者因为受过某些"教育"，不敢往某些方向发展，比如因为身体不好不能做这个那个，因为对今后有利，必须做这个那个；或者别人给我们植入了某些想法，这些都会导致我们的神和气血不能均匀地周转。圆运动不圆了，细小的脉络不通了，就会形成各种问题。

凡是有抑郁症的，不光有心的问题，肯定还有身的问题、气机的问题。身、心、意是一个整体，在各个方面都会有显现。但是呢，通常病人会因他最痛苦的症状去找医生，医生也常常只是根据有限的了解来给这个症状下一个定义。

所以，中医思维里很重要的一点，就是我们的气血是由神意的格局和状态来决定的。当意过于偏的时候，我们的气血也会失偏；后天志意过强的时候，先天的元神、魂魄受到影响。这是现代人得抑郁症、焦虑症常见的最大原因。

我们现代人活得很不自然，而且太认同、太依赖自己头脑当中的认知、思想和自己想要实现的意志。从根本上来说，不管是心理学的观点还是《黄帝内经》的观点，我们的志和意都是后天的一套程序，它不是本来的。

你生在中东，就会认为这个是对的，那个是错的；你生在朝鲜，可能是另外一套观点，生在美国又是一个观点。

所以，我们的本来均匀周流的神意和气血容易被后天所塑造，但如果自己浑然不觉的话，分离会越来越大，这个是我们生病的根本原因。

关于中药与西药

听众：已经在吃西药的抑郁症患者，可以减药吗？如何减？

李辛：作为中医，碰到大部分的此类病人都是已经吃了一段时间抗抑郁药的，比如有的吃了三五年，而且是五六种药一起吃。我们在用中医调治的时候，不能立刻就盲目减药，而需要在整体调治取得明显效果后，才可以逐渐减药。

减药的节奏掌握，建议遵循以下几个原则：

第一，睡眠基本恢复正常。睡眠对于神志病是非常重要的，因为睡眠的恢复，代表阳能够回到阴。阴阳循环正常，开阖正常了，也代表了身体的本能开始恢复正常，神气阖得回来。睡眠的稳定，是第一要点。

第二，心身紊乱症状的改善，比如消化系统、排泄系统，还有出汗、头痛等症状基本得到控制。

第三，对自己开始有信心。

第四，精神逐渐稳定、清晰，开始主动重建自己对于生活的认识，并且开始行动。比如，主动开始运动，早一点睡觉，晚上九点以后不看电视电脑，不再重复地待在既有的情绪思维反应模式当中，能够重新决定自己的选择，并且付诸行动。

满足这四点，就可以逐渐减药，最后是可以完全减掉的。

中医认为，所有的神志病（精神心理和心身失调），必须从个体的生活状态、认知、能量水平来综合考虑。

对于西药，一部分人极度依赖，一部分人又极度恐惧它的副作用，这两种态度都比较过激。比较合理的心态是，当你的中医调理比如因为方法不对、时间不够等原因还没有明显见效前，症状又很严重的时候，西药可以作为暂时的辅助手段，不必因为西药潜在的副作用而过度恐惧，但长期吃药不应作为唯一方案。

全方位地审视自己的生活状态并合理调整是一条通往出口的安全道路。

当我们的生活中有重重的困难和太多没有处理的问题，太多没有下完的棋，该说的没有说，该做的没做，该停的没停，该了的没了……这些问题导致了我们神机和气血的逆乱，最后在心身上显现各种症状。

所以真正能够解决这些问题的只能是我们自己，重新认识自己，重新认识生活，开始调整。

医生只是一个助缘，当自己愿意重新开始的时候，这个病就好治了。

听众：抑郁症与遗传有关吗？

李辛：抑郁症和遗传被认为有一定关系，但家庭环境、生活形态、人际关系，自我心态、思想、情志和行为上的潜移默化的不良格局占更重要的关系。

说到遗传，我们首先会想到基因，基因似乎是一切生命表达各种可能性的源头。但实际上，"基因表达"会受到自然环境和社会环境的影响，它需要"内、外"环境的诱因。为什么选择这个表达，那个不表达，不都是遗传的问题。

过于强调"遗传"，会在认知上制造一些"没有办法""命里注定""不是我的错"等消极心态的干扰。

我读书的时候，导师布置了一个心身医学的研究课题，把小白鼠放在恶劣而不可逃避的环境中。两个星期下来，老鼠出现了一系列心身症状，内分泌、免疫系统都有异常指标变化，最后还发现下丘脑海马回中的某个基因片段有变化。然后，恢复小鼠的正常生活环境，再用中药灌胃一段时间，不仅异常指标恢复，连基因片段的改变也恢复了。

所以，中医的"先天"的概念，比遗传有更丰富的内涵。不仅仅包含了肉体的遗传，还跟气机和神机，也就是神气的格局，有很大的关系。它不是一个不可撼动的单向设定，受着外在赋予的条件的巨大影响，有一定的双向调节可能。它与情感、情绪和思想这些内在条件也有非常重要的关系，这个会在后面讲。

这个部分比较有意思。我太太在研究五运六气和个体先天的阴阳五行，她发现不同的出生时间，除了形成了不同的体质，而且与精神格局、性格特征有很大关系。

另外，按照中国传统的观点，个体的精神有先天的清和浊、定与不定、正与不正，而这个部分又跟他的父母乃至整个家族的"神"都有关系。

所以古人说"积善之家必有余庆"。积善之家的小孩一般来说"神"会好一点，这不是简单的迷信，也不是简单的儒家伦理，而是对自然规律如实观察的结果。举个例子，我有些病人做的生意不正，他的神是有问题的，而且孩子和整个家庭也会受到影响。

听众：吃中药和西药，需要错开时间吗？

李辛：一般我会建议他们错开一个小时或者两个小时，一个是为了避免可能存在的相互影响，更重要的是让病人安心。

不论中药或西药，只要方向开对了，就会有某些程度的帮助。但还要跟病人有真正深入的交流，这点很重要。这个跟有没有学过心理学没有关系，心理学只是一个工具。

病人来找我们看病，其实需要的是一种真实的、深入的关系。正是因为他在自己的生活圈子中没有这种真实的、深入的交流关系，才会有这样那样的问题。

所以，医生可以成为患者正在建设的一个相对正常交流关系的衔接点。

所有这些心理类的问题，不应该只考虑长期服用西药这一条路。在症状严重需要控制的时候，可以适度使用，但最终还是要回到他本来的生活中去调整。

关于需要"长期用药""药不能停"的习惯和认定，某种意义上是一种"宣判"和"打击"，不利于患者发挥积极主动的康复力量。不仅不能从根本上改善问题，而且会形成一种恐惧和限制，对康复希望和个人努力形成打压，也会把我们本来可以借由"生病"而反观自己、调治生活的自主可能性降低。

这些年，我参观过好多家欧洲和美国著名的医学中心和自然医科大学、整合医学院，在这些医疗机构和医学教育机构里，对于精神心理问题的治疗，在思路上非常全面。

他们在面对具体的抑郁症、焦虑症等问题时，会根据患者的精神状态、自我认知水平、保持工作生活的能力情况，来评估他是否需要立刻服用精神类药物。一般来说，如果没有严重的焦虑和抑郁症状，会从心理咨询访谈、针灸、草药、运动、静坐或瑜伽入手，在上面说的机构里，有专门的场地和治疗师提供支持。

内在焦虑与志意过用

听众： 躁郁综合症可以介绍一下吗？

李辛： 2005年我从北京搬到上海，发现躁郁综合症在上海比较多见，对自己高标准、严要求的人容易得这个病，往往会选择长期服药。

关于躁郁症，其实它更偏向于焦虑症，而不是抑郁症。躁郁症的抑郁状态和焦虑状态，可以看作是同一个问题的不同阶段，和神机、气机的开阖不利导致的能量在"郁积和耗竭"的两头摆动。

躁郁症会出现周期性的变化，常常是一个抑郁状态，然后转变到焦躁的状态。能量郁积到高点，又没有平衡均匀的"神气"流转通道，就会在习惯的、既定的"通路"上爆发、释放，把自己的神气都抛洒出去，有点像火山爆发。抛洒完之后呢，内部的压力减轻，能量也衰竭了，然后就停留在一个相对的低能量的运行状态，这就是所谓的抑郁状态。

这个过程里，没有一个正常的过渡和缓冲。

我观察到，这类人群的精神状态都偏紧，偏完美主义，向好之心过于强烈。从他们的神态、体态、表情、表达可以观察到，比如他们坐在那里的时候，手、脚、肩膀、腰背都会比较紧，语速快、思维也快，都有一些"高敏感、低稳定"的特质。

通常这类人群的成长环境、生活环境和工作环境也会有某种程度的雷同。比如从家庭来说，他可能从小没有得到太多的支持和认可，父母对他的要求比较多，让他放松的机会少，安全感不足，有一种"需要证明自己够好"的倾向。

这样的人在成家立业之后，如果夫妻之间缺乏一种深入的、让人放松的交流，也会使得他一直要"端"在那里，会加重"内在的焦虑和不安"。

这类人的个性往往都比较强，在内外焦虑和压力的压迫下，一般也更多地会遵循或跟随"社会主流价值观"，但生命力的出口和自我创造往往又过于单一，更多关注于"实现成功、社会认同、紧跟时代、不能落后"等外部标签。

这一类人，因为生命力比较强，出口又比较少，遇到合适的机会，可能会以特别积极、热忱的态度去对待某个人或某件事，比如爱情、事业，或者是公益、慈善，把能量在某段时间里以强烈的、高压的状态投射在某个目标上。这样常常会把自己的能量快速消耗掉，消耗的过程是躁动不安的状态，消耗完了，就进入低落抑郁的状态，不断重复。

这里的原因，除了前面说的内在焦虑、自我加压、过度追求认同，还有就是社会支持比较少，真实深刻的关系建立不足；从生活的面向来说，真实感受、真实交流和真实表达可能不够。生命的树枝只朝着一个地方长过去了，不够完整、均衡。

我遇到不少这类病人，在过去的几十年中，一直是活在某个相对固定的角色中。这个角色呢，还多半不是他自己选择的，可能来自周围的暗示，使他觉得我只要变成这样一类人才是对的。这就是活得不够接地气，都跟着外面的标准走了，不知道自己真正想要什么。

这一类人在治疗上，针刺是必需的。头上可用印堂、百会、率谷等穴位，还可以扎太冲、太溪，还有关元、气海。不要用强烈的手法，就是轻轻地扎进去，然后留针20～30分钟，每次扎的穴位不要太多。

这样做的目的，一是减轻头部的能量淤积，也可以自己按揉以上头部穴位，或者用牛角梳慢慢梳头，会找到一些痛点，然后再重点按揉；二是《黄帝内经》里说的"以移其神"，因为这类人很少把注意力放在自己身上，放在属于自己的生活上，而过度地关注外界和外界对他的评价。

这段是《黄帝内经》关于如何针刺的："深居静处，占神往来，闭户塞牖，魂魄不散，专意一神，精气之分，毋闻人声，以收其精，必一其神，令志在针。浅而留之，微而浮之，以移其神，气至乃休。"

大意是，在一个安静的不受打扰的环境里，感受病人的神气，与它相应，不闻不问外界，医生和病人都需要精神收敛，注意力集中在针的治疗过程上。轻轻地、浅浅地扎进穴位中，引导病人把注意力放在针上，气到了可以停止。

这个其实是把病人的神带回到身体上来。平时，病人的精、气、神都跟着他的思想和计划在外面飘，把神收回来是第一步。

前面的文章里提到过，心身一体，心理上的疾病，同时映射了身体上的瘀堵。所以，在医生针刺治疗的同时，病人自己需要主动有调整自己生活作息的决心。其中最重要的一点就是运动，运动对恢复健康的原理已经在前面解释过多次。

但我观察到，大部分的病人似乎宁愿在精神和肉体的双重病痛下长期熬着，或者一家家的医院、诊所看过来，一种种的药尝过来。当你告诉他，必须动起来，他往往点头赞同，然后下一句又是："医生，我吃哪个药更合适？"……

在此，想提醒各位，如果自己不开动起来，医生的力量是有限的。药物也只是治标不治本，这个"本"就掌握在我们自己的手里。

关于怎么动，这里先做一个简单的建议，可按照自己的体力调节。

- 气虚或瘦弱型的：

每天走路一小时以上至全身温热，手指饱满。

太极、八部金刚、八段锦、瑜伽等温和型锻炼项目选一，每天练习一到三次。

深蹲 30 ~ 60 个。

- 体力较足或实滞型的：

每天慢跑 20 ~ 40 分钟。除了以上温和项目之外，建议增加对抗性的运动，比如网球。

- 社会交往过多者，适度减少。
- 睡前静坐片刻。

运动的目的，是把积聚在某处的"热点"均匀疏散到全身，成为流通的能量。这部分完成后，躁郁症的症状将会大大缓解，甚至消失。

躁郁综合症的病人，如果他的生活环境比较好，情感上也没有太大的受伤，是比较容易调治的。我发现有一批这类的肿瘤患者，尤其是女性，她们或曾有躁郁史，但往往还有过精神、情感上的创伤，或者心里形成了很大的怨和恨，这个就有难度了。

任何病，如果病人有着很大的怨恨，这个强烈的负面情绪会改变整个神和气的格局，会容易往坏的方向发展。

镜像效应与被塑造

听众：文艺界的人，比如演员，容易抑郁吗？

李辛：演员因为职业原因，需要在情感—思维—行为上进入某种特定角色，所以在精神、情感、体能上常常有较大的消耗；戏剧结构里的冲突、激惹的环境、强烈的表达，让神气在短时间里经历激烈的开阖变化，确实容易把自己带入不稳定、冲突和有伤害的神气状态，对于体质不太好、精神情感不稳定的个体是有所影响的。

所以，这个行业的从业者，确实辛苦，也容易出现某些心理问题。

我在北京工作时，有段时间给一些演员看过病。曾经有个演员来找我，她说三年没接戏了。之前接了一个戏，好像是演一个女鬼，反正是比较惨的角色，入戏太深，出不来了，整个身心都非常糟糕，没办法再工作了。

这是第一种情况，演了不好的角色，入戏太深，自己的意识和人格整合度下降，次人格力量加大，所以会出现认知紊乱和自我身份确立的问题，也属于前面提到过的"神机被扰"。

另外，演员这个职业，受众人关注，需要满足别人对自己的期待。所以，即使是一个定力很高的人，也常常受到太多的外部干扰。这时候更需要遵从自己内心的感受和需求，做真正的自己，才可能保持身心的稳定与健康。

心理学有个概念，叫作镜像效应。对很多自我确立不足、不稳的人来说，自己变成什么样，很大程度来自社会对我们的反馈。社会像是一面大镜子，镜子里是什么，我们就会以为自己是什么。

作为演员，还会接受到过多的"投射"。众多的粉丝和追星族会在自己的内心世界里，通过想象，构建出很多并非是演员本人所具有的特质，同时投入大量的、汹涌的、无意识的爱与恨，迷恋和厌恶……这些无意识的情感—意识—信息云，也会潜移默化地"再塑造"当事者的人格。

尤其对于涉世未深、经验不足的年轻又突然走红的明星，如果没有足够的自我觉察与认知、良好稳定的家庭氛围、良师益友的保护和提醒，确实容易受到太大的冲击和扰动。

所以，演员不只是长得漂亮、演技够好就适合从事的一个职业。长期从事这个职业，又能保持良好心态的演员，既需要丰富的共情能力，以进入特定角色，又需要极大的内在稳定和清明的自我意识，在工作结束后，得以回到正常的状态，这是个难度比较高的职业。

镜像效应发生在每个人的生活中，我们都是这样互相塑造与被塑造，区别仅在于是有意识的还是无意识的。

我们不可避免地生活在这个充满了无意识的情感—意识—信息云和有意识的暗示—强迫—灌输的大环境中。有一定觉知的人，才有可能清醒地意识到这些无形的力量，根据自己的需求和目的，以及来自社会各方面给我们的回应，来决定如何选择自己的思想与行为。既发展自己，又融合于社会与他人，而不出现内在与外在的冲突。

对于觉察不足、自我主体尚未确定的个体，很多时候是无意识地跟随着习惯、风俗、父母要求、领导安排。生活像是坐在传送带上，或许看似稳定且安全，但常常会在内在需求和外部要求之间犹豫冲突。

也有因自幼而长，一直处于好学生、好班干部、好员工、好领导……的轨道上，被社会塑造，成为某种"榜样"，而认定了自己是什么样的人，不再思考和怀疑。这样的案例常常在 40 岁前后，出现一些生理心理问题而遇到不得不回看、反思的机会。

从能量角度入手

从中医临床治疗的角度来看，我们需要学习现代心理学和医学对这些病的分类和解释，包括中医内科学里的那些病名和分类，比如"肝郁气滞""梅核气""百合病"等名称，但也需要跳出这些既有的分类。

重要的是：如实地去观察、感受坐在你面前的这个人，他的神是定还是不定，紧的还是松的，是聚的还是散的，是清晰的还是混浊的。由此也可以明白，他的气是定的还是不定的，是聚的还是收不住的，是流通的还是壅滞的。

这些是"本"。从"本"的角度来看人体，才是中医的整体思维。只有建立在"本"的基础上，那些细节判断才会有意义，而不会因埋头细节而失去大方向。

"本"包括从"神机""气机"来整体地观察人体的大方向，同时需要和这个具体的人深入交流，了解他的生活经历、他的原生家庭、他的感受—情感—思维—行为模式。

比如中医所说的"脾主思，思伤脾，脾伤则运化不利，生湿热"，也就是说，思维比较复杂，或者神比较浊或神气不流通的人，就容易产生湿热。

思想意识过于复杂而不清晰的人，会影响到身体能量的流通和疏解功能，在自己体内积聚更多的"混乱不清"的信息与能量。

如果他的身型比较厚重，又很少运动，或生活和工作环境、社会关系比较复杂，那么，在精神面上，也会慢慢积累很多没有调理和消化的内容，停留、盘旋、沉积。比如不少有慢性妇科感染的人，或者慢性皮肤病的人，可以自我查看是否有这样的情况，及时进行调整。

在中医来说，中焦的能量是负责运化的，不光能运化食物，也能运化我们的情感、情绪和思维。但是当"外来补给"太过复杂激烈的时候，不仅会伤害到中焦能量，也会在精神、意识、情感层面出现壅滞，也就是转不动、精神卡壳的困局。

所以在治疗上，我们既可以用现代精神心理学的原理和方法从精神心理层面入手，也可以用中医的原理和方法，来从能量角度入手。

我曾经在2008年接诊过一位30多岁的女性，焦虑、严重妇科感染多年、肥胖、皮肤瘙痒、水肿，因为长期使用抗过敏、免疫调控类药物，血液系统也出现异常，一度还被怀疑是白血病，不敢怀孕。

她本人是企业高管，同时还有自己的公司，平时缺乏运动，思维用意过度，需要照顾的面太广。她的先生也是用力过度，两人都有追求完美的倾向。

从中医的角度分析，她属于神散而紧，思虑过度，中焦能量不足，运化淤滞，所以出现了湿热壅滞，俗话说的体内毒素累积过多。

皮肤病和妇科感染，从中医的角度来看，是人体主动或被动的排"毒"反应，只是这"毒"背后的源头没有斩断，所以病症绵延不绝。

当时的治疗方向是：首先减少社会活动和精神消耗，早睡、相对素食、开始运动，更多地进入自然环境，这部分是在加强"本"；然后用中药和针灸帮助排毒排湿热，这部分是"治标"，间接地辅助"本"的恢复，提高人体的能量；同时让她自己在家做艾灸，取关元、肚脐、三阴交、涌泉等穴位，这部分也是帮助"本"的格局重建。

两个月后，她近十年的妇科感染痊愈了，水肿消失，之后，皮肤问题也逐渐消退，血象指标也恢复了正常，两年后怀孕生产。

有不少学生会有疑问，艾灸会不会增加湿热？首先，这个案例在艾灸之前，针、药和饮食、运动已经做了排除大部分湿热的工作。

为什么要艾灸呢？我们需要了解这个案例的虚实、表里等八纲格局，她的头脑运转过度，神散而紧，思虑过度，这部分属于实滞，上焦中焦不通畅，而下焦属于虚滞，是本虚标实，以虚证为主，湿热也是由局部淤滞导致的。

对于这类水胖的上实下虚型的案例，艾灸可以调整整体的格局，增加下焦虚损的元气，帮助排出邪气。对于下焦虚损的病例，取穴一般在腰腹部和下肢，比如，关元、气海、肾俞、三阴交、太溪等。

治病不能光按"病"来治，要立足在每个个体的整体格局上。

附上明朝王应震先生的一首医理诗：

> 见痰休治痰，
>
> 见血休治血。
>
> 无汗不发汗，
>
> 有热莫攻热。
>
> 喘生勿耗气，
>
> 精遗勿涩泄。
>
> 明得个中趣，
>
> 方是医中杰。
>
> 行医不知气，
>
> 治法从何据。

堪笑道中人，

未到知音处。

"牢牢抓住"的心理，制造出更多的焦躁

听众： 城市人口的发病率是不是比农村或者不发达地区更高？

李辛： 是的，根据统计数据，是有这样的差异。

大城市的生活方式、工作节奏、价值观，会给人更多的压力、更少精神上的自由和闲适。

以前有个笑话，说很多人没有长期困在抑郁症、焦虑症里，是因为他生活的地方正巧没有心理医生，只有一望无际的牧场和兽医。于是他虽然有过类似的烦恼与痛苦，但因为"无知"逃过了，而且自愈了。

这虽然是笑话，但背后有它的道理。当一个人背负了这样一个诊断之后，其中的大部分人会接受这个诊断，从此病人和他的家属都会坚信不疑，在之后的很长时间里，甚至整个人生，都会把自己或家人当成一个抑郁症患者来对待。周围的人也会认同这一点，这是外部环境的再强化。

在中医来看，人的神气其实像一个"太极球"，周流不息地循环着，轻灵且流动。

神气的流动状态会时刻受到很多内外因素的影响，出现扰动、不安或阻滞。但只要生命还在，这些扰动和不安本身也是生命在"自我调适"的反应过程。只要在一定限度内，就不至于摧毁"形气神"的稳态。

我们需要给自己更多的时间和信任，接受暂时的不适，让生命自动完成这个进程。不要轻易切断它，进入一个恐慌的"治病"状态，从而

更加远离了相对正常的生活或工作，前面森田疗法讲的"学习带着痛苦去生活、工作"，就是这个道理。

保持精神的稳定，保持生活节奏的调适、运动、交流，神气的流动，就有可能在一段时间后恢复到相对良好的状态中。

如果我们对目前的生活内容和节奏缺乏觉察和反思，未来，现代人的精神问题可能会越来越多。

假如不生活在北京、上海这类大城市中，我们的生活也许没那么紧张。家人有更多的交流机会，更多闲暇的状态，也有跟大自然近距离接触的条件，这意味着在精神上还有很多空间和转化的余地，这本身就是精神健康的基础。

过度的发展、过快的节奏、过多的资讯不一定是件好事。

在我们的生命中，各种心身症状和不适本来就会此起彼伏。如果我们没有过度关注，或许可能在短期内自然度过这一阶段，进入下一轮的"挑战"和"烦恼"，而不会在这一"关卡"上停滞不前，打断前进的节奏。所以要避免出现在很长的时间，甚至一辈子都戴上一顶"我是抑郁症"的帽子负重前行，或就此躺下。

我们在长长的一生中，不可能一直都很顺利，一直处在很愉快或很平静的状态中。我们会经历很多事情，某段时间的难过、低落是正常的，某段时间的睡不着觉也是正常的。

问题是，心念会牢牢地把它抓住。我们因为心身的不适去看病、吃药，希望问题就此好转，但凡事都有两面，越是确切的诊断命名，越是容易强化这个"抓住"的状态，于是，我们停在了那里"奋力挣扎"。

正是这个"牢牢抓住"的心理，制造出更多的焦躁和不安，而"尽快摆脱，尽快治愈"的焦虑，又强化了这一恶性循环。

我在大学期间有过连续三个月严重失眠的经验，那段时间确实有点紧张，主要是怕连累了健康和学业。这个紧张也导致了失眠的加重，于是这个问题迁延了一段时间，后来自然恢复了。

在那段失眠经验之后，慢慢地，我发现失眠的一些规律：有的是因为那几天正好是天地间能量的高点，有的是因为某些与自己有关的人事物的"信息"大量涌入，有的是将要发生的某些重要事件正在开始，有的是因为自己内心有某种牵挂……当然也有因为节气的变化、食物不合适或过量咖啡、茶、酒等各种原因。如果我们有意识地观察和回顾，每个人都能发现是什么让自己睡不着觉。

现在，一年中，我仍然会有几个晚上睡不着觉，但没什么特别的不舒服。我没把它当作一回事，心情是放松的，因为对于这部分我已经有了经验，知道几天后会好转。

失眠的问题还牵涉到特定气运对特定体质的影响，我太太观察到自己在厥阴风木旺盛的这段时间容易睡不好，过了就好。

然而，很多人平时并不熟悉自己，也未曾观察、体验自己的身心与外部时空、环境、人际的微妙互动，但又道听途说了一些片段的"健康知识"。然后，把某个症状牢牢抓住，心存恐惧，急于找"专家"命名、诊断、对症治疗，抓住之后呢，又多了一层焦虑和压力，以致恶性循环，在泥坑中越陷越深。

这个"牢牢抓住""越陷越深"的心理状态，就会把流动的神机卡住。 卡住之后，日常生活中所有面向的自然流动就都卡住了，进入了耗费气血的应激状态，停下了原本可以滋养自己的正常的生活节奏，到处求医问药。这个过程一方面在缓解他的症状，一方面也在强化他"我有病，需要治"这样一个意识。

这像是躲进了精神的小黑屋。

我们有没有这类经验？如果不把自己的梦记录下来，那么它很快就会被忘记，生活会继续；如果某事我们不在意，我们的念头会向前自然流过，进入下一个又下一个的思绪和生活的相续中。

生命这条流动的大河，只要不是人为地去卡死、阻塞，生命力自己会找到出口，它本身有着更高的智慧，我们需要给自己的生命多一点信任。

很多成年人的内在尚未建立好个人主体意识，看世界的角度也单薄，容易受外界片段信息的影响，而无法将此整合到自己的生命经验中。当一个没有个人主体意识的人，一旦有了精神、肉体上的不舒服，一旦又被确诊、命名了某种疾病，这个"标签"就会像打了舞台聚光灯一样被显扬到我们的注意力中心，容易被固化。

如果我们能意识到并减弱这台聚光灯，虽然标签还在，但我们仍然有相对正常的生活和节奏，然后通过更合理的生活方式去调整，或者通过中医等方法去调整，那么我们恢复的速度可能会更快。

现在的高血压、糖尿病里，有不少是应激性的血压升高和血糖升高反应。这一类，在压力事件减轻，或不当的气运过去后，会自然恢复，如果配合适当的运动和饮食，则会恢复得更快。很多紧张型且怕医院怕医生的人告诉我，他在家里量血压都正常，一到医院就升高，结果就此戴上了帽子，这种是最单纯的应激性血压升高。

这个部分，大家可以参考西医学的"高血压""糖尿病"诊断治疗标准。在现代医学的诊疗常规里，并不是所有的指标升高都需要马上吃药的。要知道，传统的西医也是把"改善生活行为"放在首位。

我们也要留意医疗产业集团对医学研究和医疗机构的巨大影响。健康常识的普及不足或片面普及，大众点对点单向思维的推动，还有越来越细的诊断名目，随后跟风而来的可能是一系列的配套治疗和配套产品，往往意味着可观的产业和利润。

我因为曾经有过类似抑郁、失眠、焦虑的状态，大学时就开始关注心理学。当时看到心理学大师的书中说"一个正常的人一生当中至少会有三次以上的抑郁，但是大部分的人自然就度过了，而有些人把它牢牢地抓住了，因此放弃了正常的生活"。

真正的抑郁症是很痛苦的，而且不一定能被亲友理解和重视。但一部分顶着这顶帽子的人未必是真正的抑郁症，只是由于一些抑郁或焦虑的症状，被医生和自己"确诊"了。

那么，我们要考虑的是，是什么原因让他愿意牢牢地抓住这顶帽子呢？会不会是他在自己的生活当中没有更多更好玩的事情？

对于这部分人群，需要学习建设性地使用宝贵的生命力和时间。

尤其是一部分虽然被诊断为抑郁症，其实是焦虑症、躁郁症的人群，这部分通过自主锻炼、暂离压力源，包括来自亲人的压力，通过简单生活重新建立和自我、外界的正常交互，这部分请参考前篇关于森田疗法的章节。

在临床中，还有一种"疑病症"。这类人"愿意"带病生存，他可能还没有真的病，但在潜意识里愿意去做一个病人。以一个病人的角色生活在世间，可以获取更多的"关心"，减少一些"责任"，回避一些"人事"。这是潜意识的部分，自己不一定能看到自己的这部分意识。

所以，这些情况我们也需要有所区分，否则，会强化他对于这个病象的抓取。

回归身体

听众：对于抑郁症患者，饮食上有什么需要注意的吗？

李辛：对于抑郁症或精神心理方面存在问题的人群，饮食上没有特别的要求，主要注意脾胃的保养，可以根据体质的厚薄、神气的清浊，在食物上进行厚薄清浊的调整。

但是，前面说过，人很有意思，往往是本身已经偏浊的人，喜欢吃浊的食物，而本身已经过于干净、接纳力不够的人，会去选择过于素净的食物，这样就容易失中。这个部分，需要在更多了解自己的神质、体质的基础上，有意识地做一些调整。

对于抑郁症的病人，酒要小心，因为酒精会增加神的浑浊度，而且，也会增加肉体和情感部分的震荡和压力，增加思维部分的复杂，总之会增加多余的偏力。

听众：运动或太极对抑郁症会有帮助吗？

李辛：运动在抑郁症的恢复中是必需的，只要有合理的、持续的运动，就会起到帮助。如果要分得细一些，不同的体质可以配合不同的运动。比如跑步和太极，从中医来说属于两个方向，开和阖。

对于偏焦躁不安的案例，因为本身的"神机""气机"格局偏开，那么，运动项目可以以"阖"为主，比如以太极、八段锦、站桩等安静柔和的动功。对于本身淤得比较厉害，不管是神、气还是形，乃至他的生命状态缺乏突破力的，那运动中"开"的比例最好多一些，比如跑步、拳击、网球等等。

对于一些从来不敢表达、不敢说出自己心里真实想法的人，我会建议他们先从走路过渡到跑步，等一段时间有了体力之后，再去做一些对抗性的训练，比如打网球、乒乓球。等体能和精神力又提升了一些后，再去练一些对抗性的武术，比如咏春拳、拳击。因为这类人，在生活中从来都没有去尝试"对抗"，甚至不敢表达自己的立场，神气都畏缩在里面，所以可以从运动入手训练。

运动的环境也很重要，比如跑步，如果有条件就要去自然的环境跑。自然环境在我们运动的时候能给我们充电，比室内的跑步机要好很多。尤其是不要边看电视边跑步，也最好不带耳机，也不要惦记自己已经跑了多少步。

跑步等运动的重点是：此刻，我们是专心致志地跟自己的身体在一起，体会整个运动过程中"身体的感受"。

现在很多人已经失去了对自己身体、情感的感受了，过多地待在自己的思维和欲念的世界，过多地去关注外界，这个状态都是神和气收阖不住的状态。

所以为什么我常常建议大家练习太极拳、八段锦等传统功法，因为在这种慢慢练习的过程中，最起码我们会被动地把神意放在自己的身体上。这点非常重要，是一切回归的开始。

回归之后，再来看自己和世界以及彼此的关系，才可能做出相对正确的调整。

如果一个人不在自己的原点，而只是到处学习，看书，按照中医、西医或者经验丰富的心理医生给他提的建议来生活，可能永远都会迷惑在不断出现的问题中，而无法清晰、深入，建设自己的观察力和判断力。

每个人必须有自己的罗盘，而身体是重要的基础。

听众：咖啡和茶对抑郁症和焦虑症病人会有影响吗？

李辛：还是看个体的心理状态来决定。这类心理病人，一般比较敏感，非常在意自己身体和心理的反应。同样的症状，如果发生在农村长大的人或者是部队的战士身上，可能就忽略过去了。但对他们来说，稍微出汗多一点，或者几个小时没睡着，就可能会过度地重视。

在我们看诊、交流的时候，要注意帮他解除掉某些顾虑，多一点尝试、接受的可能性。在这个基础上，如果他原来有喝茶、喝咖啡的习惯，因为得病不敢喝了，但心里还想喝，那我们建议他在自我感觉稳定的时候，少量地喝一点，同时观察，保持心里有一定的开放度。任何部分的一小点打开，都相当于治疗上的一个推进。

这些和个人体质的敏感度也有关，一般来说，在茶方面，熟普对睡眠会好一点，它偏阖、收、降；而对于比较厚重体质的人，可以用流通好一些的稍稍偏"开"的茶，比如生普或者白茶，生普有点像温病的用药思路。

每个人体质不同，每个阶段的体质也会有所变化，这些都可以自己尝试一下，哪些喝了会影响睡眠，最近就少喝些，过一阵再尝试。对于那些比较淤的人呢，可以用大红袍这一类。大红袍有点像行风气的药，是茶叶里面的阳药。但这些都还不是重点，运动是最重要的。

比如跑步，等于从精神、肉体和能量层面打破了限制我们精神的障碍物，这是一种突破。我的很多病人跑了一阵后都会说："我好多年没跑步了，原来多走几步路就害怕，会气短，没想到自己还能跑起来。"然后，跑着跑着，就开始能笑了，慢慢就对周围的一切有信心了，这是帮他走出来的一个非常重要的辅助疗法。

听众：思维复杂的人，精神是简单还是复杂？

李辛：精神，从概念来说，它相当于是思维、情感活动的大背景。每个人的精神有自己的广度、深度和特定的维度，这其中，清晰度与稳定度是一个基石。

而思维、情感、感受以及欲望，可以理解为是此背景之上运行的几个不同的程序：有的人是以思维为主的，比如研究学问的；有的人是以情感为优势，比如艺术家；还有的人是以肉体为优势，比如运动员或者是练武术的。喜欢吃喝玩乐的属于偏欲望型的，我们普通人都是这几个部分不同比例的组合。

清晰度高一些的人，能知道自己在哪个层面为主导生活在这个世界上，以及其他层面的运行状态。

从传统观点来看，通常精神越稳定、越单纯，思维和肉体也会更清静和干净，就能比较清楚地看清自己的运作水平。他的意识、思维、情感和肉体是怎么应景配合的，就比较不会让自己轻易陷在里边，所以这类人倒是不容易得精神心理类疾病。

听众：如何看待酒的问题？

李辛：酒是谷物的精华，能够快速补充我们的气血，也能暂时增强我们的志气，加快我们的思维甚至行动力，但是这些需要有个前提：我们的神识是清晰而稳定的。一池干净的水，你搅得速度再快，还是清的，而浑水呢，越搅越浑。

我前些年接触过一些道家人物，他们中有不少爱喝酒的，还自己酿酒。我和太太有一年跟着道长们在端午节学做松针酒，用鲜嫩的松针加山泉水和白糖酿造，那段时间住在道观里很幸福，每顿饭都有丰富的素食和好喝的松针酒。

对于一个精神心理还有不少问题的人来说，他的神是糊的，好比池底积了好多淤泥，越搅越浑浊，这样喝酒会增加问题，这时候酒对神的影响不容忽视。

酒对身体的影响也分两面，酒虽然能短期补充我们的气血，但并不能够智能地调整我们的气机格局。如果是上热下寒、上实下虚，或者内有湿热的，酒喝进去，只是在我们原来的气机格局上再加一份"偏力"。

尤其是好多人喜欢边喝酒边肆无忌惮地调笑、玩乐、熬夜，这酒就成了加速"开"、加大"耗"的助推剂了。时间久了，会让原本偏颇的格局和体质偏得更严重。

但那不是酒的问题，是人的问题。酒是一种能量补充剂，看我们怎么用。

那么，如果要借酒来补充气血和调整气机格局，什么时候喝才合适？

古代小说里，常提到"喝酒御寒"。当我们气血不足、身体过于寒滞的时候，少量喝一些酒对人体是有利的。尤其是现代人，思维动得太多，四肢动得太少，基本上都有上热下寒、虚实夹杂、瘀堵湿热的情况。要改变身体的不良气血分布格局，就是去运动，其中走路是最简单的方法之一。

若是气血不足，又是上热下寒的体质，在走路的时候喝少量的酒，一是能借由走路带动气血均匀输布全身，二是借由酒力来增加气血，来帮助气机往平衡的方向调节。

关于酒本身呢，还有一个问题，现在很多酒是掺兑的。为了口感、香味、颜色兑各种不自然的添加剂，它的品性和自然酿出来的不一样。

兑出来的酒，如果从性味来说，偏躁、动、散，力量是偏斜的，不是圆的。有的光有开,没有阖;有的光有动,没有收,没有一个原点。就像一位人格分裂、内心冲突的病人,这样的酒喝下去,不利于身心,这类酒尽量不要喝。

不同的酒有不同的性味。比如原料好、酿造工艺自然的高度白酒,辛温流通,高品质、年份久的白酒,格局温和中正,不会有过分升浮开散的问题。

西方的白兰地,甘温而辛,偏于滋补,过去常作为老人和体质虚弱者的滋补强身之品;威士忌微苦微涩而辛温,有很好的流通性,而且带一些沉降收敛的作用,气血不足的时候稍喝一点,有助于睡眠。

相较于白酒,黄酒酸甘而涩,气辛温,比较黏滞,如果身体内部本来就瘀滞有湿热的,就要少喝,不然会增加内部的瘀堵。以前常能看到爱喝黄酒的老人,身材臃肿不灵活,脸上挂着两个肿眼袋。这个状态,说明身体内部的环境已经堆积得很严重了。

红葡萄酒甘酸涩、微温,柔和流通,有滋养的效果。但对于气血不流通的人体,会助湿热,除非是特别好的品质。白葡萄酒偏于甘凉、微涩、滋润,身体需要的时候少量喝一些,有助消化和补充津液,适合燥热的夏天。冰酒甘甜、醇厚而微温,是滋补气血的佳酿,口感也柔和甜美,很适合气血偏弱的女性和老年人。

但喝酒要有度,身体需要的时候可以喝一点。太频繁地喝酒,喝太多,代表人体的气血一直在"贷款",借的总有一天要还,还要赔上利息。所以,需要在了解自己身体的基础上,适当补充。

听众: 上瘾是怎么回事?

李辛: 人为什么会成瘾?有的人会对咖啡或者是酒成瘾,有的是对女人或男人或某一类东西和习惯上瘾。

回到最开始说的，按照《黄帝内经》的观点，我们的生命力，最好能圆圆地布散出来，像一个均匀的球，而不是某个方向特别偏重或某个方向完全忽略，这是"恬淡虚无，真气从之"的状态。

当我们因为某种原因，比如受了社会、家庭、生活、工作、环境、生理的影响，个人的意识结构和认知有了偏差，神气和气血格局也会相应产生不均匀的状态。有的部分给封闭住了，产生某种内在的压力，会需要找精神和身体上的出口。这时候，出现了某个让我们感到解压、舒适的人事物或感受，我们就可能会紧紧地抓住它，依赖它。

我们知道心身是一体的，比如常见的心身疾病，其实就是压力的郁积在物质身体层面的爆发，比如胃溃疡、甲亢、偏头痛、高血压、糖尿病……如果这些压力在精神、思维、情感层面爆发，就会演变成精神心理问题。如果在生活习性层面爆发，就会变成"瘾"。

比如，当家里的长辈们都忙碌焦躁，没有安静的时间和心理空间去陪伴孩子，或者陪伴的时候嫌孩子太烦，总是塞一个手机给孩子……孩子渴求的东西被一个手机替代了，上面的动画片或游戏会吸引孩子的注意力，让他忘记了自己真正的需求。时间长了，孩子就会沉溺在"手机"这个"稳定供应、有趣的空间"里。

大一些的孩子厌学、游戏上瘾也是类似的问题，比如，在学校里面对老师有压力，在家里父母对自己的期待和管束也如同一张网。只有房门一关，在游戏的虚拟世界里，才能感到自由和自主，才能被这个世界的小伙伴们理解。如果父母不在生活上、学习上解除对他的压力，孩子是不会愿意从那个虚拟的小世界里出来的，因为太不舒服了。

这其实是一种后天习得。就像实验室里的老鼠，到处布满了各种压力源，最后找到了一个相对安全舒适的角落，缩在那里。当一个人生活的各个部分被剥夺得太厉害的时候，会逼得他牢牢抓住一样东西，然后，慢慢地，这样东西会变成他生命中重要的"支柱"。

听众：关于中医的精、气、神，您是怎么认识的？

李辛：这三样其实是一个东西，也可以把它称之为生命力。我们的肉体、气血、思想情感的运转，都是需要能量的。能量在不同的层次运转有着不同的状态，古人为了表述的方便，用了精、气、神三个概念。

作为一个活生生的人，其实是他的整个生命在跟整个世界——人、事、物，跟气运、六淫、七情……整体地互换和互感的。

个体先天的固有程序和神识的反应模式，决定了一个婴儿出生后的神气格局，这是先天带来的格局。那么他后天的生活、环境、教育……只是在这个先天的气机和神气格局原点上做一些调整，很少有人能跳出他原有的神气格局。如果能做到，就是改命了。

如果我们画一张图，一个正常人体的气机是一个均匀的圆球，越是身心健康的人，圆球的内外越一致、越均匀。

心身失偏的人，他的"球"里面的分布是不均匀的，有一些明暗点。气机的运转模式，可能该升的时候反而降，或者该流通输布的时候不通畅，甚至还有一些东西拧住了，而极度成瘾或是重病的人会更加严重。这些拧巴的神气格局，是上瘾、偏执、重病，还有暴力的一个很重要的源头，它是由我们平时的认知、意识、思想、行为等渐渐塑造的。

在这个部分，针灸是非常合适的，还有太极、静坐、传统的导引术。这些部分可以协助我们逐渐调整认知、扩展意识的盲点。

八段锦中有一式叫五劳七伤向后瞧，我原来常练的八部金刚也有类似的一式。这个向后瞧的动作，能够把带脉封闭的状态拧开。这些传统功法大家有空可以上网学一下，对打开结住的气脉很有益处。能量层面上，某一部分的气脉松开，对于精神层面上的松开有很大的帮助，它们是互相对应的关系。

中医有五神，神魂志意魄，志意属于后天发展起来的社会适应模式，魂魄属于先天的本能。神"总统魂魄，兼赅志意"，它是超越我们的思维、情感和肉体感受的。

从2000年到2010年，我在做中医的同时也做心理医生。这类心理咨询属于西方经典心理咨询，不开药也不做量表。当时有个很重要的体会，一个人必须要学习真实地对待自己，真诚地接纳自己，然后把自己真实地表现出来，这个非常重要，是健康的基础。

所以，我们作为医生，如果能够明白这一点，先从自己开始，了解自己哪些部分受到了干扰、限制，先开始了解自己的神、气、形，它属于厚薄、清浊、定散的哪个部分，这样就自然知道面前的病人是什么情况，就可以相对深入一点帮助他。

Tip 10：神虚、气虚之人的养生方向	
适合：阖，利于身心的能量回收 ● 生活、工作做减法 ● 晚餐减量 ● 休息、早睡 ● 少思虑 ● 多接触自然 ● 静坐、独处 ● 太极、站桩、瑜伽 ● 其他	不适合：过于开散 ● 熬夜 ● 过食辛辣及油腻 ● 电脑手机过度使用 ● 长时间聊天会客 ● 过度用脑、过度兴奋 ● 过度体能训练 ● 热瑜伽、桑拿 ● 其他

第四篇
静坐与全观

回光守中

李辛：我们刚才坐了 15 分钟。从开始到最后，大家感受到整个过程的变化了吗？环境在变化，我们内心的感受也在变化，比如最后一段，房间里的气氛沉静下来。此前外面有各种声音，我们的心也飘来飘去的，然后有几分钟，大部分人能比较不费力地坐着。最后的半分钟，空间里的压力在增大，大家都有点坐不住了。

对这个变化过程的感受和了知，就是某种程度的"觉"，大白话就是"知道""感受到"。比如昨天山谷的清凉我们能感受到，现在坐在这里，稍稍有点闷热也能感受到。

静坐的目的是，让我们这种"知道"的能力或状态再稳定一点、清晰一点，这样我们的感受力会越来越精微。

静坐是精神层面的训练。我们观察呼吸的来去、身体的各种舒适或不适的感觉、心里的杂念，还有环境的噪音……

这个作用有点像磨刀或是擦镜子，训练一段时间后，即使在应对身外繁杂事物的时候，对周围的变化也能知道，这就是所谓"感受力"和"稳定性"的同步提高。

关于静坐，有不同的流派、各种功法。今天，我从中医的角度来讲一讲静坐的过程中，我们的心身，也就是肉体、能量、精神层面是怎互相作用的。

我们了解基本的原理之后，就会知道怎么坐会比较安全和科学。慢慢地自己还能观察到，各种不同的静坐方法在我们的肉体、能量、精神，也就是形、气、神三个层面，会产生什么样的变化。这样能帮助我们深入了解自己的特质，包括身体、能量、心念、意识、情绪的互相影响和转化的原理。

有了这些了解作为基础，往后，我们若有机会接触并选择其他各种静坐方法，包括各种养生方法，或者选择住宅、工作、事业发展的方向的时候，心里就会明白哪个比较适合自己。不然，网络时代信息太多，各种方法不时跳到我们眼前。如果不了解自己的身心特质和能量的运行特点，今天用这个方法，明天再换一个，出了状况也不知道原理，一直是迷惑的。

大家比较熟悉肉体层面的训练，比如俯卧撑、下蹲；大家可能也做过一些需要更多身心协调的运动，比如台球、乒乓球，这些运动到高阶后需要高度的专注、放松和对自己身心以及外界环境的精微觉知。

静坐，是人体在相对静态的时候，对精神和意识的专门训练。

坐的时候，身体像是一个稳定的基座。初学的时候，保持环境的简单和安静，闭上眼睛，减少与周围人、事、物的关注和交流，如同电脑关掉一些窗口，把环境的干扰降低，目的是不让我们的注意力习惯性发散，精神可以相对专注于内在的身心和思想的变化。若是容易昏沉，可以将眼睛略微睁开。

静坐首先是训练注意力自然的集中，回到自己身心中，这是训练专注的能力。精神集中了之后，纯度提高，运用它的能力自然也提高了。

我们的生命，除了肉体、精神，还有能量，西方叫"Energy"，中医叫"气"。气跟神的运行，其实是同步的。比如，当我们的精神、注意力向外的时候，气就会同步向外发散，属于"开"的状态。

如果我们把注意力放在头上，气就会往头上聚。在气这个层面，有点像空气弥散在一个特定空间，到处都有，你往哪边引导，哪边就会多一些。但要注意，人为的引导，会导致某处增多，某处变少，这也是有为法的"气功"容易出问题的原因。

我们想象一下，一个人的气机在日常的生活工作中是什么状态呢？他的能量是由内而外往各个方向走的，眼睛看到了要看的东西，耳朵听别人讲话，鼻子闻到了味道，思想飘得很远……这就是我们常说的"用"的状态，也是"耗"和"散"的状态。

所以，对于惯常耗散的现代人来说，养生最重要的方向是向内、回收。在道家，叫作"回光"或者"内守""守中"，其实就是改变神气运行的方向。就像我们平时往外花钱，现在开始有意识存钱了。

当我们的神气运行的方向改变的时候，能量层面的气的输布状态和密度也会同时有变化，物质层面的身体也会慢慢有变化。就像干涸了很久的小溪重新有流水了，那么，只要这个状态能够持续，我们的内环境会渐渐恢复生机。

有为和无为

无论从静坐或者养生的角度，都有两个方向：有为和无为。

有为，是有目的地把精神力投注在某个目标上。如果用在修身的过程中，我们的气血也会往"目标"方向集中，比如意守丹田。慢慢地，我们整个身体下部的气会加强。如果意守眉心,上面的气会加强。

理论上来说,只要愿意,我们可以把能量调动到身体的任何部位,就像我们可以把我们的钱存在余额宝或者任何一家银行。前提是你得有足够的钱来调动,如果钱都不够日常开支,就不要调动了。

在静坐练习中,有为的方法,能在我们主观想要加强的某些层次、部位形成能量聚集。但凡事都是双刃剑,和无为法相反,人为的意识调配过度,会在体内形成一个不均匀的状态。如果这个状态持续加强,就有可能"修偏"。

这在武术界更明显,学武之人,如果只是练外家拳,一辈子只练硬功的话,到了六七十岁,身心状态仍然保持平和健康的非常少。

大学三年级,我在北京郊区的一所职工医院实习。那时候都是公费医疗,每天都有一位40多岁的壮实男子来扎针灸。他浑身都痛,走路僵直,坐下去站起来的动作很慢。他有辉煌的运动史,摔跤、铁人三项,柔道、长跑都很厉害。

这位患者,是年轻时候的过度有为,导致了气机和肉体层面的不均匀,很多气脉在"练硬功"的时候被闭住了。大量的能量都强行调到了外周,内部空了、淤堵了。

这个病例给我留下了很深的印象。

无为是什么呢?我们的精神处于松、静、柔的自然状态。这种状态下,我们的能量自然就会往回走,由表层回到深处,去身体需要的部分。身体其实比我们的主观意识更有智慧,所以,当我们处在松静自然的时候,身体便开始自动调节,而且它的调节是均匀而不偏颇的。

均匀意味着表里、内外、上下、左右,所有的部分都是通畅、平衡、流动的。人体生病,是因为长期的生活习惯、工作、心智—情感模式,以及特定的致病因素，导致神气运行不均匀了。不均匀的格局时间长了，就会在身体上显现出问题。

所以，有为和无为，这两个方法要注意。讲到"静坐"，有些人会和"练功"混为一谈。"功"有两个意思，一个是物理学的做功，一个是有目的的练出功夫或功能。一般来说，气功的各种功法，有为的较多。

除了具体的方法分有为和无为之外，还要注意，在平时静坐的时候，自己要去观察当下自己的心态是有为还是相对无为的。

怎么观察呢？很简单，就是观察自己是不是太用力、太认真或者有强烈的目的想达到。比如我们在静坐的时候，如果有一个想把气聚到哪里，或者从哪里调到哪里的意图，或者强烈地抱持"我一定要修出功夫"的念头，这都属于有为。

心态要避免过于有为，但并不是说具体的方法一有为就不对。很多修道的功法，在某个阶段是有为的。但是，今天讨论的是关于精神健康和自我觉察领域的静坐与观察，如果太有为，观察的范围和精微度就有限了。

有个朋友有段时间，静坐很用力，太认真。坐了三个月之后，发现身体消耗了，瘦了，而且睡眠变差了，情绪也不稳定了。这时候自己就要知道，需要调整方法了。

所以，"知道"很重要，静坐这件事情，不能蒙头去做，否则容易出问题。在这方面，盲目的热情是害人的，必须要非常小心谨慎，古人叫"如履薄冰，如临深渊"。

用意的轻与重，清与浊

我们说到这个"知道"的时候，是要知道两件事情：第一，用意的轻与重。比如说那天上课，有位同学看着我说话的时候，内心、眼神和语气都太用力了。这个就是习惯性的用意重，有时候自己不一定知道，可以请周围的人提醒自己。

用意重，就像是饭店厨房炉灶的火力不够，要架个鼓风机把火用力吹起来，好处是菜爆炒快，看起来漂亮，缺点是容易烧糊，而且消耗资源。

尤其是当我们静坐方法不当、身体比较瘀堵、情绪又不稳定的时候，再用意很重，就容易对身体有不好的影响。古人把用意也叫"火候"，我们普通人的"意"还太粗大，没到能够精微调整火候的时候。

用意的轻重，不只在每天静坐的时候观察自己，平时吃饭、做事的时候，都可以留意。比如我昨天上课，好几次知道自己用意过重了，但是没关系。有这个"知道"就行了，所有的不平衡在这个"知道"后，自然会调整。

第二，我们要留意这个意是清晰的还是混浊的。这个一开始会有点难度，但是持续地留意自己，可以观察到。

我们刚开始学静坐，都会以为静坐就应该清晰、稳定，什么都不要想……坐着坐着就入定了，其实不是这样的。

入定是可遇不可求的，当我们练习放松，不用力的专注，到一定时候，就有可能自然进入。我们练习的是：从一个混乱不清而且不自知的状态，慢慢进入清晰觉察状态的过程。

有时我们在工作或生活中会觉得莫名的烦恼，那个时候就要知道：

现在我有点乱，心情不好，想发脾气。要观察、提醒自己，小心一点，不要在这个阶段做重大决策。如果这时候别人给我们提建议也要小心，不要在情绪的推动下轻易跟着走，这部分很重要。

一段时间后，我们自然会回到一个相对清晰、稳定的状态，然后我们可以接着向前走。这部分如果在日常生活中也能做到，就是在持续静坐练习了，并不是盘腿坐在蒲团上才是静坐。只是因为人容易在生活中懈怠，所以要专门安排时间来训练。

我们静坐的15分钟，首先是在身体部分的观察和体会，最简单的方法是观察它是松还是紧。一开始身体是紧的，慢慢地松开来。呼吸也是，一开始比较短浅，渐渐变得深长了些。还有，意识上从紧到松，从模糊到清晰，从复杂到简单，这些变化都要观察到。

除了知道自己身体的状态，知道自己的呼吸深浅长短，这些属于身体的部分；知道脑袋里有很多杂念，不太容易专注，还有点坐不住，这属于意识和精神的状态。

有没有体会到心情、情感或者情绪的状态？是放松的还是紧张的？是高兴的还是不高兴的？是压抑的还是开朗的？其实这些我们是可以做到时时刻刻都知道的，但是我们往往在忙的时候忘掉了，最容易忘掉的是我们的身体。

昨天有同学问，打坐的时候，这里胀那里痛的，是怎么回事。

这里有几个方面可以讨论：第一，这些地方本来就有胀有痛的，只是你可能太忙，没注意到，现在相对静下来些，终于接收到这些身体给你的信息了。

第二，我们打坐的时候，心念相对收回来些，这样，身体里的能量就回收了一些。在体内流通的气比之前增加了，就像干涸的河床开始出现水了，大小河道开始疏通，很多堵住的地方都在自动地通。通的过程中，身体就会有各种酸麻胀痛的感受。

至于河水往哪里流，怎么通，其实不用管它，身体比我们以为的要智能很多。只要我们不乱来，它自己会自动调节好。

所以静坐中，如果有什么感觉，只需要知道，然后继续坐就是。无须东想西想，狐疑害怕。

不用力、无目标，安安静静地等待

听众：老师，之前我听说静坐要精神内守，什么都不要想，就观呼吸，要专注。但刚才您又说要体会留意情绪和身体的状态，这样会不会增加杂念？有了身体的感觉，是要抓住还是不要去理会呢？

李辛：我们前面说的重点是保持那个"知道"，而且不要太用力。你看着我的时候，还能看到周围的人吗？看不到，是吧？刚才有人起来倒水，你可能也没有注意到吧？但如果你不是那么聚焦地看着我，等待我的回答，就能够既留意到我，也留意到其他人。

静坐是练习精神力的专注、集中的状态，它可以是一个点，可以是一个面，也可以是一个空间，空间还可以有小有大。

刚开始学习静坐的时候，因为我们平时的意识习惯于飘来飘去，所以先要用一个点来帮助我们的精神集中。比如传统的书上说，静坐就像把一头牛或者一只猴子拴住，不让它乱跑。

但当我们已经能够集中的时候，就要试着把这个点松开一些，不要太用力，否则这个意就太重、太紧了。习惯性太重太紧的意，会影响到我们为人处世的方方面面。

换句话说，如果你到了很容易就能专注的阶段，就不用这么用力了，松开一些后，你自然会注意到其他东西。

听众：然后知道就行了，也不要去粘连它？

李辛：粘连了也没关系，我们做不到不粘连，知道此刻正在粘连就可以了。比如我在跟你说话，我看到他的手在动，我看到，也知道自己已经粘了一秒钟，没关系，因为一切都在变化中。唯一不变的，是要保持这个"知道"。

刚开始的时候，我们根据自己的精神能够集中的水平，来决定我们精神投射面的宽窄和维度。如果到了能够很集中的阶段，那么我们可能不需要过多在意特定的打坐时间和姿势。因为已经在这个状态里了，周围的情况都随时了解。即使"外面"在变化，我们还是在"这里"。

至于"什么都不要想"，是你自己加的要求，初习阶段，我们不可能"什么都不要想"，我们能知道在"想什么"就很好了。

刚开始练习的时候需要借助某一个点好让注意力集中，比如关注某个点或者某个区域，好处是精神容易收回来，能量容易集中，身体的感受比较强。但是如果始终停留在这样的方式去练，就可能造成我们能量体的不均匀，可能引发心身不调。

所以，刚开始可以从专注入手，慢慢地，意念可以松开些，留意我们的精神空间变化，也就是"神气"吞吐盈缩的范围大小。

打坐时有杂念是正常的，当我们坐下来，处于相对清晰稳定的"知道"状态，这时候，会比较清楚地看到自己有某些念头或者情绪的起伏变化，这是正常的。就像我们两个在专注地谈话，外面有小孩子打闹的声音，我们听到了，但它并不妨碍我们。这些内在与外部的噪音与我们本有的觉察是同步存在的，可以互不干扰。

听众：这些是不是需要靠时间才能了解清楚？

李辛：需要时间，主要是磨我们的性子，让自己自然地安静下来。有一个比喻，空中飘着很多灰尘，相当于我们的杂念，夹杂着情感，夹杂着回忆，怎么能让它沉寂下来呢？就是需要不用力、无目标，安安静静地等待。不然，越是想把灰尘弄下来、赶出去，越会搅起更多的灰。

时间和经验的累积很重要，但不是每次静坐的时间越长越好。初学者，每天安排一段或几段时间打坐，每次几分钟到半小时都可以，重点在于培养收摄心念的习惯。但是如果我们太急切，希望在短时间里做大量的练习，早点出成果，有可能会适得其反。

佛家或道家都有集训营，几天到几周不等。当我们有这个愿望，各方面的条件也都准备得差不多了，比如世缘可以暂时断掉，老婆、孩子、父母都安排好了，合适的老师也出现了，经济基本保障问题也解决了，那就有条件集中训练了。这种较长时间的训练是严格的考验，需要心理状态等各方面的准备，也需要一定的身体基础。因为当意念集中的时候，力量是很大的，潜在的问题可能会被放大，甚至过去的病灶会复发、加重。

我们大部分人还在初级阶段或者只是抱着养生的目的，想要我们的物质身体和气血均匀、和谐、通畅，除了静坐，还需要足够的、合理的运动。比如太极拳是个非常好的训练方法，它能让肉体、精神、气血都逐渐均匀，等我们的身心足够均匀平和的时候，再去集中训练，进展就会比较快，也相对安全。

绝大部分的现代人活得很辛苦，有那么多、那么高的社会标准要去达到，要上班挣钱还房贷，要给孩子攒够好学校的学费，要这个、要那个……现在，首要任务是要防止身体和精神不要太快垮掉。

听众：李老师，我是第一次接触静坐，我想问，静坐时意念由紧到松，是不是跟入睡的感觉类似？

李辛：静坐是一个"知道"的状态，入睡就不"知道"了。除非我们知道自己睡着了，也知道自己在做梦。

听众：我静坐的时候，有点像进入梦境的感觉，好像要睡着了，思想中的事慢慢就淡掉了。

李辛：睡着了吗？

听众：没睡着。比如刚刚静坐，你说时间到了，我知道我在这里，但好像有点像睡醒的感觉，我不知道这是不是属于意念由紧到松。

李辛：这是松下来的过程，很好。这里有个要点，坐的时候是清晰的还是模糊的。如果你进入迷糊的状态，也有可能是因为比较疲劳，神气不足，所以不能保持清晰。

听众：清晰是指什么？

李辛：当时周围的状态知道吗？

听众：能听到小孩子的声音，知道周围有人。

李辛：那还是相对清晰的。清晰有不同的程度和维度，你第一次接触打坐，需要多练习一段时间，就自己能回答这个问题了。

无论是学习静坐、中医还是太极或其他任何事情，都需要我们不断地接触、深入。到了一定的时候，很多问题的答案就自然呈现了。

我们初学的时候容易在很多事情还没有持续进行的时候，就冒出很多问题，想在一件事物的表层寻找答案，会很难找到想要的答案。要行动，多体验，要深入。

Tip 11：静坐与全观练习

1. 在"初级放松与觉察练习"的基础上，取得一定的稳定度和观察力后，再开始练习。

2. 感受身体各部，自上而下，熟悉自己的身体内外感受，逐渐放松。

3. 放松地坐着，在感受身体的同时，留意头脑的思绪、内心的情绪状态，意识到当下身体—情绪—思想三个面向的各自呈现和变化。

4. 熟悉自己身心意的基本状态和变化特点，留意三者互相之间的影响。比如，某个念头出现时，伴随的身体感受与情绪状态的变化。保持身心的放松。

5. 同时，留意外界的声音、人事物的经过，并观察自己的身心意如何随着外部而起伏变化，比如有噪声出现的当下，出现了什么样的念头和想法，是否有厌烦或者担心，身体是否会紧张或呼吸加快……

6. 反复练习对当下身心意、内与外的观察、觉察。渐渐可延伸到工作、生活中尝试这一全观的练习。

运动中的开阖选择

这两天早上，我们跟着老师练习太极拳，是非常好的练习。我们读中医学院的，太极是必修课，研究生阶段也得学，还有太极剑。虽然我没练出武功，但有一个很深的体会：肉体的锻炼非常重要。

肉体是精神的载体，它的状态能直接影响到精神状态，而我们现代人的城市生活过于忽略了肉体。

多年来，我一直有个很好的习惯——保持运动。今天早上我 5 点起床，在阳台上站桩，6 点到这里又站了一会儿。平时我会打八卦掌或者太极，或者八部金刚，看当时身体的需求选择。

这些是我 20 多年来养成的一个习惯，对先天禀赋不是很足的我，帮助实在太大了。而且这些都不是耗人的运动，能帮助我们把气血运行水平维持在相对良好的状态，帮助我们保持身体的灵活、精神的松弛和稳定。

为什么运动和精神那么相关呢？比如，我们在练习走太极猫步的时候，有没有发现自己的精神自然就会集中，会变得舒缓、放松。我第一天练习的时候印象很深，整个过程，尤其是在脚着地的那一刻，只要稍微一走神，这一段气韵就会断掉，必须足够专注，这些动作才能连贯在一起。

这种专注的练习，也适合用在观察和熟悉自己的身体上，细致入微地观察。我学中医就是从观察入手，从对自己身体的观察开始。大学毕业之前的几个月，我每天晚上在楼下练一个半小时的猫步和站桩。

这样久久地练习，观察的细微度就会加强，自然而然就会对我们的身体越来越了解，能够知道自己的身体是不是均匀，哪里有问题。记得我刚开始打太极的时候，有一次突然感受自己的身体好像是东一块西一块拼凑起来的，有厚有薄，"整车性能"不怎么好。

大家昨天开始学习太极的时候有这种感觉吗？如果有，是正常的。现代人个个疲劳过度，损耗严重，只是因为注意力都在外面，感受不到自己的内部已经不太完整了。

这就需要持续的练习，去体会身体如何慢慢地协调合一。有条件可以去学太极，没条件就走猫步，也需要做些俯卧撑、下蹲之类增加肌力的锻炼。

总之，每天都需要花些时间去做和身体有关的练习，慢慢就会知道身体的每一层是怎么回事。比如我很清楚，自己身体外部少阳经的力量一直不足，里边稍微厚一点，而平时的爬山、徒步对这部分有益处。

我们对自己的身体要非常熟悉，才能谈得上养生。

平时除了太极、猫步之外，还有八段锦和八部金刚可以经常练习，网上能搜到视频，瑜伽也很好。我以前住在上海的时候，小区附近的绿地面积小、人多，没条件打太极，我就每天在那里把每个关节都转一遍。只要有运动的概念，总会找到合适的方法。

听众：我有转关节的习惯，早上时间很赶，从头到脚转36下，就觉得好很多。

李辛：这些简单的锻炼都是不花钱又方便的，也是最能坚持的锻炼方式。

听众：站桩呢？

李辛：站桩非常好，这是一种静态的运动。我以前有段时间每天站两个小时。要坚持，一定会有收获。还有段时间，我每天静坐四五个小时，但是光静坐不运动是不行的。

二十几岁的时候，我有两年多的时间，在一个企业里面做总裁助理兼部门经理。白天很忙，飞来飞去的，跟你们现在一样，但我白天再忙，晚上还是雷打不动地静坐。

直到有一天，发现自己提着菜上5楼都喘气了，肌肉也萎缩了不少。这时候，心里跳出一句话：这是手无缚鸡之力啊。

只是静坐不运动，身体就跟不上了。正好那时候工作由外派改回总部，于是恢复每天去附近的公园运动，过了几个月，体力精力恢复了。

听众：我想运动，但我有选择障碍。有这么多的选择可以去尝试，但是不了解哪个对我更合适，又没有那么多时间把每个都试一遍，所以就什么都开始不了。

李辛：那是行动力的问题，要去尝试开始，练了一段时间，就知道合适不合适了。我二十几岁的时候练过3个多月的健身，每天举哑铃、杠铃练肌肉，做了几天后，肌肉痛得晚上睡不着觉。

从中医来说，这是因为哑铃、杠铃等属于局部锻炼，这部分的肌腠层消耗了大量的气血来更新换代，而身体整体的气血没跟上，化不掉局部产生的代谢垃圾。

我当时每天都吃双倍量的补中益气丸和桂附地黄丸补气血。3个月之后就停止了这类运动。我了解其中的原理了，知道这个不太适合我的体质，适合气血相对旺盛的体质。我的体质适合那种荣养、疏通气血的"轻量级运动"，比如太极、八部金刚、瑜伽、走路等。这个体会比我们去咨询某个专家要深入得多。

养生最怕盲目和迷信。所以，如果你还不知道，请不要放弃自己去了解、找到答案的这个能力。

小说里常讲，古代的禅师，如果这个徒弟脑袋里一有问题就去问，他有可能一脚把徒弟踢出去。跟着有经验的禅师学习，需要我们已经做好准备了，很多东西都已经体悟到了，最后还有一些卡住的关键点再去请教，才不浪费自己和师父的时间、精力。

到了那个状态，即使师父踢我们一脚，我们也会知道这一脚的意义所在。但是，如果以我们现在的状态被踢上一脚，恐怕心里会恨得要死，人在不同状态对同一脚的认识是不一样的。

听众：老师，像我这种气血不足的人，练习拉丁舞可以吗？

李辛：我们在座的可以把自己的身体分成两类来评估一下，是厚还是薄？

你觉得自己是属于厚的还是薄的？

听众：属于薄。

李辛：薄，一般代表不足。我们的身体像个大气球，薄的人，里面的气会少一点，像我就是这一类人。那么，气球的气少，你说是应该往里加一点气呢，还是往外放一点气呢？

听众：往里加。

李辛：把散在外面的气往回收，这叫"阖"。阖就是回笼资金，往外就是开。人体需要有开有阖，但有的人开多阖少或者阖多开少，要根据自己的特质来决定大方向，你觉得你是需要阖还是需要开？

听众：阖。

李辛：那就很清楚了。拉丁舞可以练，但不一定作为你锻炼的主要项目。你可以选择以阖为主的锻炼，比如太极、瑜伽、慢走，拉丁舞可以作为佐菜，或者等到某个阶段，你觉得自己的能量比较高了，就可以多练习一点拉丁舞。

体质不是一成不变的，它会根据生活作息、饮食、运动、环境、工作强度、天地气运、情绪等因素变化，我们要以自己当下的体质来选择合适的养生方法。

听众：我挺喜欢拉丁舞的，凑合能跟上，也喜欢那里的气氛，很开心，但是每次结束后就觉得很累。

李辛：我们在做任何一件事情的时候，都在跟外界进行着精神和能量的交流。当我们参与的团体气氛温暖开心的时候，它能在精神和能量层面补到我们。所以，虽然拉丁舞对弱一些的身体来说，偏开，但精神这个部分打开后，气血的通道也会相对打开，所以能量还能循环回来。

既然你喜欢，这个团体的氛围又是补你的，只是练习本身稍微开过了一点。可以做个简单的调整：继续练习，中间多安排一些休息，回家后也多阖。

我们要留意在平时的生活中不同的人事物、环境与我们的身体、精神之间的交互作用，导致我们的气血和思想、情绪有什么样的变化。

环境对人体的影响也是有的开，有的阖。对于虚人来说，阖就是补，开就是泄。还有人与人的关系，有的人际关系是耗人的。当我们心身状态比较差的时候，就容易受到负面的影响。

这些需要我们随时觉察，清晰了，就可以自主选择，不再需要去问专家。这么一来，安心、稳定的状态会相对多一点，耗得也少一些。

但并不是一有不舒服就要逃，有些关系或者有些环境和事情，可能当下会让我们难受。但是如果我们稍微坚持与它共处一段，抛开定见，也许会发现，它好像能补我的缺，让我的意识和觉知更大扩展一层。这个时候，过度的敏感和逃避就会把我们困在原地，无法发展。

这部分和心胸、接受度，还有意志力有关。如果没有意志力，我们对于所有的事情都是浅尝辄止。

不用力的观察与感受

我们这几天练习了几次静坐，大家有什么感受，可以交流一下。

听众：我觉得自己的神有点紧，鼻梁这里有收聚的感觉。

李辛：你的注意力放在哪里？

听众：放在小腹那里观察呼吸。

李辛：当我们打坐的时候，因为安静的环境和神气收敛的原因，不同于平时工作生活的"开"的状态，这个时候整个神和气的方向是往内收聚的。对不同的能量格局和气脉通畅度的人体来说，每个人的感受会各有不同。

你的神是有点紧，神紧的状态下，气血的流通度也会受到一些影响，身体内部的气脉在鼻梁这里可能有原本就有的卡点。

但我们不需要马上给这个感受下定论，可以在静坐中继续观察这些感受的变化。你已经观察到自己的神是偏紧的，还可以继续观察身体的松紧，慢慢就会知道，什么情况下它会更松一点。不必过于在意某处出现的某个感觉，这些都是正常的气脉流动造成的感受，它们会不断变化，只需要保持觉察就行。熟悉后，把这个觉察的方法带入生活中。

听众：我刚才静坐的时候一边数呼吸，一边注意小腹起伏的状态，然后觉得有点头疼。后来我试着不数呼吸也不观察小腹的起伏之后，就觉得像是坐在田野上，放松了。

李辛：你可能数息和观小腹起伏的意过紧、过于用力了，这个和我们平时用神意的松紧度有关，平时要练习不用力的专注。我们往往在专注的时候是一个加压的状态，还记得我说的鼓风机原理吗？

为什么会头疼呢？可能你平时头部的气脉偏紧、压力偏高，所以当你静坐时太用力，这个压力就会更大。前面说了，静坐的时候是能量处于回收状态，我们的感受也会比平时更敏锐一些，这个可能是你感到头疼的原因。所以当你不再用力的时候，就松开了。

我们平时生活中的精神状态，用心用意的习惯，会延续到静坐时的状态。

听众：静坐的时候能守中焦脾胃这里吗？

李辛：不同的体质和气机格局方向，需要关注的点是不同的，首先要了解自己的特质。你觉得自己的形是厚的还是薄的？

听众：薄。

李辛：对。你觉得自己的形体是属于比较松的还是比较紧的？

听众：紧。

李辛：好。神是松的还是紧的？

听众：紧。

李辛：对，偏紧。所以，总体来说，你的形、气、神都是偏紧。那么，是需要让它再紧一点，还是稍微松一点？

听众：松一点。

李辛：对。再问一个问题，你觉得静坐中"守和观"有什么区别？

听众：是不是用意轻重的区别？

李辛：前者有为，后者无为。我们可以守中焦，同时知道自己在守，也知道此刻神是紧的还是松的，知道自己坐在这里以及听到周围的声音……后面的几个"知道"你有吗？

大部分初学者在"守"某个点的时候用力大了些，神过紧。对于你来说，与其守中焦、下焦或其他任何部位，不如时时记得放松、自然、不用力。只要这几点做到，就是一个趋向均匀的状态。这个方法能对治你的"紧"，这样你的身体会越来越好。

过度思考的困局

听众: 厚薄这个问题,我还不太清楚。另外,我觉得自己身体的左右两边是分离的。

李辛: 怎么个分离?

听众: 比如数呼吸也好,意守也好,总觉得两边各走各的,虚实松紧都不一样。

李辛: 你觉得自己的形体是厚还是薄?

听众: 好像左边厚一些,右边薄一些。

李辛: 这种情况常有。我因为喜欢打乒乓球、网球,所以我的右边比较厚一点。

你觉得自己的形体是松还是紧?

听众: 有松也有紧。

李辛: 你觉得自己的意念是松的还是紧的?

听众: 有时候松一点,有时候紧一点。

李辛: 你的神是偏紧的,身体也不放松,这个要多留意。平时练太极吗?

听众: 练的。

李辛: 要留意自己练的时候,身体是柔软的还是僵硬的。回家继续练,自然会由紧到松,然后更松,太极对你特别合适。

大家要多留意自己,我们只有了解自己越多,才会更了解别人,我们精神的宽度和广度需要不断拓展。

比如刚才这位同学说他原来是意守,但没有注意周围的情况,这个就属于"闷头打坐"。精神是相对集中而且范围窄小的，等到慢慢训练出既能够意守又能够知道周围的情况，这个神意的范围就慢慢展开了。

这些训练的好处之一，是能够让我们在生活和工作中更有全局观，不容易执着在一个点上。

我的第一份工作是老师，第一次踏上讲台的时候，很不巧是给那些年纪比我大的、工作很多年的进修医生上课。当时，我紧张得不得了，写字都是抖的，也不敢看他们，然后不停地写黑板、喝水，粉笔也断了好几次。那就是一个闷头讲课的、窄的状态。我现在能够一边讲课，一边注意到自己和大家的变化。

就像开车，当我们的神意相对舒展的时候，周围有车靠近我们，甚至还没在后视镜出现，你就能感觉到，这就是直觉，直觉在神意比较放松、安宁的状态下会起作用。我们需要练习神意的放松，以及宽度和广度。

"神意"这个东西随时因为受到内在和外在的影响而变化，我们可以评估一下自己的神意是比较集中还是比较开的。

听众们：比较集中。

李辛：你呢？

听众：我觉得还算开的吧。

李辛：作为我的观察，你的神意过于集中了。你在我们谈话的时候，两眼直直地盯着我，像是不想漏过一个词语，是过于认真专注的。但是这种专注是狭窄的，你不太能够同时注意到周围人的反应。

为什么我要说这个问题呢？因为这个和你左右不平衡有关。

我相信你在工作中也是非常认真的，这是一个好习惯。但万事都是一体两面，长期的过于集中就会有过紧的状态，而且这个惯性会波及你所接触的一切人、事、物。你静坐多长时间了？

听众：有几年了。

李辛：有老师带吗？

听众：没有。

李辛：多大年纪了？

听众：53岁。

李辛：你还是需要调整自己的练习方向和方法。作为五十几岁的人，你的身体算是比较结实的，气血也是比较充足的，但是你的精神比较紧张。神一紧，就像把捆在身上的绳子不断收紧，然后你再用过强的意念去打坐，守这儿守那儿的，这个紧的力量就越来越强。

这部分还是需要小心处理，不然时间长了，可能会有不好的影响。轻的话，会影响睡眠，或者比如你现在有的这种不均匀的感觉；严重的话，可能对心理、情绪、心脑血管等都会产生影响。

我建议你这个阶段以练太极、散步为主。静坐先减少或者暂停，先学习日常生活中观察和感受自己身心的松与紧，把过度用力的习惯慢慢卸掉。等到有合适老师出现的时候，再练习打坐。

我们的课题主要是关于精神心理的，我想再和大家讨论一个话题：我们能够分清自己是在观察还是在思考吗？

听众：我感觉到自己在观察的时候会松一些，思考的时候会紧一些。

李辛：思考有一个焦点，就像拿着一个凸透镜把阳光集中在一个点上，它能把普通的阳光变得炙热。思考不但会聚焦，而且它会有一个回旋、扫描、搜索的功能，它有范围，在范围内，会从这个点跳到那个点，观察类似于你刚才说的在田野上的感觉。

在平时的生活中，我们是以观察为主还是以思考为主？

听众们：以思考为主。

李辛：你觉得自己是以观察为主还是以思考为主？

听众：以思考为主。

李辛：是的。作为现代人，尤其是城市人，或者受过高等教育的人，基本都以思考为主。所以需要训练自己常常处于既清晰又放松的精神状态，就能慢慢改变过度思考的惯性，否则每天的生活、工作的惯性会让我们的身心越来越紧。

在城市里生活的现代人得抑郁症、焦虑症等精神心理问题的机会比农村要多得多，其中一个原因是因为城里的心理医生比较多，被戴上"帽子"的机会就多。

"帽子"这个东西戴上去容易，摘下来难。另一个原因是城里的人"思考"多，肉体训练少，"精神"和"肉体"这两个一不平衡，得抑郁症和焦虑症的机会就多。

对于现代人，要避免自己总是陷在思考当中。你是容易陷在思考中的一类，但是不一定能意识得到。我想问问，你太太对此怎么看？

听众太太：是的，他平时思考比较多，还经常把一件事情通过逻辑或数学等方式来分析。

李辛：如果这样的思考成为一个长期的习惯，那观察世界的维度就慢慢地越来越集中、越来越窄了。

对于你，养生最重要的一点就是减少思考，多做肉体的运动，多一些不带分析的观察与感受，减少一些逻辑的、科学的、惯性的思维模式。平衡，是最大的养生。

用意过度的干扰

听众：您刚刚说减少思考的一个方法是多动身体、少动脑,问题是有时候我的脑袋不受自己的控制,止不住就会思考问题。

李辛：你今天爬山的时候想的是不是少一点了?

听众：是的,注意力换了嘛。

李辛：你抓住了关键点——注意力。我们能不能转念,能不能转注意力是很重要的。我们要学会不要让自己的注意力长时间地停在一个点上,要学会跳出来。

你也是属于极其认真、专注的人。可是,只会专注不会松开就会失去平衡,要持续地去做身体的训练,就能把原来持续在脑部的"局部高压循环"的气血转到了全身。运动是平衡用脑过度的最简单的方法,你体内上下各部的气血"贫富悬殊"过大了。

为什么呢?当我们一用意念,全身的气血就会不均匀,过度的思考或人为的引导会扰乱原本有秩序且均匀的气血输布和运行。

很多练功的人喜欢把气导来导去,这是有危险的,除了已经修到很高层次的人,我们一般不知道人体的气血该怎么走。

如果人为地把它导到脚上,导到肚子里,让它这么转或那么转,引导它走哪条经,一旦搞错,会发生体内的"交通事故"。如果个性又是偏激执着的,就容易走火入魔。

与其这么费力又不安全地导来导去,不如走路、太极,不用意念的站桩、打坐,力所能及地做点对人对己有益的事情,气血自然就会去该去的地方。

身体有自己的节奏和运行规律，与大自然一直在互动互通，比我们的自以为是的头脑可智慧多了。

听众：老师，一天 24 小时，我每天最多锻炼 1 个小时，剩下还有很多时间，脑子还是一直在思考。但是我如果一直通过运动来减少思考，就要花很多时间。还有什么别的办法，让大脑不要转那么多？

李辛：觉察。你知道自己的大脑现在转速是 200 还是 2000，是吧？当你有觉察的时候，其实自己会调整的。但当你没有觉察，一直保持 2000 转速，以这个速度，即使是静坐和打太极，效果也不会太好。

重点是觉察，而不是用另一个思考出来的办法去对峙。一觉察，你的注意力的空间就会比之前更广大些，转速自然会慢下来。

听众：觉察，然后把速度给调慢。

李辛：觉察后，速度自然会减慢，不需要费劲去调。比如刚才我觉察到自己说话快了，自然就减慢了；发现汤很烫，我自然就放慢了喝它的速度。这个觉察不需要高深的技巧，只是在意识上保持一个良好习惯。

如果总是在"高转速"之下思考，即使在思考似乎重要的问题，我们的全观能力也会很弱，无法跳出本来的局限，就容易发生类似抑郁、焦虑、高血压、失眠，或者其他的心身问题。

另外，当你使用思想和肉体的比例悬殊过大时，是需要花更多的时间，通过运动来"矫正"这个偏差，这个方法也是比较安全和有效的。对你来说，每天 1 小时可能不够，需要增加。

从熟悉自己的身体入手

听众：老师，我在静坐的时候，发现数息会使我身体不放松，变得很紧，很焦躁，后来我都不知道该不该坚持静坐。

李辛：有没有试过别的方法？

听众：我试过观想天上的星星，或者观想平静的湖面，这一类会使我比较安静，不知道这种方法对不对？

李辛：可以的。我也是属于一数息反而会紧的这一类，但是呢，我不会有太多内疚和对自己的不满。既然这个方法对你现阶段不适合，那就换一个试试。

你可以观想星星、观想湖面，一切都是所缘境，数息也是一个方便的所缘境。

但要小心，当我们用观想的方法，等于是用我们的思想去凭空造一个东西，时间长了，也会有问题。而且，你属于已经比较安静的，那匹马已经不怎么乱跑了，不需要一直拿条绳子把它拴住。

不用力、无焦点地观察自己身心意的变化，或者只是观察身体的变化，比如像南老说的知息入、知息出、知息长短、知息遍身，是容易入手且安全的方法，这些共同点是那个"知"。

听众：晚上我常常在书房里静坐，即使开着台灯，还是会害怕，不敢闭眼睛，不知道怎么调整才好。

李辛：你觉得你的身体是厚还是薄？神定不定？大家也可以一起来观察。

听众：我觉得比较薄，比较虚，胆子小，容易受到干扰。

李辛：比较薄，神也偏弱，敏感型，这样的体质、神质，是容易受到干扰。

有一个调节的总原则：

对于形比较厚，神比较紧、比较强的，调节方向是"松"一点，要开，多做一些流通型的运动，强度大一些更合适。

对于神比较敏感、比较弱，身体比较单薄的人，就像是一个薄薄浅浅的小碗，容量不够大，也易受到磕碰。这类也需要运动，但需要相对柔和的、静态的、以聚为主的运动，在不过度消耗的前提下，把肉体练得厚一点，把这只小碗变成一口容量大一些的缸。

所以，对于你来说，要把身体建设一下，要有一点点肌肉，这样神会更稳定。

听众：我在坚持打太极。

李辛：太极很合适，你多大年纪？

听众：35 岁。

李辛：可以每天做 50 个下蹲，每天 1～3 次，适当地做一些俯卧撑，肌力不够的话，可以斜撑在床上，这样轻松一些。

听众：平板支撑呢？

李辛：可以的。对于我们这类比较单薄的身体，不要太强求，但需要有意识地让身体强化一些。

回到那个静坐的问题，你的这种害怕，是因为神还很不足，可以先锻炼，把静坐放到下一阶段。以走路、太极为主，少量肌肉的辅助训练。

这里提到了一个很重要的问题，我们要评估一下自己的神是饱满的还是虚弱的。

如果我们的神很虚的话，气血的流通也不会强盛，不但意味着我们的身体不会强壮，也意味着我们非常容易受外界有形无形力量的影响。所以，这一类人，静坐这件事不要太急着做或做太多，不然弊大于利。

除了评估我们的神饱不饱满，还要看神定不定、清晰不清晰。

刚开始学习静坐的时候，可以把这些当作指标。坐一段时间之后，你能观察到自己的神是否清晰、稳定些了，或者仍然比较飘散。这个比感觉这里痛那里热，或者看到什么图像、景色要重要。

精神的稳定、清晰、饱满，是我们能稳固发展自己的意识和精神世界的一个重要立足点。

从观察、熟悉自己入手

听众：刚才老师不建议我现阶段静坐。其实我对自己还不太了解，目前能判断出来自己的松紧，其他方面还不太清楚。

李辛：我们需要练习对人、事、物的全观能力，其中最重要的就是认识自己。你可能有闷头做事的习惯，不光是在静坐上，在生活工作中，都有点闷头做事，没有留意周围的状态。

静坐的目的是用来练习运用在生活当中的觉察力。所以我建议，以你现在的身心的状态呢，静坐虽然可以减少一些，但仍然可以训练自己在生活中的觉察。

要训练扩大自己意识的宽度和广度，训练自己在任何时候，能在留意自己的同时，也稍微留意一下周围人、事、物的状态和变化。

比如说，我注意到有些同学，尤其是胆子比较小的女孩子，不敢和人目光对视，人多的时候她会靠边坐。这个习惯如果自己觉察不到，长期下来，意识的范围就容易窄化。

如何扩大呢？可以做这样一个训练。比如吃饭的时候，可以一边慢慢吃，一边拿一部分的注意力观察周围的人，带一点好奇心，重新打开自己的关注范围，不带有特别的目的，就只是观察，同时也观察自己的状态，也不要忘了鱼里面有刺，这就是内和外的观察。

我在大学的时候，有一天发现自己在跟人谈话的时候，身体很紧，神也很紧。那一天的觉察对我来说是决定性的开始，我第一次意识到自己在人际交流中很紧，然后我花了大概半年时间练习，只做一件事：任何时候，先把手和脚放松。

这个方法我拿去帮了很多人。有一个病人是公司秘书，脸黑黑的、很紧、痛经、睡眠很差、手脚冰冷、身体比较薄，神比较弱，敏感度高且不稳定，工作很认真、胆子小。我观察到她在打电话的时候，腿脚就自然夹缠起来。

大家平时可以观察，我们周围有很多人都这样，尤其是给领导、老公或者婆婆打电话的时候，肢体会紧缩起来。

我教他们在任何时候注意自己的手脚是松的还是紧的，这个能帮助人们很明显地发现自己的内心状态。**当我们把肢体放松开的时候，心也会跟着渐渐松开。**

我在大学二三年级的时候，说话非常快，因为焦虑，想赶紧把话说完。有一天，班里有个女同学跟我说："李辛，你说话怎么那么快啊，我都听不懂。"

那天对我来说是关于表达的语速方面的一个转折点，通过她的提醒我意识到了，后来我在讲话的时候常常留意观察自己、训练自己：话要慢慢地讲。知道自己说的每一个字，都是在表达什么。这也是一个扩展意识的训练，我们往往在语速快的时候，很难做到同时留意自己的话是否适合对方。

大家注意过十字路口的行人吗？大多数人的神都非常的窄和涣散，普遍焦虑和紧张。如果有一个人闯了红灯，大家就会进入集体无意识状态，跟着一起往前冲。

我现在过十字路口会观察了，以前也是盲目的随大流。有一天开始我意识到了，为什么大家往前冲的时候我也往前冲？其实很多事都是这样，可能经过了一万次，终于意识到了，从此开始客观地观察当下的情形。

然后我们会慢慢发现自己当下的状态，什么时候会紧张，什么时候会不安，这个就是对自己的了解。当我们对自己了解越多，就有机会当下调整，也会更多了解这个世界，由此会逐渐安心，这个比读很多书都要有用。

鲁道夫·斯坦纳在他的自传中有一句："人只有看到自身的真正实相之后，才有可能理解外界的真正实相是什么。"

希望我们能够带着这种觉察，进入平时的生活中。

牛皮癣是生命状态的一种表达方式

听众：我父亲得牛皮癣很多年了，我怎么帮助他做调理？

李辛：牛皮癣是一种典型的心身疾病。

所谓心身疾病，是指现代医学发现有某些种类的病，比如高血压、偏头痛、痛经，大部分的皮肤病、甲亢，还有牛皮癣，它们的主要原因是由于社会心理因素或者压力引起的。其实，所有的病多少都和精神心理因素有关。

对于像你父亲这种情况，可以从今天讲过的知识来分析，他的精神是松的还是紧的？意识是宽的还是窄的？

听众：紧的和窄的。

李辛：情绪对他的影响是比较大还是比较小？

听众：很大。

李辛：他的职业是什么？

听众：他退休了。以前是老干部，退休之后牛皮癣就更严重了。

李辛：他现在有什么运动习惯或者业余爱好吗？

听众：他不爱运动，天天看书。

李辛：看哪一类的书呢？

听众：什么书都看，属于书虫那一类。

李辛：他的身体是属于偏厚的还是偏薄，偏松还是偏紧？

听众：偏厚、偏紧。

李辛：从这些信息可以判断出，他在身体上需要更多的疏通和放松。对于一个老年人，从来没有运动的习惯，一开始就让他去练太极，这个起步会有点难，容易被放弃，可以从散步开始，八段锦也很适合他。

需要有人去带动他，拉他去散步，早晚各一次，成为习惯就好了。

听众：我给他买了一套房，弄了一个小菜园，让他平时种种菜、浇浇水什么的。这种生活大概有两年了，但那个病还是没好。

李辛：一般得牛皮癣的，从中医来说属于身体里面有热和毒，而且不在表浅的肌腠层次，而是在比较深的血分层次。所以还得问一些重要的问题，比如，他和社会的交往怎么样？

听众：挺好的。

李辛：你了解你父亲吗？他有可以深入交流的知心朋友吗？

听众：他有两个比较好的朋友，但都得了癌症，其中一个已经去世了。

李辛：他跟你或者家庭成员有深入的交流吗？

听众：从来没有，我们之间是一种挺冷淡的父子关系。

李辛：家庭成员之间的沟通是比较重要的，你妈妈现在情况怎么样呢？

听众：这个讲起来比较复杂。

李辛：昨天说了一个很重要的问题，一些比较重的、长期的慢性病，表明一个家庭甚至一个家族都在某种状态里持续了很久。从你的叙述来看，你们家庭成员之间深入有效的交流不够。如果你妈妈因为年纪大或是别的原因，很难好好交流，那就需要你或者兄弟姐妹来完成这种交流。

每个家庭都有一个"精神之光"相对明亮的人。也许你是能把光带进你们家庭的那个人，那么现在的重点是怎么把自己调整到一个相对稳定、清晰、精力又比较足的状态。只有当我们的思想和意识的宽度展开的时候，我们才有可能和长辈有更深入的交流，才有可能来转变过去卡住的某些环节。

你父亲的好朋友都有癌症啊什么的，说明他的朋友关系当中能给他正面、积极、打开的这种交流机会不多。

书虫、没有运动、已经退休，家庭交流和外部交流都不够，可以想象他身心封闭得很厉害。

如果我们画一张图的话，他身心里面，有很多的能量郁在内部。我们前面说过能量的均匀与健康的关系，如果物质身体有锻炼，那一部分郁结的能量就能通过运动在体内均匀布散；如果开始建立正常、真实、良好沟通的家庭关系，那一部分郁结的精神能量能够在身心内部均匀流动；如果他还有良好的社会关系，那又能在个体与外界的这一层面有很好的循环交流。

这几个部分他都不够，内在又有巨大的生命力在涌动。这种巨大的力量，就会变成某种症状出来。牛皮癣是生命状态的一种表达方式，是身体为了自救的一个被动排邪反应。

东北的冬天会烧炕，有时候烟道堵住了以后，烟会从别的地方冒出来。他有牛皮癣，看起来是一个很麻烦的病，但除了它是身体的一个自救策略之外，这个病位在表，其实也是一件好事，说明：第一，身体还有能量；第二，病在往外走。

这些问题如果换在别人身上，如果不以牛皮癣的方式表达出来，就有可能以痛风、肝血管瘤、心脑血管病，甚至是肿瘤的方式表达。在中医来看，所有这些病，只是生命中没有消化流通的"力量"以不同的方式组合和呈现的结果。

你先把自己调整好，然后开始带他锻炼。即使互相不说话，也有潜在的交流。慢慢你们接触多了以后，肯定会有更多的交流。尤其是有了身体的运动之后，身心自己会慢慢打开，去建立新的对外交流渠道。

听众：要是喜欢动物，养狗也是个出口，是吧？

李辛：对，人和宠物之间的沟通往往比人和人之间的沟通更容易。

像他这一类老人，还需要跟社会保持一些交流，比如老年大学、唱歌、书法、演奏乐器，这些都很好。

现在很多人都在骂跳广场舞的大妈扰民，但广场舞本身是个非常好的老年运动和交流形式。它对这一代老年人非常重要，如果安排得当，是一件好事。你带他去参加各种活动，鼓励他，还可以带他去旅行。

女听众：老爷子那么爱看书，让他上老年大学当个老师什么的，不就发挥出来吗？

李辛：是个好办法。

听众：嗯，得给他找个出口。

李辛：人要跟社会有适度的交流。不能因为我们觉得自己身体差，就要尽量节省能量，光静坐、睡觉，其他事情都不要做了。这样是一个能量的闭路循环，我们跟外界的交流全都断掉了。光阖不开，生命体也无法健康延续。

就像一个公司，没钱咱们就光省，不开展任何业务，也不请客吃饭，也不开公司年会……这些花出去的钱可不是浪费啊，开出去才能回得来，只是开阖的比例要掌握好。

人的生命是多层次的，各个层次的内容和交流都需要有。这个部分，是需要我们自己来观察和尝试的。

充满新鲜感的世界

我一直在反复提醒大家，在日常生活中有意识地留意自己的身体是松是紧，这一点很重要。包括吃饭、看书、乘车等任何时候，都能有一部分的注意力来留意自己的身体是松还是紧。

当我们对当下身体的松紧比较熟悉的时候，感受力就会越来越清晰。慢慢地，感知会逐渐扩展，会感受到周围人和整个环境的松紧状态。

除了留意身体的松紧，还要慢慢练习有意识地去留意自己精神的松紧，同时也留意周围人精神的松紧。当我们开始放松观察周围的时候，就不会时时刻刻把注意力都拘在自己的身上，拘在自己的不舒服、不开心上了。

要打开眼光，扩展意识，放松地去观察、听、看、感受流向我们的一切。

前面我们讨论过一个问题，我们能不能分清楚观察与思考的区别。

当陷入思考的时候，人的观察力实际是很差的，尤其当我们在强烈思考，进入一个死循环的时候，这时候的观察力局限在关注的某个点上。那一刻，我们就与真实的外在世界失联了，变成精神和情感的孤岛，冲突、焦虑、抑郁、成瘾症都与此相关。

如何均衡地发展和运用我们的观察力和思考力？这两者是可以同步进行的。大家要练习在生活中去体会这一点，它非常重要。

我们现代人大部分的生命活动都是在头脑的思考中进行的，不接地气。我们学了大量的知识和概念，但是，作为传统文化也好，作为心理学、禅修也好，我们最好把学过的任何一个概念和知识都在我们的身心上、生活上有所运用和体验。只有体验到的，才是我们真正学到的东西，否则我们学得越多，困惑就会越多。所以我希望大家能够**时刻要留意自己身体和精神的松和紧，同时把精神、耳目和感受打开，你的生活将会大不一样，眼前的世界会生动，充满着新鲜感。**

除了松和紧以外，进一步知道自己的精神状态是清明的还是散乱的。比如早上锻炼时，经过我们的大多数路人都是散乱的。还有刚才静坐的时候，先坐的同学能听到后面进来的同学的动静，每一个同学进来的状态都不一样。

比如，有的学员坐下来，把包拉链拉开合上，再拉开再合上的时候，是有意识的吗？这两天我听到很多拉链的声音，我的感觉是，有些学员在拉的时候是无意识的，只是习惯性地完成这个动作。平时我们在说话的时候，知道自己的语速、表情和心理状态吗？这个"知道"很重要。

我们现代人会过多关注自己说的话到不到位，漂不漂亮，举止仪态体面不体面，全都是外在的指标。重要的是，要有一点觉知，有意识地去观察我们正在做的事情和整个过程中的内外状态和互动的关系。

哪怕没有微笑，而是在生气，哪怕是心烦意乱或者特别难过，我们可以留意一下自己的内在状态和在这个状态里所有的动作和言语，这个就是觉知。

在日常生活中的训练，比我们坐在蒲团上更能提高我们的觉知力。当我们散乱的时候，是不可能看清楚周围人事物和环境散乱与否的。但是，当我们有能力观察到自己散乱的时候，就是清明的开始。

清明不是大家想象的内心永远是蓝天白云，而是蓝天白云的时候我知道，一脑门子糨糊我也知道，这个"知道"就是清明。即使一个人病得很痛苦，知道自己快要死了，知道自己的身体正在冷掉，这个清明的觉察还是可以保持在那里，但不是刻意地去保持想象中的清明。

保持独立的观察和思考

这几天看到大家对自己的身体还是非常关心的，锻炼和养生有很大的关系。今天早上我们做了两种不同的运动，第一种是踢腿，这个是开还是阖？

听众们：开。

李辛：对。是刚还是柔？

听众们：刚。

李辛：对。开阖、刚柔这些概念现在在我们心里是活生生的东西了，不只是概念了。昨天我们还说过身体有厚与薄，还有虚和实。我们先了解自己的身心状态，然后，运动方面的比例就可以自己调整了。

锻炼是个循序渐进的过程。比如今天我们如果踢了几下就觉得很累，那可以放一放，先从走路，从柔的方式开始入手。实际上，我们的身体的状态一直都在变化中，保持觉知，跟着自己的感觉去选择合适的运动。

怎么来取舍锻炼方法呢？仍然是在熟悉了解自己的基础上，根据我们自身的虚实、厚薄来决定合适的项目。任何时候都不要失去自己的感知和思考习惯，最终，所有的问题是要靠自己来回答。

我们刚开始需要找老师、专业人士提供"答案"，最终那个鲜活且不会忘却的答案，来自我们的体验。

2010年，我开始觉得疲劳，那段时间看了很多重病病人，又要上课，很累，然后我想休息一下，换个环境。年底的时候，朋友带我去了福建的一个道观——牛童宫。我在那里静养了几天，发现自己的身体真是很糟糕，浑身都不舒服，而且因为疲劳了以后人的神就会很紧，观察力和精神的维度就会变窄、散乱，这是一种恶性循环。

回来之后，我就决定把工作减到了一周只工作半天。虽然导致收入大减，但这个决定救了我自己。

到了第二年3月份，见到米晶子老道长后，我决定彻底停下来。刚停下来的时候身体很弱，我就每天跟太太一起去散步。当时每次走一个小时都挺累的，后来走到两个小时，然后开始打八部金刚，刚开始打的时候也累，但每天都做，身体的能量和流通程度就在慢慢提高。

渐渐地，八部金刚不能满足我的需求了，就去爬山，再后来，爬山也不能满足需求了，就去徒步。然后，身体又好了一层，还恢复了十多年前做过的八卦掌训练，每次一个小时。

我想说的是，我们在工作、生活的同时，一定要留意自己身体的感觉，好好照顾它，及时调整，不要等到出了大问题再来补救。这个自我调养的习惯和我们是不是医生一点关系都没有，和自我觉察和感知的能力有关。

还有一点很重要，能不能允许自己停下来？很多人不到大病重病不允许自己停下来，总有很多"现实的"理由可以找借口，只怕到时候就来不及了。

对于心身的感受，你只能靠自己。医生能给你做检查和诊断，但未必了解你完整的心身状态和生命背景，甚至不少医生疲劳得连自己的心身状态都不是很了解。所以，即使你病了，在吃药，在接受医生的帮助，你还是永远要观察、留意自己的心身状态，保持独立的思考和判断。

开始学中医、学养生的人都会关心吃什么好，不吃什么好，其实要留意观察自己吃了什么之后的状态。比如我发现自己要是在外面吃了用可疑的油炒的菜，会有一些不舒服的感觉，第二天早上舌苔会很厚。我昨晚米豆腐吃太多了，今天早上的舌苔也稍微厚了一点。

这些都不用学专业的知识，只要通过观察，从自己的生活当中就可以学到。

内心感受与外在知识

听众：我平时也观察，但是观察需要有一定的基础知识。我们缺乏这方面的知识，只能用猜测，最后得出的结果可能不一定正确。

李辛：这还是"头脑思考型"的问题。你平时会送礼物给朋友吗？

听众：会的，经常送。

李辛：你是以什么标准来确定送的礼物是否合适对方呢？

听众：我会评估对方的喜好，找合适的礼物。

李辛：你能描述一下这是一种什么样的感觉，以什么样的标准来选择，还是根据一个专业的关于送礼的标准？

听众：没有一定的标准，主要是看朋友喜欢什么。

李辛：你的提问是关于某种标准，一个坐标系的问题。

当我们心里升起一个疑问，会面对两种选择：一是自己通过观察思考解答，或许不够正确，还可能犯错，二是仰赖从小听到的各种标准。

比如现在连送礼都有各种送礼指南。然而，我们打听和参考得越多，可能会更迷惑，送的东西未必是朋友所需。

几千年来，人类由主动的文化启蒙者和知识创造者，慢慢变成由社会习俗和文化所影响的被创造者。现代社会文化还在继续发展、细化，指导和规范着我们。

而我们，则像一台已经输入了很多特定程序和数据库的电脑，对如何生活、如何回应已经有了一套不假思索的条件反射。即使我们的"电脑"里没有答案，还可以扭头去问专家。

现代生活方便之处确实很多，百度有无穷的答案可以参考，就连出门吃个饭可以先看各家店的评分。但所有这些程序和数据库，仍然需要一个"中心处理器"，也就是我们的心。

买菜、做饭、谈恋爱、带孩子……所有的事情，你们觉得是靠脑——我们学到的各种知识，还是靠内心的感受、体验更安全一点？

听众们： 内心。

李辛： 不是说重视内心感受就要摒弃外在知识，这两个可以同时存在。但如果我们忽略内心的感受，光靠外在的标准是非常危险的，是机器人。作为现代人来说，外在知识这部分现在特别容易获得，而且已经过多，而我们发展内心感受的这部分非常不足。

刚才我讲了在健康低点及时休息的故事，其实已经回答了你的问题，重要的是你要对自己的身心有所感觉。比如送礼物，我的经验是，自己比较安心舒适，而且感觉对方收到也会比较舒服，送完以后我不会再有多余的想法，这就是合适的选择，无论这个礼物是大是小。

如果一个人能自发自主地经验、学习，慢慢地就会在这个领域发展出属于自己的方式、品位或创造力。

从传统观点来说，任何一件事情，如果我们有多余的想法，说明这件事情没有做得恰到好处。如果做到恰到好处，就不会有多余的想法，大家平时多留意，这是心的作用。

如果我们的心越来越敏锐，慢慢地，外在的知识和标准会退到"被参考"的从属地位，为我所用，而不是变成"知障"。

我们可以内化这些知识，但必须通过自己耐心的尝试、探索和体验。这需要时间，也要接受错误的可能。

这是每一个个体精神成长和成熟，全观和深入的过程。

心为物役

关于社交礼仪或者卡耐基之类的处世哲学，这些都是外在标准。刚开始对我们是有用的，随着年龄和阅历的增加，如果我们善于训练自己的觉知，属于心的感知部分会越来越丰富，心智会越来越成熟，内外会越来越合一。

如果内外不合一，这中间的落差就会产生大量的不协调和程序冲突，这是心理问题很重要的一个源头。

外面的标准永远都在告诉我们，需要这样，需要那样。当我们放弃自己、过度依从外在标准的时候，内外不合一的可能性就越来越大，分离会越来越大。

那么，内和外如何合一呢？

简单讲，"安心与否"是检验内外合一的一种状态。但我经常见到很多人说："这件事情我已经做得够好啦，该做的都做了，可以安心了，他怎样是他的事情。"这就是不安心。安心不安心，只有我们自己知道，不需要去跟别人讲。当我们想要证明什么、解释什么的时候，其实已经是不安心了。

比如我们刚开始学太极拳的时候，做某个动作会有很多想法，担心自己的动作做得不标准。这时我们的神气和意识范围就局限在自己的身体和这些动作上了，是个过于聚焦、紧缩的状态。

而当我们的神气和意识放松的时候，周围一切的声音和变化，就会比较容易知道。在这些变化和做这些动作的同时，也能留意到自己的身体、感觉、心情、思想以及它们和外在一直互相交流影响而产生的变化。

这个觉知状态就比局限在身体和动作上要来的范围更大了。

神气的放松和意识的扩展是非常重要的。如果我们经常有纠结，比如这份礼物是轻了重了，刚才说的话对方会不会往那儿想，必须解释一下。如果这种情况经常出现的话，说明属于自己的内在原点还没有建立，主体虚弱。

主体只能由我们自己来建立，它和我们的年纪、阅历、做过多少事、读过多少书并非总是对应。很多人看起来一直在读书、学习、做事……但仍然没有建立主体和独立观察思考的能力，也许从小就被过多的"正确答案和标准流程"限制了。

听众2：四十不惑是每个人都会有吗，还是要自己主动调适后才能达到？

李辛：七十、八十还惑的人也很多，我们只能从实践中时刻调适。重点是我们在做一切事情的时候，在生活的每个小细节上练习，比如选礼物、包礼物，面对困难和情绪的那些当下，对自己的心理活动和身心状态有没有觉知。

听众：送礼物是希望别人开心，恰如其分，让别人体会到我的诚意。

李辛：诚意是有不同水平的有效成分的，我们自以为的诚意也许纯度并不高。从心出发，独立思考，这是真诚地对待自己的开始，否则很容易流于世俗习惯里的所谓"诚意"。

就像酒桌上我们满脸涨红、昏头昏脑、不知所云地举着酒杯，以先干为敬来表达诚意。这里的诚意更多的成分是来自社会习气，是跟别人学的。

内心越放松、越单纯，对方越能体会到我们的心意。先从体会自己的松和紧开始吧，你的注意力过于聚焦在具体问题上。

听众：我不知道自己是松还是紧。

李辛：过度聚焦就是一种紧，你的神态和表情，让我们看到你过多地关注了关于自己设想好的几个点和外在的评价，我也有过这个阶段。这种情况的产生有几个原因：一是过于疲劳，睡眠不足；二是过度思维，运动不足；三是长期以来过于关注某几个点，忽略了周围环境与自己的全面互动。

我们从小被要求做一个好孩子，从会说话开始就要正确且及时地叫"阿姨好，叔叔好，婶婶好"，要这样不能那样，这些都是满足外在的标准。这样的教育虽然有些好处，但也会有很难处理的后遗症。一直让小孩子这么"好"上一圈，基本就散乱掉了。

大人们常常会打乱小孩子正在他内心世界的原点向外面的世界静静地感受和体会的状态，过早把孩子从内在拔了出来而流于表面。如果我们从3岁到30岁一直在这种被拔苗助长的散乱状态，最后我们的中心在哪里？没有了。其实成人保持自己的觉知和稳定才是重要的，身教重于言传，况且，很多家长还没有足够的基础去言传。

以后，我们再跟别人招呼和交流的时候，要注意我们是全出去了，还是留了一点在里面。所谓全出去了就是忘掉了自己，全都聚焦在这件事或别人的看法等外物上，古人叫"心为物役"。

我今天早上和杨老师打招呼："早！"

杨老师对我笑了笑，但90%的他还是在自己那里。

我们的媒体和娱乐节目喜欢宣扬某种忘我投入的状态，在这种状态里待久了有个副作用——散乱，失去定的能力。

肤浅思维

听众：我知道自己是糊的，看不进书又不想工作，这时应该怎么办？这种状态已经有很长时间了。

李辛：问题的答案需要你自己去找。我可以随便扔一个建议过来，比如站桩、打太极，但我觉得这些建议对你可能没什么帮助，因为这个问题你没有经过自己的深入思考就问出来了。

有没有意识到，你前面的几个问题，也都是这样未经思考就抛了出来，这是肤浅思维。即使你问的是关于"生命""人生价值""禅修""佛法"等"高深"的问题，但未经深入思考的状态只能在浅水区徘徊。

这个时候，我们需要先意识到、停下惯性的表层思维，先从生活上、运动上去调整。

听众：这些天听课以后觉得，大家和我一样，都对中医很感兴趣，但是因为我们接触的知识和讯息太多了，找不到头绪。如果想系统地掌握中医知识，学习那种能跟直觉、感受结合在一起的中医知识，我应该学习哪些基础内容，或看哪些书，好让我有个正确的开始。

李辛：从开始做中医教育到现在，这些年我观察到，那么多的同学来学中医启蒙、本草、针灸、静坐、易学等各种知识，里面变化最大的是静坐班的同学。

那么多的同学在努力学习，扩展自己的知识面，但有时候不是学多学少的问题。就像我们的电脑，不是看里边存了多少的文章、图片，或者装了多少的程序。重要的是，第一，电脑得有电才能启动；第二，它得有足够快的芯片和足够的内存，高版本的程序才能够运行良好。

要注意培养我们的精力和体力、思想的清晰度和精神的稳定度。在这三个部分都还不够的时候，学什么都是白搭。

2010年我决定停下来休息，有很重要的一个原因。当时我发现即使休息天在家，拿起《黄帝内经》或《伤寒论》备课，看半个小时，脑袋也是糊的，根本看不进去。在跟病人聊的时候，病人问了很多问题，我发现自己反应不过来。在这个状态下再去做事，既对不起别人，也对不起自己，而且效率很低。

所以，建议大家在没有休息好之前，不要着急去学各种知识点。当你清明的时候，能够专注集中的时候，《黄帝内经》《伤寒论》或任何一本书，可能一看就明白了。

我们已经过去的半辈子，可能大部分都是低效的。不光是学习、工作，包括处理家庭问题、自己的生活问题，都是低效的。

病人来找我，我常常会给他一个指标参考，比如我跟他说，你现在可能只达到最佳状态的70%。大家可以自己来判断一下，你觉得现在是你最好状态的百分之多少？

听众：10%。

李辛：当一个电脑各方面下降严重的时候，它会突然卡住死机，这个时候应该赶紧去休息。

从2010年开始，我连续休息了3年，好好吃饭、睡觉、运动，慢慢养回来，然后才敢出来讲一堂课。休息了3年后，我才觉得自己的脑子能支持讲课的一个半小时，否则是糊的，是在无谓地消耗。浪费自己，也在浪费别人，非常不环保。

我建议需要休息的学员拿出半年的时间，让自己的体力好起来，让自己的精力、专注力、意志力渐渐恢复。

意志力很重要，你能不能坚持锻炼半年，能不能让自己从只能走500米变成能跑5000米？这就是意志力。意志力上升一层，你学东西、做事情、做事业就会成功一层。但意志力要结合自己的精力和体力，不然是盲目的意志力，会拖垮身体。

听众：我试过锻炼，前两个月，一个月跑了60公里，每天3公里左右，发现膝盖不行了。

李辛：可以先用柔和的方法锻炼。因为你的身体偏薄，神也有些弱，气血不是很足，一开始就跑步对你来说偏开，气血会跟不上。气血相当于磁悬浮列车的磁力，如果悬浮的磁力不够，钢轨就会互相摩擦、损伤，这是气血不足的人膝盖损伤的原因。所以要合理评估自己的能量气血，找合适的运动，把气血养起来之后再调整。

与孩子在高水平互动

听众：怎样来培养小孩的稳定性、清晰度和意志力？

李辛：儿童教育的重点就是这个，而不是单纯的知识灌输和技能培养！如果一个人在他的童年期这三个部分先得到了一个稳固，长大后会是人才，而且会有足够的敏感度和稳定性来妥善应对人生将要经历的各种事情。

很多家长在小孩子七八岁之前，就给他塞了太多的知识和技能，生怕落在人后。但如果前面说的几个部分没有被关注，有些孩子的珍贵的自我寻找出路的能力就被毁掉了。这个部分，大家可以了解一下华德福的教育观点。

华德福虽然是讲儿童教育的，对我们成年人也非常有帮助。我跟大家讲的很多观点，不少是从儿童教育里学来的。我在读研究生的时候，看了很多关于儿童教育方面的书，然后就庆幸自己小时候不是在大城市，而是在贵州山里长大的。很多课缺老师，父母对我也很宽松，没有逼迫我学习。这样就有了大量的时间在山里自己玩，心里留下了很多空间，也渐渐发展出以兴趣爱好为中心的学习习惯。

培养孩子的稳定性、清晰度和意志力还有一个前提，**父母自己要有这些特质**，才能带动孩子在一个相对高的水平上互动，也能观察到孩子以及他与周围世界的互动情况，了解哪些会强化孩子的稳定度和清晰度，哪些会削弱。

如果父母不够清晰稳定，只是对孩子抱有这些希望，会比较难。这些无法让别人代劳，都必须要父母自己去做。

父母也要训练自己的心身，提高精神的稳定性、清晰度，建立自己的内心主体。如果你觉得自己现在已经散掉、糊掉了，那可以先从肉体训练开始。

我们虽然都已到中年，但未必"不惑"，可能一直都是慌里慌张、稀里糊涂地随大流，在按着别人的想法走，不了解自己的心身需求，所以也不会了解孩子的心身需求。

听众：我的孩子从小就有自己的想法，他很小的时候我们就对付不了他了，从一两岁会说话就要跟他讲道理才行。如果要强迫他做什么，他会很不情愿。

李辛：我看到了两点，供你参考，第一，你很幸运有这样的孩子。

听众：很难管。

李辛：第二，他对于你们提出了更高的要求。如果你们的清晰度和觉察度不够，只是想管他、"对付"他，以为是为他好，其实可能是在压制、扰乱他。

听众：我们压制不了他。他在幼儿园中班的时候就问我："妈妈，人死了以后怎么处理？"我就说是烧掉。然后他接着问："烧人的地方在哪里？"他一直问我这类问题，可能已经在考虑死亡的问题了。

李辛：小孩子生下来不是一张白纸，他的喜好、性格的强弱、情感的稳定与否，都像已经预装好一部分程序的电脑。如果父母足够清晰，就能够对孩子的整体有所觉察，能够有意识地引导孩子调整偏强或过弱的部分。

听众：我这样回答他对吗？

李辛：你刚才说现在只有最佳状态的 10%。

听众：我努力在他面前维持良好状态。

李辛：那不是真的良好状态。你先让自己回到 70%，才有可能对这样的孩子起到良好的引导作用。

听众：如果父母在孩子小的时候，由于自己的无知给孩子造成了一些心身上的伤害，需不需要在清晰之后，给孩子真心地做个道歉，或者用什么来弥补？

李辛：等我们真正明白某些道理的时候，不一定需要某一种形式上的道歉和弥补，在每天的生活中就知道该怎么做了。所以还是要先提高自己，不然这些都是想象中的问题。

昨天有同学问到清晰度的问题，其实我们如果一直保持对自己的观察、觉察，让自己越来越清晰，往这个方向发展，可以达到的深度是不可思议的。如果我们只是停留在现有的状态，所知是非常有限的。这部分就靠我们自己努力了，一分耕耘一分收获，没人能帮。

昏暗之间,自然的起伏

听众:刚才您说心为物役,如何做到不为物役呢?我们在社会上的角色太多了,儿女、父母、职员、领导,有时候都不知道自己是谁,不知道怎样把自己给找回来。

李辛:外界坐标系原点太多,要回到自己的主体中心。

听众:我找不到路啊。

李辛:我们再复习一遍,你跟我说话的时候,知道自己的身体是松还是紧吗?自己的意识是松还是紧,思想清晰还是混乱吗?

听众:应该是紧的吧,我很想知道答案。

李辛:你现在不需要答案,没有标准答案,只要知道:在任何时候留意你的身体是松还是紧,思想清晰还是混乱,任何时候!

这样的练习会帮助你回到相对身心放松和思路清晰的状态,这样你慢慢地自然就会知道答案。只要你不迷失自己,就会自动往真实的原点靠近。

你也需要好好运动,也属于思考过度了。提醒一下,你现在看着我的同时,在强烈而混乱地思考。你自己知道吗?呵呵。

听众:那怎么样才能松?什么是真正的松?怎么样让自己意识到要松下来?

李辛:连发三问,思维奔逸啊。

你现在说话的时候知道自己的手和脚放在哪里吗?别看,回到感受。

一是要锻炼身体,二是不能太聚焦问题,进入强烈而混乱的思考而忘掉了自己的身心状态。

先从刚才说的方法开始。比如我虽然在跟你说话，我还知道我的手和脚在哪里，知道脚后跟靠着大腿的感觉，身体任何部分的状况我都留意了。就从这里开始，非常简单。刚开始可能觉得难，慢慢自己就熟练了，但如果你不做，过 20 年，你还是会在思维奔逸的状态下重复问类似的问题。

听众：老师，我有个问题，我现在已退休了，以前不关注养生，现在特别在意，随时随地都关注自己，这个是不是也不对？出来上课，跟同寝室的人一说话，就想着是不是耗气了，类似这种念头常常出来。随便做个动作，吃个东西，都关心寒热温凉。

李辛：这些可以关心，但同时要留意自己是不是太用力了，是不是完全陷在里面了，这也属于过度聚焦。

听众：虽然有过度关心，但效果还是比较好的。

李辛：保持观察，观察的结果会帮助你得出合理的结论，这就是在往自己的原点移动的过程。

只是不要完全沉浸在"过度关注自己"里面，忘掉自己与周围的一切是一个完整的有关联的状态，就没有关系。

听众：我是担心自己从一个极端到另一个极端。以前是太不关注养生，落了一身毛病，现在又太关注养生了。

李辛：这是松紧度的问题，不要完全忘掉或者完全迷进去，调节到适宜状态也需要有过程。

无论我们生出任何的想法、升起任何的情绪，比如今天我发现自己在愚痴的状态，甚至心里有点恶意，只要自知，都可以。昏暗之间，那是自然的起伏。我们是凡人，只要有觉察就好办。看到了，提醒自己，不要太过就行，松紧度自己掌握。

在做各种角色的时候,要知道自己有没有入戏太深,入戏太深之后就忘掉自己了。怎么让自己入戏浅一点呢?先从留意自己的身体感受开始。

思想牢笼里的困兽

听众:老师,前面说我们要知道自己身体的松紧、精神的松紧。我发现身体的松紧意识到之后,比较容易放松,但是精神很紧的时候,即使意识到,也很难保持放松。

李辛:因为才开始啊,等你能够熟悉身体的松紧,当下就能放松的时候,那时你的精神也会比较容易做到放松,这是需要慢慢训练的。我们最开始学写字,不是都很紧的吗,后来熟练之后就可以放松写了,再后来,写字的时候还能同时思考和体会内心的松紧了。

你知不知道,你现在看着我眼神炯炯,非常用力,在我来看,能量的使用非常不环保。

听众:怎样看人是放松的?

李辛:与我交流的同时,也留意自己和周围。

听众:这个可以同步进行?

李辛:可以。你这样紧紧盯着我,是个聚光灯状态,那只能看到我了。但是如果把视野展开,看着我,和我交流,也能留意自己的状态,也能留意到周围的同学、窗外的山水……这个就是比较松的状态。

传统的太极是一个很好的关于"松"的训练,整个身体哪里松哪里紧知道,周围的情况,有人经过、有人看你,都能知道。

用脑过度，整天困在思想里打转的现代人需要多一些肉体训练，比如走路、跑步、爬山、打球、瑜伽等。体内的阳气输布顺畅后，身体的协调性和感受力就会提高，身心的统合度也会提高。

平时我们工作、规划、办事的时候，精神基本上都是拘在外在的人事物那里的。如果没有自然环境的调适、肉体训练的平衡，会在思想的漩涡里越陷越深，就容易焦虑、抑郁，没有心理空间，缺乏安全感，自我价值感低，像个困兽，过度使用、过度聚焦的"思想"变成了牢笼。

听众：家里人老问我干吗皱着眉头，我没有意识到自己有这个习惯。

李辛：可以在你常待的地方放一面镜子。

年轻的时候我做过一段时间的电台特约嘉宾。天津人民广播电台有一位王牌播音员，是位女士，名字我忘了，她的工作台上总有一面小镜子，那位播音员给了我很大的启发。

有一次她迟到了，节目的片头音乐已经在放了，她急急忙忙跑进来，满头大汗，坐下来，看看镜子里的自己，开始微笑，放松表情，然后把音乐控制键慢慢拉下来："听众朋友，晚上好，我们又到了今天的健康时间……"这是长期觉察训练的结果。

做播音员，工作时带着监听耳机，这样可以听到自己每一句话的声音细节，可以帮助自己随时调整自己的语气、声调、情绪、呼吸声……你们可以试一试，听一听自己在专业监听耳机里的声音，用一些小方法来帮助我们增强觉知。

没有专业耳机，也没关系，可以录一段自己和别人对话的音频或视频，回放几遍，也可以回听自己的微信语音。心理学有个疗法叫"反馈疗法"，利用可见的图像或声音来观察自己平时留意不到的身心状态。

听众：老师，我有个问题，我觉得自己从小开始一直都是按照父母要求的一个所谓好孩子的模式来生活，包括很多决定好像是为了满足父母的要求和标准，比如选择职业等事情，那天我跟您沟通过，现在的工作不是我最喜欢做的事情。

所以，我非常想让我的孩子有充分的选择自由，至少给他一定的空间，我对他放得比较松。但是那么多年观察下来，我感觉他有点太嗨了，想做什么就做什么，他的思维总是在天马行空地跳跃。我担心这是不是太过了，想给他收一收。

然后，这几年我就给他安排了读经，逼着读。他好像是收了一点，但是有很多抵触。我和家里人包括孩子他妈，在这个收放怎么平衡的问题上，有很多思想上的冲突，也在反复交流。我担心自己身心上有些不太好的东西给孩子造成影响，所以想听听您的看法。

李辛：我觉得你的孩子特别健康、自然。

听众：有点儿太过了。

李辛：大家有没有注意到，他的孩子在众人面前，没有失中，里面是有主体的，而且进退有度，不僵也不呆，很自如，是个非常健康的小孩。

听众：我对他有些担忧，在观察他的成长过程。因为我小时候的很多决定是违背了自己的内心，父母觉得怎样好，我就按照父母的意思去做。现在又怕放得太过。

李辛：你是在拿自己过去痛苦的经验和历史，来评判孩子现在的发展方向。所以，还是同样的问题，现在，一部分的孩子对父母提出了更高要求。这些问题是无法用某一个知识体系或者过去的经验、价值判断来完成的。

我们碰到很多孩子的问题，很多是源自父母以及他们和孩子的交流问题。大部分情况下，孩子的身心的状态挺好，但是，父母不够清晰或者没有沟通的时间和良好的心态,或是粗暴的,不能专注的。这个交流的过程中,孩子得不到理性的回应,慢慢就会程序冲突、无所适从了。

这有点像打球,如果你始终和打得不好的球友练习,可能就打不出好球了,现在的家长与孩子的互动有这个问题。

你这个笨蛋

李辛:这些年,我有一个习惯,如果有朋友跟我约见,我会先评估一下,如果觉得自己最近精力不足,我会告诉对方现在不行。有些重要的电话,比如说比较复杂的病人,我会挑自己精力最足的时候来处理这件事情。如果约好的朋友来拜访我,这一天,我不会再安排别的事情,就专注地、全身心地对待。

这种选择和安排,对我来说幸福指数比较高,而且因为是全身心地在里面,干扰比较少,效率就会很高,精神的耗费也不大。

所以,人事物的对待要简化。

我现在对待自己生病或不舒服,比以前的觉知又加强了些。比如上两周我身体状态挺好的,给美国来的一些中医上课,连着讲了四天课。讲完之后就有点累,轻微的拉肚子,还有一些其他的原因,我知道是怎么回事。

我们要去体会,任何身体上的不舒服,心情上的烦恼,乃至人际关系中的不愉快,或者家庭成员的吵架,都是给我们的一个提醒:这段时间离我们的原点有点远了,忘掉自己,忘掉觉察的时间有点长了。

这个就是在往内走,往根上找原因。你就不会总是只想着"这个病我要怎么治，找谁治"，而是在对治问题的同时，去考虑怎么来全方位地调整自己的生活，带着更深的觉知工作、学习、待人接物、吃喝玩乐……

等我们离原点越来越近的时候，不光某个病好了，其实所有的健康问题都在同步好转。而且，不光身体在好，学习能力、工作能力、人际关系，乃至事业和未来的发展都在同步好转。

这个就是古人说的"修身，齐家，治国，平天下"的真正含义。这不是一个空谈的理想。只有对自己越来越清晰，觉知度越来越高，精力越来越充足，我们能处理的东西才会越来越多。一切的原点，就在自己的掌握中。

换个角度看看我们周围的问题。比如有时候我跟太太或者妈妈会不高兴，然后吵架，现在还是会吵架，但生气和懊恼的时间就越来越短了。

在自己卡住的时候，我有一个常用的咒语会跳出来："你这个笨蛋。"

以前自己是个笨蛋还不知道，然后在错误的时间说了错误的话，做了错误的事。其实没关系，我们都有做笨蛋的时候，随时都可能做错事，调回来就行了，这样比较简单。

这个咒语很有用，大家可以试试。

世界上最精密的仪器

刚才这一段静坐，大家感觉怎么样？跟第一坐和昨天的两坐有什么区别吗？

听众： 挺快就进入了。

李辛： 这次的松紧比较适度。今天的第一坐有点紧，昨天的第一坐有点乱，第二坐的意念很强。

如果你感觉不到，没关系，不要去"找"感觉，继续坐，会体会到。

听众：我这次没有数息，每次数息的时候，反而觉得自己很紧。我现在是默念"南无阿弥陀佛"，感觉比较轻松，没有压力。

李辛：这些方法刚开始都可以尝试，每个人在不同阶段会有不同的感觉，找到适合自己的方法。数息、念咒，或者专注于某个点，都是可以借用的工具，帮我们找个暂时的锚点，让思想相对简单下来，精神不那么飘散奔逸。

慢慢练习，不求速效，也可用在生活中尝试这些不同的方法。比如开会的时候也可以试试，不需要专门念个咒、数息，只是放松身心地坐着。紧了就松，一次次的练习，把它变成习惯。

慢慢地，当自己的松紧不需要特别关注时，我们就有余力来扩大这个感受，去"听"周围人的声音，"看"周围人的神色形态，"体会"外部世界不同的人事物、不同的内容经过我们，在我们心里带起的不同感受，这就是一个相对扩大的觉知状态。

注意不要闷头打坐，我们的注意力可以由里及外、由我及彼、由近及远。

在这个内外有觉知的状态里，我们自然也会明了自己的心理状态、习惯思维，当下的判断和过去的经验也同时在作用。自己和别人的感受、情感、意念、企图、期望、恐惧……会交织在一起。所有这些过去和当下的内容是同步在运作，传统文化里叫作"互感互化"。

但是，如果我们观察不到，这就是一锅粥，人类无始以来的思想、情绪、情感、欲望的粥。我们以为是自己的感觉、思想、判断，其实只是粥锅里的一小滴。

就像互联网的云储存，我们很多所谓的"自己的"思想、判断来自"云"，所以常常不知所云。

如果对这个人/我、内/外互感互化的过程有所意识，慢慢探索，这是一个很好的开始。我们每天可以有意识地训练观察"人我互感"的过程，在生活当中慢慢体会。如果一天的忙碌生活中有那么几次，每次有几秒钟，它出现的时候你能意识到，那就是在提高了。

这样的观察，会让我们每天的生活很有意思。虽然还是在工作、带孩子、忙人事关系，甚至生气、吵架，但不再只限于此。我们能慢慢体会到，在这些每个人都躲不开的事情背后，有更多更重要的事情在连续不断地发生、变化。

像操作电脑一样，我们使用不同的程序完成特定的项目，在专注操作的同时，我们会留意到软件是否合适，内存是否足够，储电量是否不足，速度是否延缓，有没有程序冲突，有没有病毒程序？

同样，在我们操作"自己的身心"这个世界上最精密的仪器时，是不是也要有个对基本状态的留意：体力精力够不够，需不需要休息或睡觉充电，思想的运作是否清晰，精神是否稳定，有没有情绪的冲突、思维的错乱或过度幻想，会不会被暗示、激惹、欺骗、扰乱，就像中了病毒？

我们只有知道了自己的身心和外界交流的基本运作状态之后，由此及彼慢慢扩大和深入，才有可能真正深入地学习中医、心理学、养生、传统文化……

"因循"和"守旧"

刚才课间休息,有位同学给我提了一个信息量很大的问题。

前些年我搬了家,我们家小区对面有个绿地公园,前面有两条河交汇,景色优美。天气好的时候,有很多老人或家长带着家里的小孩在那里玩,给了我大量的观察机会。

我在好多家长身上发现了"因循"和"守旧"。因循是什么意思?不看孩子的真实需求,没有觉察地跟着过去的习俗做。我们生活中其实有大量的因循,如果我们意识不到,就会不假思索、理所当然地以这些作为标准,还尽量让自己和别人都符合这个标准,不然会不安,认为这样不对。

我常常见到天生沉静的小孩子,坐在那里,静静地看别的小朋友玩,或者专心玩他手边的东西。外婆或是姥姥大概觉得安静等于呆傻,就不如别的孩子,然后就一刻不停地逗他"快看呀,嘿嘿嘿,哦哦哦……"或者扯着嗓门唱儿歌,一唱半小时。

我还隔着些距离坐在那里,都听得晕乎乎的,不知道大嗓门面前的小孩子是什么感觉。

很多带孩子的大人,对孩子此刻的状态和需求完全不了解,对自己的状态也完全没有觉知。只是因循传统,认为小孩子就是一个啥也不懂的小傻瓜,得不断刺激他,得不停地摇铃逗他,这样他才能始终保持高兴和看起来聪明活泼,那最后的结果可能事与愿违。

听众: 为什么摇铃、唱歌会干扰孩子?

李辛: 摇铃和唱歌本身并不会过度干扰孩子,这里面的重点是前面讲的人我互动、互感的问题,如果摇铃逗孩子互动的人,他的精神是清晰稳定的，他对自己的言行是有意识的，这个与孩子交流的摇铃就是有意义的，也会是有节度的，躁静平衡、感性和理性平衡的言行思想会帮助小孩子发展良好的心智。

但如果摇铃、唱歌的人是不清晰的，无意识的重复，对孩子而言，这就是一堆无意义的信息干扰，会影响他的专注力，干扰他正在与外部世界的自然交流过程，也会影响他内在精神的有序和心智的和谐，长此以往，有可能会导致不同程度的生理、心理、学习与交流方面的障碍。常常严厉呵斥孩子或暴力相向的行为更会严重地影响孩子的心理健康。

现在很多胡乱编造的、没有内在逻辑和真实情感的儿童节目和动画片也起了不好的作用，会扰乱孩子的心智和情感，会误导孩子的表达方式和行为。

家长和孩子的内心互动模式是孩子精神健康、心智发展最基础的东西，但父母需要自己先有清晰和安宁的状态，学习如何交流，如何与孩子同频共振。可以认真讨论、可以游戏，或者只是静静地陪伴，心智清明的家庭氛围会活化孩子的内心，这样，孩子的智慧增长、身心和谐是自然发生的。

心智的健康与发展不可能由散乱的父母或老师，以模糊不明的内在，遵照条条框框的教育大纲和教案，发出表面看起来很清楚的指令来完成。

你可以选择

心身健康不仅与自己有关，也和我们的家庭、社会、时代有关。

人生的各种问题，疾病和痛苦的意义就是让我们有机会慢慢苏醒过来。

不要害怕生病，不要害怕出现什么不好的问题，这些会促使我们发现"原来我认为天经地义的事情并不是这样的"，然后才有可能开始重新思考，所以，老天总是以各种方式让我们重新扩展视野。

听众： 在家庭中，我很希望达到"心"这个层面的交流，但我觉得，大部分中国家庭到不了这个层次，如何能达到？如果达不到，该怎么做？

李辛： 这个原因昨天聊过，我们的父母或者祖父母这一代，受到了很多限制，导致家庭内部没有办法深入交流，这是事实。

那么，当下，此刻，我能做什么？是纠结在过去的不良记忆中，去求别人改变，求专家指导，还是此刻自己多一点觉知，做自己该做的、能做的。慢慢地，家里累积的几十年的问题，或者你跟家里累积的几十年的问题，或是家族的问题，才有可能一点点地解开，所以我们要做有效的思考、有效的行动。

即使我们找到通灵人，请他告诉我们前生后世的故事，知道了我们和父母或其他人上辈子的关系，除了个别的特殊例子中可以解释某些因果，而让当事者有所释怀之外，还有什么意义呢？不如在此刻看清现实，去做有用的事情。

听众： 如果长时间都做不到的话，听您的意思，还是我们自己做得不好，换一个人会不会一样？

李辛： 这部分我并不能给你某个具体的方案，但有一点，人是自由的，是可以做出抉择的。任何抉择都有好的和坏的一面，要准备好承担。不仅仅是简单地担负社会和道德的责任，那是外在的。如果我们事先觉知和观察得深入一点呢，做出的抉择会全面一些，后面的发展会顺利一点，美梦成真的机会会多一点。

太多的人不敢承担。

他们往往不相信自己是可以自由选择的，不相信自己是可以立刻行动的。因为我们从小独立精神的培养就非常欠缺，不试着去独立思考，也不去承担和行动。

但最终，面临的现实，还是需要我们自己来承担，做出抉择。

我们可以先从观察自己在生活的衣食住行的选择入手，观察我们在细小的思维惯性、情绪惯性下的不同选择。

观察我们习惯的想法、行为、语言，试试有没有可能换个想法、语言和反应模式，先从意识的细微处的改变入手，不要觉得自己的情绪—思想—语言—行为模式是天经地义的正确，这只是一个习惯反应模式。

对于现代人来说，"换"很容易，换个环境，换份工作，换个老婆……但是，我们精气神的饱满度，或者说阳气，或者说清明度、觉知度，它是有不同水平的。

如果我们在低能量水平，那我们所碰到的原材料都会是低水平，然后我们的观察、思考、感受、行动都将会是在低水平，需要我们自己把它提升。

当我们在低水平身心状态的时候，工作也不容易，发财也不容易，碰到合适的人也不容易，身心水平高一点呢，各方面都会容易一点，所以南怀瑾老师的书里说"一分精神，一分事业"。

所以，赶紧先把自己调好。首先认识到自己是在某个低水平的阶段，先少想、少说，不要急着去做重大抉择。因为这个时候，即使我们认为已经想清楚了，其实可能还没想清楚。低水平的时候也不要去做股票，不要轻易买卖房子，不要轻易发生新的关系和断绝旧的关系，先稳住。等我们到了一个相对高一些的水平后，再去处理。

你需要向前走

如果我们常常不经深思地提出一个个问题,把意识流的碎片不加整理地随意向外抛出,这些碎片跟自己有多大关系也不清楚,它们出现的原因也不了解。这代表我们离自己的内心,离我们的生活和实际经验距离太远,观照不够。

如果我们生活中的大多数时间说的话、做的事,离我们的内心近一点,健康的可能性就会大一点。

我上课向大家提问的方式,是一种训练,提醒我们去观察自己心里那些飘过的东西。禅修者在经过一些基本训练之后,就会比较谨慎地对待自己的思想、语言和行为,至少不会太随意地去问一个问题。他会知道现在是在什么地方,自己是在什么状态,说话做事的出发点是什么,对别人将有什么影响,这是上课前我想提醒大家的。

听众: 最近有一年多的时间,我感觉身体特别紧张,间歇性的。有时候醒来,发现自己的手紧紧攥着,全身都不放松。生病的时候状态特别不好,肩颈特别紧,无法放松。生气的时候耳朵后面突突地跳,会突然出汗,然后很烦躁。

我很害怕生病,这大概跟我的童年经历有关系。后来跟老师学习禅修后,我学会慢慢地去观察自己,想去追溯童年的创伤,但是不安全感还有。我现在已经35岁了,有时候想表达的时候还是特别急躁,控制不好语速,遇到问题也会很慌乱,心里一点都不安静、不平静。

李辛: 在我来看,你其实比一般人要安静,回到刚才说的童年创伤,你愿意讲吗?

听众：我在 10 岁的时候，受到过一些伤害，那个记忆和感受一直跟着我。后来长大了，有很多新的事情进来，我就逐渐忘了。但当我遇到生活中的困惑，自己解决不了，觉得很无力的时候，我就常常在晚上流泪。还有，这么多年来我都无法跟母亲沟通，不会表达，她也不会表达。我们把过去的问题隐藏了，她从来不提，可能以为我忘了，但其实我没忘。

李辛：抛开这个具体的事件，你妈妈在其他部分跟你的交流如何？

听众：她不善于表达，她自己的家庭就是破碎的。我是单亲家庭长大的，我也没学会表达。

李辛：你倒不是这一类，你跟妈妈的关系中，可能是你没有得到足够的回应和肯定。一个小孩子长大成人的过程中，会遇到各种各样的事情。一件事会不会成为创伤，并不取决于这件事有多严重，而取决于个人和周围人对这件事的认知。

心理学有个概念，叫作支持系统，就是家庭和社会对个体的正面态度。对于孩子来说，家庭还有老师往往是主要的支持系统，你家庭支持的部分可能一直就不够。

听众：我自信心从小不足，遇到事情容易退缩，也不会跟别人分享心里的东西，因为没有安全感。

李辛：你妈妈平时也不太跟人交流吗？

听众：不交流。

李辛：你现在跟你妈妈关系如何？

听众：生活上照料的关系，但心理方面的交流几乎没有。

李辛：你有自己的家庭吗？

听众：有。

李辛：你跟自己的家庭交流怎么样？

听众：也不太会交流。这些年孩子逐渐长大了，我突然发现我和我妈一样，好像很少给他爱，觉得自己很自私，很多情况下我会先考虑自己。

李辛：会不会是你过于自责呢？

听众：也可能是，我遇到事情会非常苛责自己，做不好的时候，我就总挑自己的毛病。

李辛：你先生是一个主动交流的人吗？

听众：他也不太会交流。结婚这么多年了，我从没向他打开过自己，包括我小时候的童年经历都没跟他提起过。

李辛：他会把他的经历跟你提吗？

听众：他也是很内向的性格，也不太会表达自己。他家兄弟姐妹三个，父母在他小的时候很忙，没时间照顾他们，他的性格很沉。

李辛：他会默默地做觉得对你们好的事？

听众：是，但他不理解我，觉得我憋着不说，是我的问题。他试图想打开我，在我生完小孩有一些抑郁的时候，他说我这样把自己憋坏了，为什么不说。后来，可能时间久了，他觉得我就是这样的，就让我这样好了。

李辛：他有点累了，带不动你了。

听众：确实是，我们各归各，不愿意再交叉。

李辛：但从你的描述来说，你先生还是属于支持系统的一部分。回到我们今天分析过的重点，你觉得他的精神是稳定的还是不稳定的？

听众：是稳定的，他的原生家庭构架很完整。

李辛：所以你的家庭生活中，你先生其实是一个很重要的基础。一个家庭或一个家族中，只要有一个是稳定的，或者是清晰的，或者是积极主动的，或者是有勇气的，他就是这个家庭中能带来光的人，这点非常重要。

听众：在孩子很小的时候，我很烦躁，不知道当时是不是抑郁，总是苛责孩子。后来，我发现这个源于我小时候没得到认可，把苛责带到了孩子身上，比如他哭闹什么的，我就觉得他特别不懂事，对他没有包容心。

李辛：当我们身体差或者精力不足的时候，包容心自然会差一点，这是正常的。因为你的身体也比较弱，消化不了太多的东西，这也是很正常的，精神的消化力跟脾胃的消化力其实是一回事。

听众：我好像总是不愿意放过自己。

李辛：有一个问题，你觉得你现在跟你妈妈之间精神上的同步强不强？

听众：没有，我们中间有很大的断层，很多年都不聊天，我们不知道彼此在想什么。她对我好像很放心，觉得我有稳定的工作，家庭也很稳定，这就很好了，她总是自以为是。

李辛：当你一个人难过的时候，你会想到谁？

听众：会想到自己小时候很可怜。

李辛：那个时候你会想到你妈妈对你的态度吗？

听众：也会想，觉得他们没有时间照顾我，但又想到他们也没有办法。

李辛：虽然你现在是35岁，但是你可能一直在跟你的过去，和你跟妈妈过去相处的精神模式在同步。打个比方，你属于新一代的苹果电脑，它原本可以自动升级，跟云储存同步，但你呢，一直在跟过去的DOS机和过去的老旧记忆在同步。

听众：我想的那些东西，要不要把它拔除？

李辛：不用拔除，其实它不重要，只是你过去的一小部分。

听众：所以没有必要再跟别人去说？

李辛：可以说，但是你认为现在遇到的所有困难都跟那件事有关，这只是你的探照灯习惯性聚焦在那里而已，这几十年，你一直是在老地方回旋。虽然读书、工作、结婚生子，但你还是停在那块礁石附近，你需要向前走。

听众：我不愿意跟我妈聊天，总感觉会从她身上能看到一个破碎的自己。

李辛：因为你现在还没有力量，没办法刷新。

听众：她总觉得对我有亏欠，其实她小时候也没有有过什么好日子，也没有安全感。

李辛：这些不用分析。35岁的你，用的还是15岁的那套程序。包括现在叙述的你，其实不是35岁的你，是过去用惯的一套老程序在表达。所以，我们不一定需要分析太多过去的东西。

我跟我的很多好朋友或是来咨询的比较熟悉的学员，常说三个字：向前走。你一直没有向前走，而是围着过去的障碍在建立你现在的生活。

要行动，不要说套话

听众：每当我受到挫折的时候，就会倒退回去。

李辛：你有足够的运动吗？

听众：运动的意识已经有了，也逐渐在做。

李辛：做得够不够？

听众：惰性非常大。

李辛：这个阶段，静坐不是你的第一选择。没有运动和觉知这两个前提，身心是相对僵死的。这时候的静坐，不足以把你从围着过去转圈的惯性程序里拉出来。

建议你先开始逐渐增量身体的训练，接下来的半年，可以计划怎么把身体强化，比如下蹲、跑步，买副小哑铃练肌肉，这是第一步。等到觉得自己体能不错的时候，找个伴去打羽毛球或者网球，训练一些对抗性的运动。

听众：在交友方面，是不是需要跟那种性格开朗的人在一起？

李辛：这会有用，最好你自己变成那样的人。而且，当你变成那样的人的时候，你身边就全都是这样的人。

听众：但我内心好像没有那么强大，总在过去徘徊。

李辛：要行动，不要分析，也不要说这些套话。

这些话在电视剧里一遍一遍地放，都不是我们自己的话，我们很多思维的原材料、模式、表达的语言，都是从别处借来的。

用最朴素的方法调整，运动、做最细小的家务、关心自己、关心别人，浇水养花，看它们发芽……这些都安心做到了，和它们连接得很好，和周围一切联结得很好，我们就不会不正常。不正常是因为我们老想着有比这更好的生活、更好的状态，总觉得好的东西在别处、在远方，不在我们自己这里。

听众：之前有一次看中医，他把我脉的时候问我："你是不是受过惊吓？"然后问我是否愿意从宗教中寻求安全感，这个也是我想问李老师的，这个适合我吗？

李辛：其实，人不可能从任何外在找到真正的安全感，宗教也只是借给我们的一根拐杖，人的安全感和身体的能量、经络的流通度、心理的健康程度、眼界的开阔、经历的丰富等都有关。

你先从运动开始，让你的室友提醒你，今天晚上就开始做，从下蹲开始。这是个简单且有效的开头，不要再到处找了，所有来自外在的人、物都是调料。没有自觉自立的决心，即使再伟大的上师也会异化成一种美味调料，我们得有自己的大米饭。

听众：我做事情总是不敢正面面对。

李辛：不用说这些话了。

听众室友：今晚先做下蹲吧，我提醒你。

李辛：做有用的事，说有用的话，思考有用的想法。

我们就这点儿时间和精力。我也可以安慰你，但这不是有效率的对话。

对大家来说，也是在围观一个没意思的电视剧。去做！

我从小身体不好，有段时间觉得自己特别软弱，我不喜欢这个状态，就开始锻炼。30岁的时候，刚开始给人做心理咨询，发现自己很没耐心。我就想，老天啊，请你提醒我，多一点耐心。于是开始留意和提醒自己。很快，两周之后，我觉得好一点了。

人要有愿望，有愿望之后，得去行动。

行动真的太重要了，否则，20年后还是老样子。

我刚才说的话是给所有想改变自己的人，哪怕你已经60岁了。

我爸爸70多岁的时候，血糖非常高，需要打胰岛素才能降下来。然后，他开始慢跑，今年他80多岁了，还在慢跑、打太极、走路，每天锻炼两个小时，下雨外面不能跑了，就在家里运动。他早就不打胰岛素了，而且什么都能吃，健康状态不错。

行动是冲破阻碍的关键！

等你都准备好了，可以去练一练武术，身心的阳气起来之后，再去静坐。现在虽然也可以静坐，但不要作为主菜，也不要随便给自己贴标签。你刚才很多时候都是在给自己贴标签，这些标签围在你周围，严重阻碍了你的身心发展。

等你能够打一个小时的羽毛球或网球，能把教练打得气喘吁吁的时候，你的想法就完全不一样了。人的想法是随着自身的能量水平一直在变化的，你目前的能量水平、想法和思考模式只能是低版本的。当你能够跑 1000 米的时候，就比较厉害了，能跑 3000 米的时候，就会有一些笑傲江湖的感觉了。

大家可以试试，如果有人平时走路都喘的，要做个渐进计划，争取让自己在 3 个月之内能够渐渐每次走到 10 公里，慢慢递增，我身边有好多成功案例。

第五篇
成年人需要建立自己的主体

标准传送带与不敢落后的家长

经常有人问我，小孩注意力不集中，多动症，或者脾气暴躁，大喊大叫，在家里砸东西，在教室里扰乱秩序……总之显得不那么正常，孩子没有按照社会环境的应有标准去做，怎么看这些问题？

这些非生理性、躯体性的情况，其实不属于医疗范围，我建议不要完全按医疗问题来处理。认识到这一点非常重要，不要轻易把孩子"适应外部环境不协调"的状态，或者孩子还在"发展自我、学习社会化交流"模式的阶段出现的问题，归到医学问题。

这些现象或状态，要从教育学或者发展心理学的角度来观察、理解，或者从孩子跟家庭以及所处环境的交互作用的角度来看。

改善的钥匙，就在孩子与外在环境人事物的交互作用中。每个孩子的天性不同，能量格局和发展的方式各不相同，但现在的教育模式是比较统一化的，这个会导致一部分孩子的生命力不能按着他合适的方式发展。另外，也有家庭教育不当、引导不当的问题存在。

个别孩子的这部分问题没有得到及时的改善，有一部分会发展出反社会人格、暴力倾向等更严重的问题。

大部分的孩子问题并没有这么严重，如果把这些孩子在心智发育、自我意识与社会适应发展过程中出现的种种也许是暂时的"不适反应""主动尝试""模糊/过渡状态"阶段出现的问题确定为医疗问题，是一种"固化"，后果反而会很严重。

孩子内在的感受、情感、内心的情绪，以及需要被看到、听到、理解、交流的需求被忽略，越过这些真正有价值的部分，直接转到了程序化检查、心理测验，然后下诊断，积极治疗矫正，进入一个"有病得治"的误区。

然而，这不光是"埋头看病的医生"容易陷入的问题，也是很多匆忙生活的现代人，包括"好心且追求达标的老师""焦虑而不自主思考的家长"最容易走入的一个陷阱。

为什么会这样呢？因为这差不多是过度专业分化、制式化、标准化社会的一个特点。有不少老师、医生、家长就像居住在不同领域的孤岛的劳作者，日复一日、年复一年地重复着诊治常规、教学计划和社会通识的思维与生活。

一切都有章可循，最好一切都合乎标准。

孩子从生下来到读书，每个阶段都有着可以参考的身高、体重、换牙周期、爬行、走路的标准，家长们一面比照着周围的孩子和育儿书本，一边担心着孩子说话、游戏、见面问好、认字的能力是不是进步太慢；从幼儿园开始，老师也希望每个孩子都规规矩矩、老实听课、定量吃饭、定时排泄、按点入睡……如果有什么情况不符合这条完美的传送带，而我们不清楚这是什么原因的时候，就会焦虑。

尤其是经过了被"专家"建议的种种调整、说服、训练之后，如果改善不大，焦虑而尽职的家长则会埋头努力去到处找"原因"确诊，以及更高级的"解决方案"。

遗憾的是，很多时候，我们能找到的，只是一个医学或心理学上的"命名"。

这里面缺失了老师和家长们耐心观察每个独特生命的成长规律，缺失了与孩子的温暖交流和独立的思考，缺失了给孩子一个安全无侵扰的小港湾……这些背后需要成年人有相当的定力和耐心来支持。

孩子的很多心身问题、学习成长与社会适应问题，大部分和有限的教育方法有关，有的只是一个阶段到另一个阶段的"正在适应和调节"的过程。当你无法界定的时候，不妨有一些耐心，不要马上就要求有一个明确诊断，马上得到一个期待中的结果。

如果我们成年人没有形成独立观察、思考的习惯，没有形成自己可以独立认识世界的基本信心的时候，面对周围纷乱的种种资讯和斩钉截铁的权威意见，便很难有定力来面对和自主思考。

最容易做的当然就是交托给专家来判断，"他是教授，不会有错""医生讲得对，我的孩子是有病"……

复杂失真的大人与程序冲突的孩子

儿童的种种心身障碍、人际交往与学习困难，改善的钥匙就在孩子与外在环境、人事物的交互作用中。

7岁以前，尤其是未满3岁的孩子的心智，不少还处在一种做梦的状态，类似"无意识"状态，也有人认为他们处于"类似于动物的未启蒙状态"。

如果在座的你在心里嘀咕，这算是高级的还是低级的，好的还是坏的？那要自省一下了。因为这样的嘀咕，代表我们的心智已经过度模式化了，属于一种受限的意识状态。

很多人都会有这一类的想法，就是希望我们的孩子，哪怕只有三五岁，最好已经能够一见陌生人就主动说"Hello, nice to meet you""叔叔阿姨好"，而不要停留在孩子们特有的观察和懵懂的状态里。如果能像在电视节目里一样，像模像样地背几首古诗、跳个舞，那这个孩子的状态就更高级一些了；如果我们的孩子在啃指甲、吮手指头、埋头在一把汤勺的世界里哞哞地叫，我们就会觉得这是低级的，不够上台面。

这都是我们成年人用受限的思维在界定一些正在发芽、发展、变化的东西。

对于学龄前的小朋友，这类"不停地啃指甲、沉浸在自己的世界里、反复敲打地面……"的画面，正是小孩子在探索世界和学习的状态。不同于成年人以逻辑化语言、思维、文字为主的学习过程，这个阶段的孩子是通过全身的感官"眼、耳、鼻、舌、身、意"与外部世界在交互。这个认知和学习的过程是自发的，有其内在的进程，最好不要打断它。

在我们成年人眼中，看似重复而没有逻辑与秩序的过程中，孩子的内在正在进行身与心、感觉与知觉、情感表达与身体动作的统合，同时也在进行内部世界与外在世界的协调化调试，我们称之为"自组织"。

这个阶段，提供相对稳定、安静，给予基本照护陪伴而不打扰孩子的外部环境，是很重要的。

试想一下，如果孩子生活在一个非常不安的家庭，比如焦躁的、过度关注孩子一举一动的家长；或者父母一言不合就生气、吵架；或者房间里一直都开着打发寂寞的电视或者广播节目；或者父母的内心隔得很远，相互之间没有足够的真实交流；或者一方常年出差，离家很远……这些不同的家庭状态会给孩子怎样的影响呢？

一般来说，外部的不安与冲突，会导致内部的恐惧与紧缩，形成压抑型或易激惹冲突型人格；外界的混乱与嘈杂，会降低孩子的专注力，无法形成清晰的思考力；父母与家庭成员的长期冷战、隔阂、封闭，可能会导致孩子的孤立和交流障碍，甚至自闭倾向。

还有一种情况，成年社会已习以为常，而对孩子有不良影响。

有时候我们的心情不好，也知道自己有点封闭，但我们需要保持表面的彬彬有礼和轻松愉快，这在成人社会不会是个问题，会被认为是成熟有礼的文明表现。但这个时候，表里不一的我们，和孩子在一起的时候，我们虽然跟他在笑，还试着和他一起玩耍，但是敏感的孩子会往后躲。他可能在犹豫：我要不要靠近这只奇怪的猫猫？

成人的表里不一会导致孩子认识外在世界的内部程序发生冲突。

小孩子有发达的直觉，他的身、心和所有的感官是开放的，先于社会经验和逻辑判断的，外在的一切从四面八方流过来，进入一个近乎透明的内在，那些思想的、情感的、欲望的、混杂不清的种种力量都会直接进入。

成年人可以有一张真脸、两张变脸、五张假脸，按着需要随意切换，早就习惯了，有的人可能已经离自己很远了，那张真脸已经找不到了，可是表面上还挺好的，"游刃有余"地活在世界的不同模式里，我们周围有很多这样的成年人。

但如果小孩子周围都是这样复杂、失真的人，会出现什么情况？混乱，程序冲突！

我观察到有些常见的儿童问题，比如适应不良，学习、交流困难，甚至有些自闭症或自闭倾向的儿童，其中的一个原因，可能与生活在"失真环境"有关，请大家留意观察或自我观察。

给孩子下一个"多动症"或"自闭症"的诊断是很容易的，但一旦下了诊断之后，带来的是家人和周围人群的认定——孩子有病。以及由此产生对一个贴了特定标签的孩子"特别"的对待方式，这是一种异化和固化，也是一个从精神到能量到物质层面的封闭和塑形过程。

当这个孩子不幸被贴上了标签，就会生活在"我是一个有问题的孩子"的意识和现实环境中。

医生的诊断固化了家长和老师的思想，也把本来处于发展、变化状态中的一时的适应不良，凝固为某种原因不明、治疗无解、预后不佳的疑难病、心理—精神障碍。而真正重要的孩子个人的身心状态、个性化的认知—情感—交流的问题如何调整，这部分常常会被忽视，而进入"标准化"的治疗矫正康复模式。

所以我经常跟家长朋友们讲，不要轻易带孩子去看心理医生或者精神科医生，也不要轻易去做智力测验、心理检查，而要先回到自己的日常生活回顾和反思：

有没有把足够的精神力投放在孩子身上？
自己的精神状态是否稳定，意识是否清晰，心理是否健康？
家庭气氛正常吗？
家庭成员有没有真实友善的相互关心和支持？
有没有诚实地面对自己、家人和孩子？
和孩子的沟通方式是否妥当？
是否看到了孩子的真实需求？
是否愿意寻找孩子的内在阻碍的原因？
……

在这些基本的家庭心理环境得到改善之前，急急地把孩子扔给医院或者某些机构是不负责任的，也是危险的。

诚与明的学习

清晰的父母或者有思考力的老师，都有自己的中心，会耐心地去观察，加上经验和内在的直觉，会解读到很多可能性：这个大孩子的行为异常，或许只是一种反叛和不成功的彰显自我；那个小孩子的注意力不集中、不合群，或许是因为体质不良、能量内缩；也有可能是因为父母过于追求外在的标准，或者严厉且不耐烦，只有物质付出而缺乏内心关爱导致的能量干涸……

当大人自己没有发展出相对成熟的心智能力的时候，就会一筹莫展，开始道听途说、搜索网络、迷信专家；当大人压力很大、不耐烦的时候，就会放弃自己的责任、放弃探索，把孩子交给"专家"。

孩子的学习障碍、注意力不集中、情绪不稳定、情感淡漠、人际交往困难……这类情况更多的是教育学、心理学领域的问题，不要简单粗暴地把它划入医学领域。三者的领域互有交叉，但边界并不清晰。一旦滑入医学领域的深水区，要游回去就有难度了。

成年人内心的冲突和失真，是导致孩子产生学习困难、不能适应社会、不能正常表达的最常见原因之一。

作为孩子，慢慢地发育成长，进入社会，成为一个社会人，这个是"社会化过程"，有的心理学家称之为"被驯化"。

人的发展过程通常离不开教育、学习、工作、适应社会、发展乃至人生目标的树立，而在大众的群体认知里，普遍认为"跟上社会进程"是其中一项非常重要的事情。于是，我们从小就被驱赶着，跟随千军万马一起冲过高考独木桥，在汹涌的人潮中要尽可能出人头地，唯恐落后。这确实是生存的现实需要，但它并不是全部。

群体的无意识惶恐或约定俗成，并不是我们蒙头往前冲，只管跟上社会传送带，不管不顾孩子内在健康和精神需求的理由。

在我们的心里、日常生活里，需要留出一些缓和的时间和空间，来应对外部世界的急促与粗糙，需要慢慢体味、消化、适应种种的冲击与不适。

这才是内在发生的真正的社会化适应过程，而不是表面的言行得体、应对流利、反应迅捷。每个人由于个性和心质的不同，适应期的速度将会大不相同，没有标准时间。

最近有个朋友和我聊，他正遇到一些麻烦的事情，处在人生的低谷之中，需要面对人性的阴暗面，这里面有很多陷阱、压力，还有愤怒。当我们进入某个事件之后，会和这些相对阴暗的无形力量有交互。

俗世间的纠葛，性、金钱、权力的应力场，相关各方的心智斗争模式、情感模式，连带着久远的记忆库，无意识的烟雾与漩涡，以及未来可能发生的黑暗的空洞和浊流，都交织在当下，这些力量会把参与者同频化。

然后，我们早上很清新地出门了，经过这些熏染，晚上带着失常混乱的状态回家。这个时候，如果我们意识不到自己的异常，也没有属于自己的时间、空间去放松、清理，去散步、运动，或者看书转念、打坐静观，就会很容易跟家人吵架，进入敌对的情绪状态。只要平时留意一下，就会发现我们都有过这样的经验。

这也是小孩子在复杂的成人环境里，时时刻刻都会面临的冲击。

对于一个自我意识尚未确立、心智尚未成熟的孩子，如果我们没有耐心、善意，以及足够的时间和空间的给予和陪伴，他们是不是会比成人更难于适应环境？这是孩子出现精神心理问题或学习交流障碍的第一个原因。

第二个原因是，成年人不够真实。

这里无关道德。

其实每个人都渴望真实、诚实地对待他人，也被真诚对待，但是，我们活在自己创造的虚幻中很久了。每个人都是这样，我们可能很难改变存在多年的现实，但是作为个体，我们要看到自己不真实的地方，不要故意去掩盖它，这样会好很多。

尤其在家庭生活里，要减少一些有意识的包裹，减少一些习惯性的模式化反应，与亲朋好友们用相对真实的对话、深入的交流，不回避、不躲闪、不故意或完全无意识制造烟雾与虚言。

这是一个渐进的"剥去包裹，看清真相"的过程，是诚与明的学习，是真实的生活与适应。

一旦等我们看到了生活中还有许多可以澄清的层面，体会到内在的观察也有无尽的广度与深度，然后，我们所在的地方，会多一分清明与稳定。这个领悟可以帮助自己，也可以间接帮助孩子。

帮助我们自己和他们把眼前的迷雾、包膜一层层地撕开，帮助孩子真实地看到现实、了解自己，看到他人的无奈、软弱和无知，也看到这个表层世界的背后每个人本有的善意和诚意。

如果成年人缺乏这个自觉自明的过程，他的内在世界与外部世界就会被层层包裹，不明朗、不清晰，就容易出现无意识的表里不一，身心分离。这样，就会给孩子带来内心与外境的分裂、冲突，孩子自发的、自组织的心智发展过程就可能被干扰、混乱，甚至封闭了。

意识就像一盏灯

成年人内在的冲突和不真实、无意识的生活状态，会影响到孩子的心智—情感—意志力的发展和社会适应，那么，父母在什么样的状态下，会帮助到孩子正常地完成整个过程呢？

父母的意识最好是清晰而稳定的，这个意味着在思想、语言、行为和交流上都尽可能清晰。或者说，他的生活是有意识的、有觉知的，而不是无意识的、被动的、条件反射的、随波逐流的。

"意识"与"精神"，这两个概念常常会混用，在这里我做一些简单的解释：每个人的"精神空间"有大有小，有的稳定，有的波动不安；"意识"可以看作是"精神空间"里的一盏灯，不同的人，灯的亮度、清晰度和照射角度、强度、范围都不同，就像不同的人有不同的关注点和认知范围。

"意识"的作用，就像我们在黑暗中灯光所及的范围，之外的黑暗世界是"无意识"。

觉察，就是不同水平的意识范围。睡眠与梦境，昏迷与死亡，如同黑夜，大部分人对此是无意识的，只有很少的人或者修行者，可以在梦中保持觉察，处于清醒状态。

在白天的日常生活中，我们虽然醒着，但未必能保持有意识，迷迷糊糊地上厕所、刷牙、洗脸，心不在焉地吃饭、搭车、打招呼，熟人之间的寒暄，都是模式化而不自知的。

很多时候只是一种身心习惯性的反应。

不自知，就是缺乏觉察，也就是意识不清晰。在这个水平上的语言、行为、思想、情感，都处于不清晰、习惯性的反应状态，因而是缺乏自发性、创造力的。

精神世界就像大地、天空——一个大背景。从本质而言，每个人的精神世界都是彼此相通的，而且归于一个源头，无边无际、浩瀚无涯。它涵盖了意识界与无意识界，人与非人、万物与万类，绝非人类的意识所能穷尽。在古代经典里，有称为"海"与"藏"。

因为意识活动的不同水平与偏性，每个人只能从"海、藏"中各取一瓢，化作万千世界，终其一生，人人极力瞩目，以为天地在此，画界为牢，难得一见天外之天，意所不及之广大之地。

在我们各自意识所及的世界里，感受、情感、思想、记忆，有其各自的运行规律，互相影响而成为生命动能的一部分，但我们常常意识不到、观察不到。一则，因为我的注意力都消耗在外界的交际劳作了；二则，我们的意识之光过于粗钝不定，觉察力、专注力都还不够。

传统的静坐、站桩、太极、瑜伽……是可以用来帮助我们，所以称之为"内在训练"。这个部分在之前谈过很多，各位可以自己搜索相关书籍，跟随合适的老师学习。

Tip12：书籍与电影之二

书籍：

《金刚经说什么》（南怀瑾）

《斯坦纳自传》（鲁道夫·斯坦纳）

《炁体源流》（米晶子）

《六祖坛经》（慧能）

《道德经》（老子）

《庄子》（庄子）

电影：

《与狼共舞》

《阿甘正传》

《天使艾米丽》

《埃及女王的任务》

《第五元素》

《特瑞沙修女》

《黑客帝国》

《涉足荒野》

《霍尔的移动城堡》

第六篇
人依靠自己，可以认识世界吗

"交互"的观点

一个人的问题，其实也是每个人的问题。每个人一辈子会遇到的、要思考的、要处理的问题都差不多，只是时间点和节奏、强度不同。你10岁思考的问题，我可能到60岁才思考。我15岁开始做的事情，你可能到45岁还在犹豫，"等我辞职了、退休了再去做吧"。

从传统文化、人智学或华德福教育的观点来说，所有的一切信息都在虚空中，我们只是从里边获得一些感应，它影响着我们，决定了我们看似固化的命运，其中也蕴涵了可以修改的时空机缘。这些大的影响，决定了我们的某些长期志向或者理想、爱好和追求，也决定了时时刻刻的感受、情感、情绪、思想，以及思想的内容、方式和由此而来的行动和结果。

虽然鲁道夫·斯坦纳或者说华德福的体系来自西方，但它跟我们熟悉的对于这个有形和无形世界的认识是共通的，只是因为时间、地点、语言、表达方式的差异，可能会让我们在一开始接触的时候有些陌生。

我在2007年第一次阅读了鲁道夫·斯坦纳的书，是一本关于人类进化的书。它说，亚特兰蒂斯之前的世界"最开始像灵魂一样"——那段很优美，印象很深——"夜晚，灵魂飘荡在空中，跟月光、星光互相交织，到了白天，他们回到地面，进入混沌的沉睡状态……后来慢慢地，有了更重的形体,就这样一步一步,慢慢离开了灵魂可以自由飘荡的状态"。

在鲁道夫的观点中,一个孩子,从灵魂到胚胎,再从婴儿到成人的塑造过程叫"塑形",是心智、理智的发展过程,也代表了整个生命的发展过程。他有着"万物一体"的观点,而万物一体也是东方的传统观点。

包括刚才谈到的"交互",交互是现在通讯业和互联网常用的词,它也是最近二十年超心理学研究的内容之一。过去研究的心理学,认为人类的心理像一套程序,因为外界刺激,所以有条件反射。

现在大家发现,我们情绪的源头、内容、思想、情感,以及行为反应模式,这些不断在变化中的东西,和我们与周围的东西在交互有关。这个理解很重要,我们每个个体都不是孤立的,一切都交织在一起。我们交互的不仅仅是语言、知识、头脑、行为,更不是那些简单粗暴、横平竖直的规则。那些是人类社会的表象,是用来联系和固化社会生活的、经过设计和调试的纽带和黏合剂。

我们也不仅仅只能在房间里或够近的距离内才能交互,而是任何一个空间、任何一个瞬间、任何一个个体以及他们的情感、感受、念头、思想……或者说我们的以太体、星光体,或者心智体,或者中医所说的气与神,其实是所有的人在跟所有的一切,乃至跟过去、现在、未来……在交互。

想到这些,你有没有发现它跟佛法所讲述的某些观点也很像?在佛法的体系中,我们有一个与生俱来的第七意识末那识,也叫俱生我执,它使得我们停留在这里。通过我们眼、耳、鼻、舌、身、意的作用,让我们跟这个现象世界交换,看到、听到、闻到、尝到、身体感觉到、认识到,所有这些感受、情绪、情感与思想,一层层地反复刷新、缠绕,这些时时刻刻的刷新、缠绕使得"我"成为了更"实际存在的我"。

"意"还有点像无线上网，超越时间空间，可以想过去，想未来，想上海，想北京，想月亮，想火星，或者想我的 7 岁，想我妈妈的 7 岁……它扩大了我们跟无形世界更大范围的交互。

眼耳鼻舌身意，加上第七末那识，是我们生命存在的基础。佛法里还有第八识叫阿赖耶识，有点像无所不有的云储存，这样使得我们随时在跟一个更大的东西在交互。

所以，中医、人智医学或佛法等所讲述的，是关于这个世界和人类精神演化的背后的一些原理性的内容，不是教条，也并不只属于东方或西方。当我们了解的范围越深越广，会发现人的健康、心智的成熟、社会的演化，都可以从中找到很好的视角来观察和体验。

2017 年我们去美国参观国立自然医学院，一天下午，校长邀请了人智医学和华德福的相关学者参加讨论。其中一位是波特兰的华德福联盟的负责人，一个长得像林中仙女的老太太，60 岁左右，满头银发，散发着光彩，大家聊得很开心。

那天跟我们参加讨论的老师大都是跨界研究者，比如原来是西医，然后学针灸，同时又研究人智医学，也有的在用欧洲的草药，又学习心理学、静坐或者正骨。

跨界是一个大趋势。

这个世界的另一面向

鲁道夫·斯坦纳是近代西方第一个用现代人能够接受的、逻辑的、相对科学的语言，来讲古代神秘学者、隐修士和巫师们在精神和心灵领域的研究和实践的经验。

科学研究的是物质层面现象界的范围，而东方的中医或西方的传统医学，研究的是能量和信息层面，比如人智医学、西方自然医学，包括神学，研究的是信息层面、精神层面与自然环境、能量的交互层面。注意，到了能量信息层面，那就超出了人类目前的"主流认识"所涉及的范围内了。

对精神世界与自然能量领域的探索将会是未来的一个重要方向，不仅会帮助我们更深刻地看待生命与健康，也会提升我们对个体生活与整体社会建设的认识。

近代关于精神心理的各种知识体系，过于关注了人类心理生理活动的表象，并试图把复杂的人性、潜意识、冲动、欲望、情感、理性的纠缠，用简单可重复的物理化学反应来阐释。这样一种"物质化"思维的结果，就会把教育异化为"训练"和"模式"，把心理治疗简化为"阻断"和"改造"。

如果我们能慢慢意识到，这个世界既有物质层面的显化，可以命名、分类，在不同现象之间寻找相似和相关；也有隐秘而涌动的能量层面，时时刻刻化现为不同的现象与物质；更有微妙而有穿透力的信息层面，把各种能量吸引或排斥、混合或精炼，影响着现象界。

所以，在解剖学来看，人体可以分为头部、躯干、四肢，或者表皮、肌肉、内脏这样的物质存在；还可以从另一层面，分为形、气、神，或者物质、能量、信息，或者肉体、以太体、星光体、心智体。不同的分类角度，意味着我们对同一个世界的不同层次的理解和体验。

多一些角度来理解这个世界，我们就不至于太受限于自己所受的教育和已知的结论。去掉自我限制后，我们将慢慢体会到，这个世界有很多不同的层面，目前接收到的只是意识所及或主观意识愿意去接近的部分。

大自然蕴含一切，时空里涵育万有，每个个体在心智、情感、能量与肉体层面的不同，使得每个人只能接触到某个维度的部分呈现。

当我们听不同的音乐，看不同的画的时候，如果能以相对全观的感受和意识去体会，就能清楚地知道，有的作品只是在个体的情绪里宣泄，而意识不够清明；有的作品触及人类共通的情感，所以博大；有的作品超越了感官、情绪与理智的围墙，带来了精神世界的平安与人心的释然。

伟大的作品都有同样的特点，其实是作品的主人接触到了高于情绪冲突、个人思绪等更高的层面，在合一或接近于合一的状态，意识与情感依然存在，是在高度的理性和广阔的心灵里和谐共存。

前两天我听一首巴赫的钢琴曲，音调非常简单，像是幼儿园儿歌的节奏，但是你能感觉到他表达了"上界"的东西。

今天早上有个朋友发给我一首现代音乐，里面有很多精巧的结构和设计。这个设计里充满人的思想，很好听，但是当人的思想太强了之后，会形成一种限制，会屏蔽掉更自然和更丰富的层面的东西，在华丽的背后有一种内心的紧缩感。

所以，找一些能扩容我们习惯观点的途径，比如接触传统文化、中医、华德福、人智医学，是非常好的开始，因为它是以大部分现代人能够接受的方式，来传递关于这个世界被现代人忽略的一部分真相。

真相与教条

听众：过年的时候，我朋友的爸爸去世了，接到电话的时候，我儿子也在边上。儿子问："什么叫去世？"我说："他去西方极乐世界了。"

其实我不知道怎么回答，我也在探寻生死的意义，但不知道怎么去跟孩子讲。

李辛：孩子对这个回答满意吗？

听众：不确定他满不满意，他好像接受了这个答案，我希望有更适合的答案。

之前听说西方有很多绘本是教孩子了解关于死亡这个话题，但我又不想以这种方式去告诉他，我希望是中国式的答案。我现在给他看的绘本，都是选择以中国传统文化为主题的，我想在儒释道文化里看看有没有这方面的答案。

李辛：借用传统的观点，往往是那些比较有慧根和福报、没有完全沉沦在生活中的人才会思考这个问题。

我们在跟孩子交流的时候，有两个方向，一种是认为他需要一个正确的答案或解释，来说明比如死亡是怎么回事，我们会在自己已有的认知库里给他一些说法。

另一种，因为这个问题背后涉及的范围很广，可能暂时没有现成的答案。我们可以先抛出问题，与他讨论，用时间来静候答案。在这个过程中，孩子会发展出自己的观察力和思考力，而不是接受某个固化的答案。

前面讲到交互，教育也是一种交互，所有的关系其实都是交互。这个孩子，虽然还没有发展出所谓成年人的理性和逻辑，但是也许已经有了一种天然的秩序感、美感，自动地在寻找浮现出来的问题和答案。这是意识和思考力在自然地发展，但我们大部分成年人已经失去了这种自动自发的能力，会升起疑惑，担心没有答案或现有的答案对孩子不够好。

其实重点不在答案，思考与讨论的过程更重要，这会帮助孩子心智的发展。

比如，有没有必要一定要用儒释道的语言来解释？有时候语言的表达形式不一定那么重要。纵观人类文明过去一千五百年的历史，很多时候就是因为对真理的表述方式或理解不同而引发各种战争。

还有一点，在沟通和交流上，我们不能把孩子当成孩子，不过我还见过不少成年人把孩子当"傻子"的。这次在火车上，我看到一个外婆用类似的方式对待她的小孩，最后孩子受不了了，就开始惨叫。外婆就把他摁在那里，吼他不许动，吼他去睡觉。这样一种极端的交互方法，这个小孩子即使是神童转世，也可能会完蛋。

孩子在小时候的交互方式很重要，那是我们成人在给孩子编写最初级的和这个世界应对交流的内部核心程序。

即使家长没有受过正规教育，没上过大学，没学过儒释道或者基督教，但他知道人会死的，一切生物都会死的，对死没有多余的想法，这就是个自然的结果。如果他能以平和的心态告诉孩子，爷爷死了，跟花花草草和所有的生命一样，都会死的。这个答案虽然不"高级"，但里面已经有了一个基本的理性和交流。

我们把理性想复杂了，好像需要大量读书，看黑格尔、尼采才能培养出一点点理性，不是这样的。我们可以没看过这些，只要没有被过度的灌输和打扰，尤其是在童年心智没有被过度污染和扰乱，就是一个很好的基础了。

有了这个理性的基础，他以后再看尼采或者别的哲学家著作，很可能还能观察到他们智慧的不同层面甚至尚有不理性、不全观的面向。

一个孩子的理性发展，应该是从日常生活中来的，只要他身边的人是相对明晰、客观的，在与他们交流、生活的互动中，孩子自然就进入了意识逐渐成熟发展的过程。

所以，不一定要去找具体某个形式的标准答案。如果我们认为某人说的东西是标准答案，不假思索地拿来，长此以往，所有的"教诲"都可能会变成了某个教派，这绝非言说者的本意。

但如果我们对某人的观点产生兴趣，发现他能启发我们开始观察和思考，看他所说的在自己的身心上有没有印证，在世间有没有印证，这个就有可能发展出真正的信仰。因为一切的体悟来自真实的生活，并能在内在思想的海洋中渐渐明晰，这个过程能帮助我们建设相对稳固的内在心灵。

如果我们发展了真正的信仰，会在所有的形式里看到"真相"。

我们需要有这样一个探索。人是感性和理性的结合，是可以自发地认识这个世界的。相对于盲目的热情和服从、自我探索的兴趣、精微清晰的心智，更重要。

文明发展到现在，思想被细分、界定得已经不太能够自由流动了。不少人已经认为不能通过自己来认识世界了，必须通过显微镜、望远镜、大数据、AI、权威才可能看清世界。

迷信大数据、迷信人工智能、迷信权威、迷信各种读物，这和迷信任何一个教条是一样的，等到我们离不开它的时候，就比较可怕了。

所以即使是圣人的思想，一旦被记录下来，或供在那里"严格遵照"，都有可能会变成教条。

任何关于真相描述的东西，都有变成教条的危险。如果已经变成了教条，我们就容易被它奴役或限制，认为只能在某个象限内发展才是"对"的，这个时候的学习已是好坏参半。

真正的学习是用来睁开自己的双眼，打开心，自主思考，理解这个世界并与之互动。

"标准答案"和"周围人会怎么想"

听众：可能我对孩子提出关于死亡的问题的疑虑，引出了我自己对死亡的疑虑。我小时候第一次接触死亡是因为我姥姥，她平躺在老屋子里，当时光线很暗，让我心生恐惧，可能这部分是我自己需要解决的问题。

李辛：死亡本身带来的恐惧，会引发无始以来的集体无意识中的恐惧，这些力量会进入我们的身心，那个力量是很大的。对于体弱或精神不够稳定的人，是有压力和影响的。

一个人进行相对完整的心智活动，需要物质身体的支援，就像一个电脑软件需要运行到最佳状态，一定离不开优良的硬件和稳定的电流电压。所以，肉体需要通过一定的训练，让它处在比较好的状态，这就是中医说的气血、能量，或者人智医学说的以太体的重要性。

我们多接触自然环境，以太体的能量就会足一点，这些不只是概念，是实际存在的。作为华德福或人智学的学习者，需要去体会这些层面（肉体—以太—星光—心魂）的变化，体会这些层面在不同的环境是如何变化的。

你现在多大年纪？

听众：32岁。

李辛：我注意到，在我们的交流过程中，你一直都很小心翼翼，很听话，但你需要发展属于自己的深入观察和独立思考。这个部分如果再发展稳固一些，怎么去回答孩子的问题就会很清楚。

我们从小的社会环境不太鼓励我们深入观察和独立思考，我们的父母和老师在那个时代都很"小心翼翼""担心犯错误"，那个时代需要的是整齐划一、听话，不能有太多的独立思考。

现代教育越来越重视孩子的观察和独立思考的能力，发展心智的完整、全观、深刻度，这个部分呢，是国内目前的应试教育所缺乏的。从小我们的脑袋里就装满了标准答案，一旦试着自由回答，成绩就不一定好看了。

我们很怕自己跟别人不一样，最好玩的是，每次导游说："你看那座山像不像一个马头？"我们就左看右看，必须得看出确实像马头才会安心。如果看出像牛头也觉得有些不安，导游说了，老师说了，是马头，那一定是马头。

我们从小就是这么长大的，我们的老师也是这么长大的，所以，华德福教育和教育心理学的内容能够补充到我们。

包括在传统文化的学习中，也存在着不深入思考、盲从的倾向。

不少人以为有思想是一种障碍，以为打坐就是不要有思想，然后把自己变成不愿思想、不能思想的人，以为这是通往"成就"的必要条件，很多人因此拒绝深入思考，这些都是误解。

所以我们虽然已经是社会意义上的成年人了，也需要自己来想一想："我是否有独立思考的习惯？"平时在生活中，需要观察"我是自己在思考决定，然后行动"还是"急急忙忙、慌里慌张，在害怕和担心中随大流"。

这意味着，我们是否有主体。

内在的主体是慢慢发展出来的，每件事情要去想一想，观察一下，重要的不是找到某个答案，而是在去探索的过程中，我们在发展对这个世界更全面一些的认识能力。这个能力会使我们在面对陌生的人事物的时候，能保持一个基本的理性和判断，这决定了我们的内在是否扎实稳定。

并不是学得越多，就安心了。如果没有真实的体验和感受，不自己来探索，发展心智，而去拿现成的知识武装自己，就会变成知障。

嘴上了了，心里慌慌，这是脑袋知道和全身心知道的区别。

要信任，去学习、去观察。这个过程和华德福的教育理念一样，当孩子在那里闷头玩泥巴的时候，大人不要去打扰孩子。同理，当我们自己心里的小孩在寻找方向的时候，那个"别人的看法、标准的答案"不要老是跳出来打断我们。但是我们从小就被打断惯了，很多人已经无法进行自发自主的思考与探索了。

"标准答案"和"周围人会怎么想"像栅栏和大片的乌云遮蔽着我们。

比如最近30年的家长在教育上普遍焦虑，生怕自己的孩子浪费了宝贵的"起跑线"时间。

我记得自己小时候连续几个月跟蚂蚁玩，连续几个月每天放学之后玩几个小时的简单游戏，把四国军棋叠成房子的样子，然后拿一杆玩具枪，一枪一枪，把边上的棋子打掉，同时保持整个楼不塌。

那会儿很多孩子都这样，爸爸妈妈都有自己的事，孩子们在自己的世界里幻想、发呆、游戏，渐渐长大。小时候有段时间我不爱学习，考试不及格，也不爱和人说话，就爱自己闷头玩，也没有人把我当成问题孩子送去治疗，我父母也没有打扰我。

这个过程，发展了我的自主力和专注力，至少发展了对一件事情自发的有始有终的连贯性，他们买窗帘选颜色也会征求当时才7岁的我的意见。当我连着几天躺在床上看书，他们会提醒我一句：注意保护视力。

我们成年人其实也需要来再这么过一遍，当然不是都去玩叠房子、看蚂蚁，而是去持续地做不一定那么"有价值"但自己感兴趣的事情，在其中发展自己的观察力、创造力和贯彻始终的持续力。华德福的教育理念对我们成年人再认识自己是有帮助的，尤其是华德福的艺术治疗课程，我每次旁听都觉得心有所感、收获很大。

我们大部分人从小都被打扰惯了，没有机会按照自己的想法来玩自己的"玩具"。比如小孩子得到了一个火车玩具，他拿着火车在空中"呜呜呜"地飞，玩得很高兴，那个叔叔看不下去了，说："你玩得不对，看，这里是铁轨，火车应该在这里开。"

那就完蛋了。

心身健康比学业更重要

听众：李辛老师好！我女儿现在读五年级，她在一年级上半学期12月份，得了严重的支原体肺炎，在儿童医院用了很多抗生素，后来因为高烧不退，还用了几天激素。那次后，她的体质就变差了，然后尝试过找中医调理。

现在，她一感冒就会哮喘，有时候还会转成中耳炎或者肺炎，牙齿也从肺炎治疗后就变黄了，而且越来越黄暗，个头也比同龄人要矮10厘米。我想问，像她这个情况怎么调理？

李辛：她的肺炎发作过几次？

听众：两次。第一次是普通肺炎，去医院挂了几天水，很快就好了，第二次肺炎很严重，需要住院。

李辛： 你有空可以看看《儿童健康讲记》，里面讲了不少这类案例。

你女儿可能是因为治疗不当，使得体质下降了。她的反复感冒和哮喘、生长慢、牙齿的问题，都是属于身体能量不足了。你需要学习了解她这些问题的背后原因，还要学习怎么增强她体质的方法，而不是单纯地治病。

这里面最重要的是饮食、运动，还有跟大自然在一起。

你也不用太担心，这些都是小病，能调好。但是，作为家长，如果不开始去学习了解问题背后的原因呢，孩子的健康问题就始终不会得到好转。因为病不是一下子产生的，在她从第一次普通肺炎要输液之前，其实就有很多现象在提醒我们了。

华德福不是有歌德观察法吗，只要去观察，就能发现很多事物发展背后的规律。小孩子每天都在变化，家长可以观察，比如胃口、舌苔、大小便、睡眠、情绪、脾气……

听众： 我注意到她的舌苔很红，尤其是舌尖。

李辛： 这个说明身体有郁积的热量，需要排出来，比如增加运动，减少肉类食物。

作为家长要学习的是，在她的不良体质积攒到生病之前，能观察到一些迹象，了解孩子的体质和潜在的危险，开始着手调理她的食谱、运动、动静节奏……如果她已经精力不足了，那么，作业能不能完成就不要太重视了。哪个更重要，心里要清楚，不然只是浪费自己和孩子的时间和精力，还弄坏了身体。

我们这辈子一直都在以各种方式浪费时间，干吗逼小孩子那么紧呢。一般逼完了之后，小孩子就容易感冒发烧、胃口不好，这种情况很普遍。

家长不能过于关注孩子的成绩，逼迫孩子去学习，去够那个标准，生病了就休息，而不是想着怎么赶紧退烧，赶紧去上课。

我常常看到，不少孩子已经胃口不好很久了，心情也不舒畅，很久没好好玩，没运动，但家长都没注意到，还逼着他"读书"、上各种培训课，然后孩子病了，家长还不知道怎么回事。

这个时候，如果让孩子休息一下或者睡个两天也许就好了。但家长觉得这两天的学业可不能耽误，要马上把情况搞定，急忙送到医院去，然后输液打针。这么一折腾，还可能会过度治疗，基本上就真成了病。

听众：带孩子去看过，医生说她阴虚火旺，不适合艾灸，还有她11岁了，年纪大了，捏脊会不会没效果了？

李辛：因为你没有自己学习，也没有实践过，所以只能听专家的说法。

家长有条件的话，最好自学一些基本的中医、西医和日常的观察方法，或者学一点心理学知识。第一，在日常生活中能用上；第二，遇到了小病的时候，你能判断什么时候需要去看医生，什么时候不需要看；什么时候要看中医，什么时候要看西医。

这些都是可以学习的，然后你就知道艾灸合不合适、捏脊、刮痧有没有用了。

内耗的单曲循环

听众：李老师您好！我想问宝宝的饮食问题，这两年来我比较纠结、困惑，他从三个月以后就开始有湿疹了，对母乳也过敏。他的湿疹不是特别严重，一阵一阵的。我是全母乳喂养，14个月断奶以后换成奶粉。

他对国产奶粉严重过敏，洋奶粉还好一些，但是过敏的症状一直有。

李辛：孩子多大了？

听众：30个月，会讲话、会表达了。

李辛：那根据你学习的经验，你觉得他是上焦病、中焦病还是下焦病呢？

听众：不敢说，我只是泛泛地看了一下书。

李辛：他的大便怎么样？

听众：我平时一直给他吃乳酸菌，现在大便很正常、成形，颜色也还好。他小时候大便不好，八个月的时候，大便里面有一点点血，不成形，而且一天的大便次数很多。

李辛：这种情况属于中焦虚。另外，你观察他比如气色怎么样，是不是偏瘦？

听众：他出生的时候五斤多一点，不算胖。他现在骨架小，肉还可以，看起来圆圆的。他在一岁到两岁之间，足心一直有点黄黄的，脾胃比较虚。

李辛：从叙述来看，孩子的中焦脾胃是有些问题的。还有，只要是湿疹，从总体思路来说，要考虑这几个点：

第一，看他的消化机能，要观察舌苔、胃口和大便；

第二，是判断他的流通性好不好。湿疹是身体里面化不掉的脏东西不能通过正常途径排出去，最后停滞在某些部位，形成了固定的、非常态的排邪通道。

本来人体垃圾的正常出口，应该是通过大便、小便、出汗来排泄，也包括从情感、语言、行为和个人意志的实现来流通。如果这些出口被堵住了，身体的流通管道就会被堵住，所以，要观察他的流通性好不好。

流通性是看有没有便秘或腹泻，大便会不会很臭很黏，出汗是否正常,手脚冷不冷?出汗很少是代表表面的渠道被堵住了,手脚冷代表人体的远端通道也不通畅。

听众: 有段时间我带着孩子去看过中医,开了汤药,那时我还在哺乳期,但汤药好像没什么效果。我也尝试增加运动,还在想是不是因为我的情绪影响到他。现在看到他这样,我心里很不舒服,人家孩子能吃的很多东西他都不能吃。

现在他会说话了:"妈妈,我想吃虾、吃鱼。"我又不能跟他说道理。

李辛: 关于忌口的问题,我个人建议,如果没有严重的过敏反应,不要过于严格的忌口。在孩子有充分运动的前提下,可以尝试吃一点点,然后观察。

你要注意自己,是不是有步步为营的心态。方法上小心,这个没错,但精神上不要卡得很死。从人体的流通度来说,"被允许"是能够让精神得到愉悦、放松的,这样能让气血在更好的水平运转。

就像中国进入世贸之前的状态,在那个状态下,很多问题都停在那里动不了。进入世贸是一个非常重要的选择,因为它能用外面的力量来带动整个国内的变化,水活了,生命开始复苏。政治、经济、文化,如果没有外面的流通,不会形成一个很好的格局。这是一个互动的过程,关起门来只在内部解决问题,就会很难。

刚才说了两个原因,第三个原因你刚才也谈到了。所有的慢性皮肤问题,一定要考虑精神心理和家庭的气氛,还有孩子先天的体质、心质和气质类型。

听众: 这些是不是在母体里面就已经成型了?

李辛: 体质跟父母有关系,但人的精神格局以及身心特质也有先天带来的部分。

听众：我也请教过一些老师有关业力的问题。他们跟我说，现在有 60% 以上的孩子都会有不同程度的皮肤问题。

李辛：什么都归到业力呢，过于泛泛，也是一个不动脑筋的说法，对我们认识人体和寻找改善方法没有帮助。

从中医和心身医学的角度分析会带我们找到出路。这个孩子，你觉得他在性格特征上来说或者心理类型来说，是偏放松、展开型的，还是偏纠结或拘谨型的？

听众：是偏小心翼翼的那种，倒也不属于特别内向，但是他会犹豫不决。

李辛：你是有主动寻找快乐的习惯，有些人可能常常会有纠结的习惯。这个很关键，有主动快乐的习惯，能够使得我们在逆境中主动去找一条生路。常常纠结的即使身处天堂，但是仍然觉得还缺了一些什么。

所以这个部分你要去观察和考虑一下，还要考虑他跟爸爸和其他长辈之间的互动。我觉得你给孩子的东西相对正面的，他爸爸呢？

听众：爸爸应该更好些。

李辛：有没有跟老人住在一起？

听众：没有，全是我自己带的。从自己的评估来看，我做得还可以，包括食材什么的。以前我很爱吃肉，怀孕后连肉都不吃了，就吃蔬菜、水果。孩子也是偏素，我先生是居士，妈妈也偏素，我们家十个菜有九个是素的，其他方面能注意的也都注意了，但他还是这样。我就在想是不是我什么地方还可以做得再好一点？平时我和其他妈妈们也会交流，发现很多宝宝三个月以后就容易出现皮肤问题。

李辛：皮肤问题是很常见。比如孩子第一次感冒、发烧、拉肚子，或者长包，大家知道这是什么，是生病吗？不完全是。他原先在母体是一个相对纯净的环境，现在到了"五浊恶世"，各种病毒和污染，身体就要开始做出相应的调整。所以他的第一次"生病"，其实是在建立他的免疫系统的 1.0 版本的反应模式。

听众：是不是可以理解为，现在大部分孩子这样，是人类进化过程的现象呢？

李辛：我觉得也许是人类的身体退化过程的现象。现代人因为过度发展脑力，身体的"承受力""消化力"普遍下降了，不光是吃东西的方面，还有思想、精神，应对外界一切的方面。比如现在六七十岁的老人，一路过来吃过很多苦头，吃了很多苦头之后呢，某些方面会很固执，但是他们的承受力、消化力是很强的，或者说他们生命的坚韧度很好。

现在很多的孩子和年轻人，比较脆弱，自身、家庭环境和社会稍微有一些变化，都会受到很大的影响。

听众：那我现在可以做点什么，除了带他多运动，饮食上注意调整，不要完全切断，慢慢地给他一点。可是他对蛋白过敏，少量还是会有反应，比如晚餐吃了一些，睡觉的时候就已经有反应了。

李辛：很明显的、已知的过敏源可以暂停，他现在的湿疹很严重吗？

听众：不是很严重。只是孩子出去看到小朋友们都吃这个那个，他回来之后有情绪，也会影响到我。

李辛：有没有注意到，在这十来分钟的讨论中，你的执念有点强？你太关注这个问题了，都是不停围绕在"孩子有问题"上，有点过度。我们小时候都得过湿疹吧？会好的。如果他现在很严重，那要认真地去治。我治过一个小女孩，身上皮肤大块发红溃烂，这个需要治。

听众：我是常常担心，因为每次吃饭他都会问这个那个能不能吃，都习惯了。

李辛：是你太用力了。你慢慢体会一下。如果你平时不那么用力，他就会渐渐地不问了。妈妈太用力，孩子的生活中就会多一道紧箍咒。

听众：是啊，这段时间他很紧张。

李辛：要是你换一个角度和他说："没事的，妈妈小时候也得过，以前这里全都是，你看现在挺干净的。"你可以试试这样和孩子交流，这在意识上给他的影响会很不一样。

还有，以后如果有朋友问你的时候，不要有很大的内疚感。不必这么想，哎呀，我啥也不干，就带个孩子都没有带好。你要想，我这个还算好的，我闺密的孩子，屁股都烂了。

听众：是这样的，周围的孩子都比我家的严重。

李辛：你太完美主义了。

听众：这点我承认，但我还是想搞清楚这个问题到底因为什么。

李辛：要跳出细节看整体，他的能量还不太足，渠道也不太通。如果不是以皮肤来帮着排身体的问题，就可能会变成这位妈妈说的咳嗽或感冒，也可能变成中耳炎。如果是成年人，可能还会变成乳腺增生或者胆结石，就是这一股力量。

听众：那从营养的层面讲，给他吃些什么营养辅助食品呢？

主持人徐勇：你的模式一直没变，需要观一下自己的这个状态。

李辛：你容易沉浸在自己的担心中单曲循环，要学会停下来。不然你自己的能量都内耗掉了，还是会分辨不清出现的问题是大是小，怎么调整更好，这样对孩子也是不利的。

提问题的心智状态

听众：老师，我想问孩子哮喘的事情，听前面两个案例，我已经得到部分答案。如果饮食上调整，加上注重运动，多和大自然接触，那孩子的哮喘是不是就会好起来？

李辛：对，把能量提升，让渠道畅通，孩子康复的可能性就会大大增加。以前政治课里常讲要抓主要矛盾，我们要明白一个基本原理。人从小到大，永远都会有各种毛病出现，很少有体质好到从不生病的孩子，尤其是现代的孩子。

那么，我们要做的是什么呢，如果问题不是那么严重，它就属于前进当中自然出现的问题，就像行走途中的大小石块，不用去管它，只要经过、跨过，然后往前走。如果很严重，自己跨不过去了，那该看医生就去看，该调理就去调理，你们现在都被很小的石头给"主动"绊住了。

最重要的是什么呢？就是要把他的日常生活形态给调整好。这个部分不是根据某些教材、某些营养书去教条性地给孩子搭配，而是要观察这个孩子，观察你每次给他用了什么方式调整之后他产生什么样的变化，这是一种活的调整。

观察的内容无外乎饮食、睡眠、大小便、出汗情况、情绪、运动情况。所以，重点不是去治病，而是让生命的基本面维持在一个比较好的状态。谁也逃不了生病，它是成长的一个必经阶段，不要因为过度关注生病、治病而打断了小树苗生长的基本节奏。

现代独生子女的父母普遍有养育焦虑问题，光这个焦虑就已经可以造成信息、能量层面的"生长障碍"了，各位一定要留意这部分。

关于具体的治疗这部分还相对简单，哮喘有急性发作期和慢性稳定期。急性发作的时候，喘不过气，该用喷雾剂就用，这个没什么好纠结的。这时候你担心有激素啊，会依赖啊，这些都是"狭窄视野"产生的多余消耗。

重点是在他没有急性发作的时候，我们该做什么，其实只有一件事：提高他的体质。因为只要体质好了，所有的问题都会好转。不要被一个个不同的病牵着鼻子走，不要被各种中、西医的诊断名字牵着鼻子走，把它们都忘掉，就看他每天的生活状态，观察他的饮食、睡眠、大小便、心情……

听众： 那过敏性鼻炎也是这样处理吗？鼻炎发作的时候，孩子很痛苦。

李辛： 是的，孩子多大了？

听众： 6岁，太严重了，晚上躺下后没法用鼻子呼吸。

李辛： 我在《儿童健康讲记》里面讲了几个类似的案例，首先也是从生活中去调整，晚上要少吃一点，有没有做到？

听众： 他白天在学校上学，只有晚上才能吃得好一点。

李辛： 晚上是阳气、消化力减弱的时候，要减少蛋白质、牛奶这些食物的摄入，还有饮料和冷饮之类的也要停掉。

听众： 基本上没停掉，睡前会喝一杯牛奶。

李辛： 这些都是在加重他症状的食物和习惯。孩子还需要大剂量的运动，这些书里都写着，你照着去做，做到了就会有改善。

听众： 那他的鼻炎会影响他以后的学习吗？如果我们把饮食习惯调整过来，他的鼻炎能不能一点点好起来？

李辛： 恕我直言，你问出这个问题的心智状态，决定了他即使没有鼻炎，你仍然会担心有任何东西会影响他的未来，这不是一个好问题，你是这个教室里第二个过度担忧的妈妈。

主持人徐勇：担忧就是诅咒。

李辛：这个是没有方向的担忧，只是一个思维上的病毒程序在回旋，它阻碍了你正常的观察和全面、深入思考的能力。所以，当我们意识到自己进入这个状态的时候，要记得往后退一退，而不是不停地思考，努力地提问，不要让自己的视野过于狭窄。

如果家长一直停留在这个状态，不仅会影响孩子的健康、发展，也会影响到自己的生活、事业、人际关系。这种回旋式的思维病毒程序发作的时候，要小心。

教育的最终目的，是让我们发展出一个健全的观察和理性思考的能力，这比什么都重要。否则就算你花钱、花时间、花精力学了三年中医，学完之后，你的思维模式里还有回旋病毒程序，结果就会更麻烦。那些学了艾灸就每天给孩子灸，灸到流鼻血，学了捏脊，就每天给孩子捏脊的、过于努力的家长很多。

所以，我们需要去学一些具体的知识，但更需要梳理、升级一下自己的思维模式。如果我们学了中医，学了华德福，学了心理学……但我们的整体思维能力还没有建立，这些知识就成了碎片，就会变成知障。

建设性地使用生命力

李辛：我们看看这个小姑娘，妈妈来说说她的情况。

听众：她是我女儿，再过5天就满8周岁了。她常年有过敏性鼻炎、鼻窦炎；去年11月中旬，她得了严重的肺炎，住院15天，用了抗生素都没下来，上了激素后才退烧。

她现在牙齿长得很慢，上牙和下牙掉了之后，长了8个月都没长完；还得了很严重的鼻炎，晚上鼻塞严重，鼻涕从来没有断过，每天都在擤鼻涕。

李辛：你自己觉得严重吗？

小女孩：不严重。

听众：她只要一开心，在阳光下跑啊什么的，就会忘记这个东西，但是她很痒。

李辛：你痒吗？

小女孩：痒。

李辛：大家可以一起观察，她看起来是稍微有点瘦，两颧有点红，眼睛下面稍微有点暗。我在《儿童健康讲记》里说过，一般长得眉清目秀、骨骼清利的孩子，都属于敏感型的。她下眼睑有点暗，就要怀疑下焦是不是充足，可以问一下睡眠好不好。刚才我私底下问她，她说以前做过一些噩梦，有这种情况吗？

听众：有。

李辛：她怕黑吗？

听众：没听她说过怕，但是她在一年级开始的第一个星期，那会儿她开始单独住一个房间，经常晚上做噩梦，还会叫。

李辛：她属于高敏感度的孩子，神气容易被干扰。这类孩子的交感能力是很好的，这样的孩子如果让她一道题做20遍，错别字抄100遍，会影响她的学习和思维发展过程，她是属于领悟力比较高的孩子。

从这个小朋友现在的情况来看，不算太严重，只是稍微瘦弱一点。但是，妈妈非常急切，脸很红，眼睛炯炯有神，气都拔在了上面。

妈妈的情感力和意志力很强，属于力量型的，在工作中冲锋陷阵拿业绩不成问题。所以妈妈要注意的是，你这种有力量的、快速突破、有问题马上搞定的类型，就可能对孩子在日常生活中有一些过度的干扰。

她是很敏感的孩子，需要有自己的空间和节奏，需要慢慢长大。家长在公司里或者在单位可能是一把好手，三下两下就能把很多事情搞定。但对于孩子呢，你有可能在她不需要去医院的时候，把她送到医院，不需要那么多治疗的时候，坚持治疗。

你说了一堆病，鼻炎啊、扁桃体肿大啊、皮肤痒啊，你很紧张，被这些并不严重的病吓住了。小朋友自己倒没有那么害怕，她的基本面也都还好。这也是我上半场说的重点，要看人，看他的体质、神质、基本状态，而不是被所谓的诊断给牵着鼻子走！这个一定要注意。

小朋友，让我看看你的舌头，可以吗？挺好。翘起来看看，也挺好的。

她舌头的颜色挺好，舌苔也不脏，舌尖稍有点红，舌下也正常，这个状态说明她气血还不虚。刚才我摸了摸她的小手，手有点凉，说明中焦的能量弱了一点，支援运作的"现金流"不是太充足，送不到手脚；也因为她的"现金流"不足，所以"工程"建得比较慢。

听众： 她的这个牙……

李辛： 长牙齿也是"工程"的一部分，不是你着急就能加快的。你知不知道自己说话的时候，习惯性的担忧模式，夹杂了大量的情感，还有大量不清晰的思想。这个对孩子是会有影响的，会削弱她的心智、思考和心身协调。

她现在的状态非常好，既有顺应性，能按照你需要的回应你："Yes, my Queen！"还能安住在她自己的状态里。但如果被打扰过度，她的神气就东跑西跑了，就会不定了。

她现在能够很安静地在她自己的状态，我们那么多人看着她，在讨论她，她还是比较放松地在自己的状态里，这就是一个很好的稳定状态。

如果你的孩子性格很强，就会跟你对着干，然后可能会产生别的问题和症状。到了考大学的时候，她会故意考得远一点，或者早早地结婚离你而去，好脱离过于关注和保护自己的、束缚的精神环境，这样的故事一直在发生。

她的健康问题没有你想象的那么严重，你其实要回过头调整自己。

总结一下，上一位妈妈的思路是清楚的，但过度关注了。过度关注了之后呢，思维就重叠缠绕了。这一位妈妈呢，思路也是清楚的，但是容易着急，着急以后就失去了分寸。平时安静的时候很清楚什么是对什么是错，所以不要让自己乱掉。你思维里夹带着很多情感，都混在一起了。

你做什么行业的？

听众：我是全职妈妈。

李辛：以前呢？

听众：十年前从事生产管理。

李辛：年轻的时候做过很好的运动吗？

听众：没有。

听众：近几年有打坐，我想让自己慢下来、静下来。

李辛：你那么旺盛的生命力，光打坐不运动，是不合适的。人类所有的活动，是让我们的能量、生命力进入有序的建设性的使用。如果强行让自己静下来，是一种阻碍和限制。

目前你需要更多的运动，比如打网球，还有长时间的走路，去做一点服务别人的工作。你需要跟人交流，目前你的状态，如果光打坐，容易打出问题来。

小朋友还有问题吗?

小朋友: 没有。

李辛: 她非常的理性,回答、交流没有任何犹豫,这个孩子非常棒。

我们很多成年人有很多多余的东西,我在跟她交流的时候心里还有多余的担心和扭捏。我们成年人总是以为小孩子是傻瓜,需要改造,需要下载各种我们成人社会的"高版本"程序,其实是钝化、弱化、复杂化了,然后把一个天生晶莹剔透的水晶球变成了一块五颜六色的、浑浊的有机玻璃。

先天体质与自我调理

李辛: 刚才几位谈到哮喘、鼻炎,下面我请我太太来分享一下。你们说的这些病她以前都得过,她在认识我之前,20岁左右就开始自学中医,把自己的问题一点点调理好了。她学中医也有20多年了,比我有耐心,讲得也细,请她上来帮我再讲细一点。

孙皓: 我当时没想到,日后这些能拿来和大家分享。所以,负面的东西随着时间流转,随着学习、观察和体会,就有机会转变成正面的东西。

我们作为一个个体,有父母的物质身体遗传的一些特质,也有父母的精神特质和家庭的生活习惯给我们的影响,还有我们出生的那一年、那个季节、那一天以及那个时刻的天地之气给予我们的先天禀赋。所以,我们在体质和心质方面会有某些共性,也有独一无二的个性。

比如我的天生禀赋中木气非常旺,八字里面还有一组木克土的结构,那么它对我身体的影响是脾胃偏弱,消化吸收的能力比较弱,这是一个不太划算的先天体质。我从小到大都很瘦，现在还算是最胖的时候。小时候妈妈看我这么瘦，总是给我补营养，鸡汤、蹄髈天天有，但我吃了不消化，还常常生病。

我妈是西医，她知道营养学，知道补钙补铁补血，但不懂怎么调理小孩子的脾胃，怎么让先天比较弱的身体保持相对良好的平衡状态。所以，小时候我常常因为吃得太好，穿得太暖而感冒、发烧、拉肚子，然后去医院打针、吃抗生素、挂水。

这种情况一直持续到我20岁左右，在经历了两年的慢性腹泻、重度鼻炎、皮肤过敏和喘息性支气管炎等一堆问题之后，我开始自学中医，了解这背后的道理，熟悉食物的性味，着手饮食调理。

那会儿的饮食调理其实应该说是饮食控制，主要是不吃不该吃的东西。我把小时候爱吃的油饼、榨菜、冷饮、零食、重口味食物全部停掉，也不再吃抗生素，不再打针和挂水。

那会儿还不懂运动的好处，也没有意识到情绪和健康的关系，更不懂人际关系、学习、旅行、去服务别人、达成心中目标和气血运行的关系。但是呢，仅仅靠着饮食控制，前面说的那几个让人难受的病渐渐消失了。所以，不要小看饮食对我们身体的作用。

人的先天体质会伴随我们这一生，我们在它的基础上进行调理和保养。类似我这种偏弱的脾胃，会导致身体的气血不够充足，容易多思多虑，气容易漂浮在身体的上半部。这种格局，会导致有些地方气血不足，有些地方又容易上火。

我小时候容易在春天喷鼻血，会吓到邻座的同学。后来，我明白了这个原因。春天，身体里面的气血跟着天地的阳气一起升发、膨胀。我平时气血不足，小时候又不爱运动，身体里面的细微脉都不畅通。气血一上来,就像河水忽然上涨,周边的沟渠不通的话,它就溢出了。

到了冬天,身体里面的气血跟着天地之气往里收阖,气血也会热胀冷缩。气血不足的人,到了冬天手脚就会非常冷,严重的还会生冻疮,这些和身体偏弱的小孩子容易消化不良、拉肚子的问题类似,都和气血不足、不流通有关。

这里面除了先天因素和饮食习惯,还有性格和情绪的因素。我妈妈的个性比较急躁,她在成长期曾经经历过艰苦的阶段,成年后的工作压力也大,还要负责家里的"买、汰、烧",耐心常常处于用完的状态。她在厨房里不小心砸破一个碗,我跟我爸都会心里一紧,知道又要挨骂了。我和我妈在很长一段时间里都关系有些紧张,我怕她发火。

当一个小孩子跟至亲的家人关系紧张呢,她全身的能量和气脉都是紧缩的。能量不足,气脉又紧缩,身体内部的气血循环就不好。我们可以想象一下这个图像,外面是包紧的,里面的能量不能畅通无阻,是个不流通的高压状态。这个压力在鼻子这里就是鼻炎,在呼吸道就是气管炎……

我18岁的时候,得了喘息性支气管炎。晚上阳气最弱的时候容易发作,不能平躺,只能坐在那里。气管被痰液堵住了,一平躺就无法呼吸,每晚都能咳出半杯痰,必须坐上两三个小时,然后才能再度平躺,白天看起来还比较正常。

刚才几位家长的心情我理解,因为即使是鼻炎,也是非常难受的。那会儿我去上海的五官科医院,医生拿着一根很长的金属棒伸到鼻子里检查,诊断结果是重度鼻炎,鼻甲肿胀,里面都堵塞了。当时给我开了收缩血管的滴剂,但还是治标不治本。白天还好些,晚上只能用嘴巴呼吸。

生病确实难受,可是各位家长不用过于担心孩子,尤其是他们目前并没有得非常严重的疾病。

人一生的健康是个动态的变化，我回顾自己的健康曲线，小时候身体特别差，现在 46 岁，反倒是健康状态最好的时候。而且，经过这些健康方面的困境，我才有可能去早早地关注和学习与健康相关的道理。

现在，我不像早期那么紧张地控制饮食了，因为知道了更多调理健康的方法，比如合理的作息、运动，比如适度的开发兴趣，包括要去做自己喜欢的工作，这些对我们的健康会很有利。

运动是健康养生中不可缺少的部分，我和李辛每天至少走路 1 ~ 2 个小时，每个星期会爬山 2 ~ 3 次。李辛平时还会练习太极、八卦掌、八部金刚和一些简单的器械运动，这些不花钱的运动习惯是气血良好运行的重要前提。我们两个都属于先天偏弱的小身板，父母也都不是强壮的体质，年纪很大了才生我们，所以，我们的先天体质并不比各位强。但是，小身板好好保养也能够运转得很好。

所以，即使现在孩子在一个身体素质比较低的状态，是可以通过调理好转的，而且这是一个难得的学习机会。

李辛：你再说说饮食调理吧。

孙皓：我在 1993 年、1994 年的时候开始给自己调理身体，当时买了好多关于食物性味和食疗的书，也开始看一些简单的中医书。有一本薄薄的小册子印象很深，就是匡调元的《调元·体质·食养》。那会儿我非常认真，每吃一种食物，就去翻关于这种食物的书，看它是什么性味，对身体有什么影响，多翻几遍就熟悉了。哪个食物对我的身体有好处，哪个没有好处，一开始只是概念，渐渐就能把这个概念和自己身体的当下状况结合起来。

我以前一喝牛奶就会拉肚子，这个因为太明显了，不需要看书就能知道。牛奶不是坏东西，它是小牛的最佳食物。但牛奶是什么性味？它是一个偏阴、偏滞，具有滋养作用的食物，阳气足的、气血流通的孩子可以喝，并且能把它顺利转化为长身体的能量。

如果是一个黄黄瘦瘦、气血不足、脾胃也不好的小孩子，去喝牛奶，而且还是在阳气不足的晚上喝，岂不是阴上加阴？阴要配上阳才能转起来。所有的饮食都有它好的一面，只是看怎么根据我们现有的体质来选择搭配，形成一个阴阳、五行的动态平衡。

比如，气机上浮的人，容易多思多虑，头热脚冷，晚上也容易睡不好，那么，就需要吃一些帮助气机收阖的饮食，比如，酸味的五味子、酵醋、苹果醋，同时脾胃虚弱的，还可以加一些糖，托一下中焦气。我在家常备自己腌制的五味子蜂蜜，有时候也会搭配一些龙骨，帮助把气机往下收阖。

关于帮助气机往下收阖来改善睡眠还有很多方法：晚上少看手机，少动脑，睡前慢速散步30～60分钟，热水泡脚。脚容易冷的人，睡觉时穿一双薄袜子，或者脚脖子上套一个袜套都是很有效的方法。另外，晚上不要吃太多，以免中焦不通畅，影响气机的正常收阖。

前面提到了糖，我想多说一句，现在有一些观点，反对给孩子吃糖，说是会增加躁动。其实糖是一种单纯的能量补给，而且是一种快速的补给。适度的糖分是身体和内脏所必需的，人体也会通过分解吃下去的碳水化合物来提取所需的糖分。

当身体的细微脉比较通畅的时候，吃糖并不会增加躁动。躁动是因为这种快速进入人体的能量无处可走，在身心中"乱窜"。所以，不是停止糖分摄入就平安无事了，而是要增加身体的流通。

回到饮食调理，它是我们平时在日常生活中自己可以进行的，但是，需要建立细心体会和观察的习惯，需要我们把习惯性散在外面的注意力投放一些在"饮食和身体的关系"上。

等到我们对自己的身体足够熟悉，我们的意识和身体有更好连接的时候，就可以通过观察和体会食物对我们身心的直接影响，来选择合适的饮食了。这个时候，我们对饮食的理解，属于自己的第一手资料，不再是书本上、头脑中的"知识"，而是全身心都知道的"知识"，这是一种更深入的理解，是活的体悟。

我们自然就会熟悉不同食物的升降、开阖、寒热、清浊，还有温度和食物温度的冷暖对我们身体以及情绪的影响，会更容易理解中医的八纲（阴阳、寒热、表里、虚实），能够灵活运用身边的现成资源来调理自己和家人。

我现在挺感谢我妈，她是西医，神经比较大条，只要我不倒下，她就不太关心我生病的事。我以前曾经在心里埋怨过她，现在我觉得那样挺好，尤其是看到这么多的焦虑妈妈急着把孩子送医院，过度关心、过度治疗。我觉得还是我妈的态度相对豁达、健康一些，至少给了我不受干扰的体会整个生病过程的机会，给了我自找出路的机会，也不会因为一通乱治，变得不可收拾。

思想的出路与气血的流通

李辛：刚才的小朋友，鼻头有些暗，代表脾胃的运化能力不足。她目前这种体质喝牛奶就不合适，尤其是还有鼻炎的时候，先不要给她喝，喝了会加重身体的负担，增加运化不掉的垃圾。

如果她慢慢地开始锻炼了，各方面都调理得好一些了，体质转好了，可以看情况吃。食物的调控不是绝对的，因为体质会改变。看她在什么状态，给予合适的食物就行。这个有点像公司的进货和出货，是根据销售和现金流，考虑内部和外部环节来决定的，要进适销对路的产品，因为消化不掉会变成负担。

听众：老师，我先生常年便秘，11年了。他在2006年发现有脊髓血管畸形，就是血管瘤，然后做了栓塞手术。手术之后到现在，便秘很严重，每天上厕所至少半小时。

李辛：手术之前有没有便秘？

听众：没有。

李辛：做了手术之后才有？

听众：对。他的脊柱血管瘤直接影响到下肢，不好走路。

李辛：当时做手术打麻药了吗？

听众：打了。他2007年做了一次栓塞手术，2016年复发，又不好走路了，去年再做手术，把血管瘤给彻底摘掉了。

他现在容易手脚冰凉，还有便秘，大便黏臭，排便很困难，基本上每次都要30～50分钟。然后身上的皮肤，尤其在背上、脸上，有很多痘痘。我理解为是排毒不好，劝他去调理一下。他说，得这种病的人就是这样的，但我认为可以通过中医调理。

李辛：刚才问的目的，主要是想了解便秘和麻药或者和手术有没有关系。现在第二次手术之后，走路还有没有问题？

听众：有，他现在还得挂拐杖。

李辛：过去10来年走路一直有问题吗？

听众：2007年的手术非常成功。手术完之后，爬山都没问题，整个10年，除了不去打球、跳，正常生活都没问题。2016年9月复发的时候，我们排队等手术等了七八个月。这段时间，因为神经受到压迫，导致腿部很长时间不能走路，所以第二次术后的恢复期就很长。现在已经过去一年多了，还是不能正常走路。

李辛：关于人体的能量，如果画一张图理解的话，最里边是核心能量，叫元气，中间一层是中气，一般长期的、慢性的便秘，是推动力不够了，所以很多元气不足、中气又虚弱的老人容易便秘，这是第一个原因。

人体从能量层面来理解，其实是一个内部充满细密管道的球。里面的管道互相连通，任何一部分有堵塞，都会导致某个区域的不通。你先生的下肢长期不能正常运动，这个"气球"的下半部区域的气血就不流通了，肌肉力量也就不够了，这部分需要尽可能让他多做锻炼来恢复下半区域的气血流通。

听众：有去做康复。

李辛：要多做主动康复，主动康复就是"我在动"，被动康复是机器或医师"帮我动"。主动康复很重要，哪怕是躺着做幅度比较小的运动，比如普拉提，必须要让腿部的自主力量慢慢恢复。还可以配合足底按摩、腿部按摩这些辅助的调理，把这部分的气脉通道打开。

如果能流通出去最好，如果排不出去，堵在半路上会变成过敏或皮肤病。最怕的是现代人都不爱动，垃圾都沉积在身体的最里面，这个最麻烦。

人到中年以后，气血逐渐衰弱，身体里多少有些堵塞，只是没有明显的症状。在女性来说，容易有乳腺增生、子宫肌瘤、卵巢囊肿、胆结石等问题，男性容易有肝肾和心脑血管的问题。垃圾在哪里堆积，就变成了哪里的问题。

你可以想象你先生的状态，他没有运动习惯，表层流通就不会很好，这在中医里是对应上焦的运作状态。你要观察他平时出汗多不多，手脚冷不冷，因为这部分也会影响全身的气血运行。

听众：他平时出汗不多，手脚很冷。这段时间他在南京人民医院做康复，在苏州的话，会去健身房，但是去的频率不高。

李辛：他可以尝试跟专业的普拉提老师学习，气血不够畅通的话，去健身房不一定适合他。要小心地练，防止受伤。

听众：因为他之前出现了肌肉萎缩，想靠这类锻炼把这部分力量恢复起来。

李辛：我在跟你交流的时候，发现你有固执的一面，可能跟你的先生有关系。你刚提到你先生说："得这种病的人就是这样的。"很斩钉截铁。

听众：是的。

李辛：你们之间的交流可能不够顺畅。我在跟你交流的时候，感觉到你有一种没有出路的感觉。气血的通，是全方位的通。身体表层要通，内部要通，还有互相交流的思想要通，情感也要通。通就是畅通无阻的流动。

倒过来讲，如果有地方不通，也会导致长瘤子，血管瘤还是属于轻的。比如我观察到，一般性格比较强，或者思想很强硬，或者本来还好，但在人生不顺利的时候进入强硬的高压状态，就容易长肝血管瘤。

可能需要你先从你们之间的交流模式开始调。实际调理部分，除了可以训练普拉提，还可以做针灸。针灸是在能量层面调节人体、调节精神和信息，然后再影响肉体。针灸除了内部调节之外，还像是个WIFI接收器。假如这边手机信号不好，放一个WIFI点，和外界的沟通就会好转，这是针灸的作用。

独立思考和实践的勇气

听众：老师，我想请教，70多的老人，有过脑梗的历史，还有便秘，腿脚不好，可以用艾灸吗？

李辛：你觉得他是虚还是实？

听众：我不太懂怎么分虚实，他手脚是凉的，不爱动，也不太愿意跟外界交流。

李辛：听起来这是一个精神和能量的流通性都不够的状态。我们刚才谈到了交互作用，人跟外界的交互，人和人的交互，人体内部的交互。任何一层交互不畅通，都会影响其他的层面。

还有，无论是人智医学说的四个层次，或者中医所说的肉体、能量和精神这三个层次，所有的层次都是在不断交互的。当肉体或者能量层偏弱的时候，我们的情感、心智，以及对外的交流也会减弱。

换句话说，**如果我们的头脑、情感不愿意跟外界交流，进入封闭状态，也会使得我们的能量和肉体处在一个被限制的切断状态，会形成一个多重的恶性循环。**

听众：他的脚也是肿的。

李辛：那就说明堵得比较严重了，下面的通道都被水气浸泡了，先要把淤堵排出去。

听众：可以艾灸吗？

李辛：可以。

听众：是每天都灸吗？艾灸馆一个疗程是三个月，艾灸师建议我们隔天去一次。

李辛： 你可以自己去学一下艾灸，然后看效果来决定间隔的时间。我没有看到本人，不能在这里给你一个确切的结论，最好你自己学会观察各种方法实施后的效果。

听众： 我离得比较远。

李辛： 找一个人上门给他灸，同时让他学会给自己灸。

听众： 这有点难，他都不太愿意。

李辛： 或者你们节假日回去，帮他灸，然后教他。

听众： 有段时间他去的，要走两三里路，我觉得走一走对他会有好处。我的疑问是，是不是非要听艾灸师建议的，要坚持三个月。

李辛： 刚才说过，如果你判断他虚，而且有证据，他手脚是冷的，下肢是肿的，确实是虚证，可以做艾灸，然后你要根据他具体状况来决定间隔的时间。

听众： 这个我不懂。

李辛： 要留意你自己的思维模式，容易在疑惑中回旋。你跟第一位同学很像，但是你的胆子更小，是绝对的乖孩子，顺应性太好，习惯性地放弃自己完成判断的过程，内心会产生很多多余的担心。

你问的所有这些问题，是需要你在学习和实践的过程中把它完成，就会明白其中的原理，而不是听别人的意见。你不跟他住在一起，那么，就得考虑一下，调动什么样的资源，利用节假日怎么教他。或者先给自己灸，有体会之后，回去再给老人灸，然后再观察他的反应。

听众： 他以前做过一段时间，我问他有没有效果，他说有一点点改善，大约20%的效果，我觉得20%不够，我也不懂这个专业。

李辛： 这个其实跟懂不懂专业没有关系。现在的问题是，你不想自己动脑筋去思考或尝试，放弃了自己去澄清的可能，只想听所谓专家的现成意见。

听众：我是想得到权威的认可。

李辛：这是自己需要去推进的事情，跟有没有得到权威认可没有关系。我们平时的生活中的那么多困难和障碍其实都和这个有关，很多事情是可以自己尝试的，然后障碍会突破、消解。

听众：我自己尝试之后感觉挺好的，但我不能保证他好不好。

李辛：你所有的回应都是"我不懂，我不能保证"，这样的话，要去带动一个本身不那么主动的老人，如何能成功？

我常常教一个咒语，要经常跟自己说"我是成年人"——我有孩子，有老人，现在就是这样一个情况，我打算怎么办？如果还是这样犹豫不决，期待一个权威指引，一切还是会停在那里，问题不能得到解决。慢慢地，老人会越来越衰弱，你也会越来越无奈。需要稍微主动点，积极一点。不然，学华德福、学中医有什么用呢？

我们心里要有对自己的信任，有疑问要去问，该做的事情要去尝试，该说的话要说，这样就不会有那么多疑惑存在心里，被这些疑惑包裹在那里动不了。

以这种状态去处理生活当中的大事小事，都处理不透，只有20%效果，那就是一种非常无奈的痛苦和压力，感觉寸步难行。再过20年，可能你也会变成这样的老人。

我年纪比你大一点，最近对此感受很深。我到不同的地方，跟不同的人交流，看到大家都在重复这些模式。我慢慢意识到，其实光是学中医、学心理学分型这些具体知识有什么大用呢？独立思考和实践的勇气，才是更重要的东西。

诸位选择让孩子上华德福学校，在现代社会已经是属于有独立思考能力的一个群体了，有勇气去做一些觉得自己应该去做的事情。既然走出这一步了，不妨再勇敢一些。

听众：这种状态是不是跟自己的体质有关？

李辛：有关，但可以改变，而且这也不是重点。

手机里的"美丽新世界"

听众：我的问题可能大部分人都碰到过。我的孩子两岁八个月，本来我是全职在家带孩子。家里出了变故，我刚出来工作两个多月，换我妈和婆婆两个人轮流带孩子，大部分是我妈带。

现在出现一个问题，我孩子对手机着迷了。我回家看着他呢，他就躲。我把WIFI关掉，他会自己去打开。他本来是一个蛮阳光的孩子，以前他爸运动能力很好，不管什么天气，几乎每天带他去运动。我看过您的《儿童健康讲记》，就有意识地每天保证他一定的运动量。

最近两个多月我妈带孩子，情况就完全变掉了，小孩子的脾气也变得暴躁了。如果我妈不让他干啥，他就"噗噗"地吐我妈，打我妈。

他跟我在一起时会好很多，但是因为我现在出来工作，所以每天跟他待的时间很少，大部分的时间都是老人跟他在一起。我跟我妈说，我们家有书，可以看书学学怎样带孩子。我妈跟我说，我都50多岁了，还看什么书。

听众们：那你带嘛。

听众：我现在带不了，因为我先生突然去世了，我必须出去工作。我现在挺苦恼的是孩子爱玩手机这个问题。还有饮食方面，他现在吃糖、吃巧克力也没有节制。

李辛：小孩子或者大人对一件事情上瘾，其实是因为他在生活中没有真实的、深刻的交流。

我问两个问题，你妈妈的性格强势、固执吗？有没有跟人交流的时候喜欢只听、只讲自己的东西，习惯单向交流？

听众：我妈强势，但是她强势不过我爸。针对孩子玩手机的事情，我跟她沟通过，但是沟通的效果不太好，有时候会吵起来。她自己也喜欢玩手机，早上起来看，晚上睡觉也看，而且她的眼睛已经有问题了。我都带她去看过医生了，医生说你不能再看手机了，她还是忍不住。

李辛：你父母之间有真实的交流吗？

听众：什么是真实的交流？

李辛：就是人和人之间正常的情感互动，彼此之间留有空间，又关心对方的所思所想和内在感受。

听众：不是很好。

李辛：你婆婆也帮忙带孩子？

听众：我婆婆她在老家，空一点的时候就会过来帮忙，她比较温和。

李辛：你婆婆的家庭生活如何？

听众：我公公一直在外面打工，婆婆一个人在农村。她虽然平常不怎么讲话，但是我可以感受到，她也是一个很固执的人，不太愿意去改变。

李辛：今天很能体现荣格说的"共时性"。我们今天讲的话题其实都跟家长和孩子之间的交互有关。

我觉得你的交流是真实的，我们俩现在的互动是真实的，它没有停留在概念上，也没有因为你心里的担心和害怕在那里绕，你的表达非常清楚和客观。

你因为现实的原因不得不离开孩子去工作。你妈妈自己的生活没有真实的情感交流,而且还偏强硬,然后婆婆这边的支援也不够。

孩子在成长过程中需要充分的陪伴和交流,不一定需要具体形式的交流,但心理上需要有足够的关注和真实的交流。

孩子跟大人不一样,大人喝酒划拳吃饭,说说废话,就觉得挺满足的,只要没人表现出太过分看不起他就行。

孩子不一样,他需要从内在跟人进行深刻的情感交流,即使没有语言。而现在两位长辈呢,因为他们自己的生活中也没有真实的情感交流,所以没有这样一个场。孩子虽然天天跟你妈在一起,但是得到的有效滋养不够。

听众：我妈妈是没有用心带孩子。

李辛：因为过去的时代原因,这一代的一部分老年人没有机会发展出相对清晰的自我意识、充沛的内心和理性的思考,以及深入的情感交流模式,慢慢地,内心僵化封闭了。

听众：孩子一吵,她就把手机给孩子。

李辛：所以孩子自己造了一个"美丽新世界",在手机里,他终于有一个自己的世界了。虽然不够好,但在这个小世界里,他有自己的相对不受打扰的一个内在建构。这个画面是有点无奈,但也是我们大多数人生活的真实情况。

过去、现在和未来

李辛：作为父母很希望孩子能避开所有的障碍,哪怕是湿疹也不要得。但是实际上，人面对困境的转化力是非常大的，有时候痛苦会让人深刻化，找到正确的发展方向，当然也可能让人逃避到肤浅地带。

如何避免肤浅化，转向深刻化呢？如何完成这个转化呢？

在一个家庭当中，至少需要有一个人是相对理性的。如果这个人能够跟孩子建立很深刻的关系，他能够既像老师又像玩伴——我们不一定要去找很高的精神导师，其实我们每个人在不同的面向也可以发挥这样的正向作用。我们一步步成长，经历各种困难、疑惑和痛苦，然后有一点点对现实人生的理性的认识，和孩子慢慢地去交流，这样就会帮助到孩子。

现在有不少流行的观点，认为小时候经历不好，成年后就肯定很糟糕，比如童年创伤、原生家庭之类的概念。这些儿童时期的影响，对某些孩子会有影响，但不是绝对的。**如果有良好的社会及家庭支持，有理性的家长、老师的引导，每一个人都有机会转化过去的黑暗，发展出清晰、深刻、宽厚和理性的精神世界和心灵。**

你妈妈的情感封闭，爸爸强势，甚至会有攻击性的交流模式，那位婆婆呢？

听众：她更封闭，也不识字，就天天干农活。

李辛：你现在跟父母住在一起吗？

听众：没有住一起，我妈过来帮我带孩子，我婆婆有空过来。

李辛：你和父母住得很近？

听众：在一个小区里。

李辛：你可以把你照顾和关注的对象扩大一点。你不能直接说"孩子最近手机看得太多，我要跟你们谈谈"，你可以从对他们关心的角度进行交流，可以跟他们聊聊过去的事情。

我们的上一代压抑了太多的东西，我常常跟我父母聊天。他们讲的有些话题我听了无数遍了，但对他们来说，这一遍遍地讲出来，非常有用，这是过去被极度压抑、断裂部分的一种重建和再接通。我们要去听听我们父母长久埋在心里的抱怨，这个非常重要，对他们的健康有好处，哪怕只是为了自己的孩子好。

其实父母的状态好转，对我们的生活也是至关重要的。对一个整体的大家庭来说，他们是过去，我们是现在，孩子是未来。如果只要未来，没有现在和过去是不行的。把过去切掉，也就没有了未来，这是一整条河。

所以，虽然凸显的是小孩子看手机的问题，其实也是带出了整个家族情感交流断裂的问题。作为整个家庭中比较清醒的、有承担力的人，你要把这部分延续起来，要跟爸爸妈妈多交流，让他们说出过去的那些痛苦。进入这个场，可能你会不喜欢，会有眼泪、情感和情绪在里面被带动出来，这可能是你小时候被动接纳的东西。

但你可以在平时跟他们吃饭、散步、聊天的时候，带动他们，让他们内心已经凝固很久的情感、情绪流动起来。当他们流动起来之后呢，也能够带动他们跟孩子的流动。不然整个家庭都是凝固的，小孩子不找自己的出路，他也受不了。

等这些凝固溶解了之后，你也会变的，长相和气质都会变，这个很有意思，然后你的生活和事业发展会更通畅。这个不是不好理解的玄学，是万物一体的道理，这就是交互。

就像现代的企业不做互联网，都会死掉。我们现在讲的精神、情感，相当于肉体的互联网，它非常重要，这部分被大家忽略了。

我们的上一代，因为社会环境、时代的原因，很多人的思想、意识、情感、情绪被强行割裂了，他们没有选择的自由，只能工作、结婚、生孩子，也不能选择另外一个工作或者城市，因为会没有粮票，没有户口。夫妻相处不好，想分开也不能，因为没有地方住，因为有孩子……

我们上一代人的一生，有很多无奈和禁锢。所以，作为他们的后代来说，我们有责任带动他们。

很多家长以为，把孩子送到一个好吃好喝的好环境就万事大吉了。学习的环境、老师、同伴固然重要，但家人才是孩子身心健康、心智成长的关键。如果家庭是冷漠、混乱、不讲道理、互不关心、不思考、软弱、逃避……大家可以想一想，这样的家庭环境会交互出什么样的孩子。

我们成年人要做一些必要的功课，这个非常重要，而这个过程能让我们深刻化。

我们可以选择回避，让问题积存在那里，让停滞不清的力量影响每一个人。也可以稍微勇敢一点，开始思考、尝试、改变。一旦开始这样做了，精神上慢慢也会强壮起来，心智和情感会更健康。这就是父母可以给孩子最重要的东西，胜过万贯家财、千般言说。

很多人以为只有练功打坐、抄经、弹琴、看书、学习……能改变人的根本，这些虽然都有用，但当主体混乱、回避、软弱、沉溺幻想的时候，就会"花了时间，功夫却不上身"。

要正视，然后思考、行动。

你得跑跑步了

听众：最近遇到的事太多了。有个朋友的女儿，脑子里长了一个很大的瘤，昨晚刚在华山医院做完手术；另外，我很喜欢的一个伯伯得了癌症，再加上我自己家里的变故，我突然觉得整个2017年发生了好多我接受不了的事情。

那个伯伯，他说他是因为胡吃海喝导致了直肠癌。但那个女孩子，本来好好的，今年就要高考了，家庭也很幸福，突然间就这样了。

李辛：接受不了，是因为你已经承载了很多东西。但你看到的，其实也是我们每个人都可能经历的，只是暂时在平安中的我们，不一定意识到这点。

你平时有运动吗？

听众：运动不多。我以前经常带孩子，运动量也挺大的，现在工作之后就不多了。

李辛：你原来最喜欢什么运动？

听众：快走。

李辛：跑过步吗？

听众：跑过，耐力还行。

李辛：你得跑跑步了。运动，能帮助你冲破现在的现实阻力。从中医的气血来说，跑步之后，肉体里面的能量就流通了。肉体是通过能量运作的，情感也是通过能量运作的。

清晰、有力的意志，也是能量，是一种顺畅流动的状态。混乱的意识，虽然也是能量，但是一种无序且流动不顺畅的状态。当我们在运动的时候，能量在大面积地、有秩序地流动，不光是肉体在清理，所有的部分都在清理。

你有大量的情感力量，还有大量的生活和家庭变故带来的未理顺的东西，很多东西还未了结。这个时候，你需要去运动，否则，身心就装得太满了。

你的体型是属于比较厚实的，厚实的体型从正面来说代表有承担力，从负面来说是容易堆积。加上情感过于强烈丰富，身和心都过于厚重了。堆积得太多，就容易得一些积聚型的病，比如乳腺增生。

听众： 我有。

李辛： 经前会痛吗？

听众： 没结婚前会痛，现在好多了。生孩子后，我是母乳喂养，哺乳两年多，现在因为要去工作，刚断奶。

李辛： 你的心智，从五行来说偏土火型，内在有很强的承担力、意志力和突破力。身体偏厚，属于土型，如果不流通，就容易积聚，容易长瘤子，土型的人尤其需要流通性的运动。然后，需要学习均衡地使用你丰沛的力量，留一部分精力去跟父母多一些交流，跟孩子交流，也别忘了留出时间给自己。等过了这段时间，你的身心开始流动了之后，生活和家庭内部也会开始流动，你就会有转机。

听众： 好的。

李辛： 如果你完成这个转化，后面会有轻松的生活，我可不是在看相算命啊，这是我们身心运转模式的一般规律。

你现在这个状态，肯定会感到很辛劳。如果转化了之后，能量流通了，意识活动也会流通很多，就不容易卡住了。所以要留出时间，要锻炼身体，也要安排足够的休息。

听众： 好。

李辛： 必须要主动去转化，如果不转化，我们就会一直背着这些沉重的东西。往后，即使父母离开了，它还是会停在那里。所谓业力，是这个东西，它会在无形中影响我们。如果我们努力去转化，它会减少很多。所以，只有两个选择，是被动等待，还是主动去做点什么。

听众：我想增加自己的正能量。我本来是一个非常阳光的人，感觉自己是可以去温暖别人的。这次家里发生了不幸的事，我感觉自己的能量少了很多。

李辛：你是可以无保留地给别人温暖的，别担心，你的好状态还会回来的。

听众：我需要一段时间恢复。

李辛：现在就先做一只冬眠狗熊吧，人要学会在环境和气运不利的时候做狗熊。我是很会做狗熊的，你们现在看我坐这里挺神气的，如果我觉得大事不妙，就去做狗熊了，硬撑着不行的。这不是消极，是量力而行。接受自己的软弱、低迷，接受自己的低谷，接受自己的无能为力。这个阶段会过去的，过去之后就可以继续站起来。

现在虽然是你的低谷，但是作为在低谷时期的你，状态还是不错的。

听众：我不能倒下去。

李辛：当然不能倒，谁也不能倒下去。

你有真实、理性的交流吗

听众：老师，我过去有乳腺的良性肿瘤，后来做了手术，在这之前还得了肝血管瘤，还有一些其他的小毛病。现在腋窝里面又长了一个肿瘤，3厘米。

我在乳腺手术结束之后，对自己还是有信心的，后来我离职了。第二次的时候，心里有个声音说"我太累了"，我在想是不是自己有什么问题导致老是长瘤子。

李辛：你多大年纪了？

听众：37岁。

李辛：结婚了吗，有没有孩子？

听众：结婚了，孩子6岁半。

李辛：做什么工作的？

听众：美术教师。

李辛：你的身形也是土型，同时又是情感型的，看你的状态，平时没有运动吧？

听众：没有。

李辛：土型的身体，又是情感型的内在，不流通加上内在高压，没有运动就容易长瘤子，你必须要运动。

听众：我现在处于矛盾状态，当负面情绪比较多的时候觉得自己活着没意思。

李辛：你觉得这是你的个人意志力、成熟度的问题，还是因为生活确实很艰难？比如刚才这位妈妈的生活确实处在艰难阶段。

听众：可能是我想得比较多，心里觉得不顺，思想又转不过来，有些东西我还探究不到，又蛮固执的。有时候我也知道不应该想太多，应该去多运动，但就是没办法跳出自己的惯性。

李辛：要改变自己的惯性是很难，但是不改的话，命运就总是重复老旋律。

关于固执，昨天我看了一部电影——《至暗时刻》，那个演丘吉尔的演员还荣获了奥斯卡奖。丘吉尔是一个非常固执的人，是吧？但他的固执是建立在一个高度的理性和对全局的高瞻远瞩上，这个固执就化成了有坚实基础的勇气。如果是无明的固执，那么生活上、精神上的困难，就很难被突破了。

听众：我不知道这种要强是否顺应自然，这段时间就是觉得很累……

李辛：凡是要强的都不会太自然。

听众：问题是我如果不要强，就会变得很消极。我搞不清到底什么是自然的，我感觉自己整个的思想是错的，像疯了一样。

李辛：中午我和周老师在阳澄湖边散步，我们聊到了自然环境，周老师说他希望给孩子创造一个从小能生活在自然环境中的条件。

因为，我们的生活环境和整个成长过程，感受和思想始终在跟周围交互，内在会形成一个相对的原点。当我们长久身处自然，才能知道什么是真正的自然，哪些是人造的或是人的思想造作的。

从你的描述来看，你好像找不到内心的原点，在两极摇摆。一极是被某种想法带着冲浪，似乎那个方向是对的，然后就往前冲，冲完之后又觉得不对，然后有了自我怀疑和批判。当没有这些执念的时候呢，就直接垮在这里，这是一个没有中心的状态。

你的表达虽然还清晰，但背后有大量的无序。我有个问题，你跟你的父母，或现在的家庭有真实的、理性的交流吗？

听众：完全没有。我父母两个是分开生活的，我跟他们单独相处也没法沟通。

李辛：你内在的很多无序和这些有关。他们之间无序的场，交互到了你的身心和生活中。而且，如果从小在这样的环境中长大，父母之间没有一个相对自然的、正常的生活，孩子就不知道什么才是自然和正常的。那么，就很容易往外寻求庇护和倚靠，要么会求助于"权威"，或求助于"教条"，求助于"信仰"，或求助于"科学"。

我建议你这个阶段不要盲目往前冲，因为方向还模糊，越冲可能越麻烦。你现在要学习跟自己的不安和没有方向和平共处，熟悉这些内在的感受，你有很多的生命力没有去处。

听众：我感觉很愤怒，一旦发火会很可怕。

李辛：你虽然现在没有处在良好稳定的状态，原生家庭也有问题，因为成长环境的原因，在互相沟通交流的部分，尤其是情感的部分是断离的。你还没有学会正常的情感交流，但你有一种能力，能够付出、给予。

目前比较有意义的，是去思考我们该做什么，想清楚然后行动。这几年我越来越发现，当我们的关注点容易聚焦在自身的时候，内在就很需要发展出"利他"的念头。

如果没有这样一个方向，去正向发展我们的生命力，就会过度执着或放大自己的感觉、痛苦和需求。这一点很重要，在照顾好自己基本要求的前提下，适度地去观察别人的需要，有能力的话，就去帮一把，或者去做一些公益性的实在活动。

这个"利他"的心愿和行动，有助于把我们从过度的自我关注，没有方向的强烈震荡，暂时解脱出来，让我们的生命力能有一个有序的、相对多维的、相对全方位一些的交流互通的通道——自己和自己，自己和别人，自己和社会，在情感上、思想上、行动上的交流。

再有就是读书，读一些深刻的书，这就和作者有了思想上的交流，能借由他们丰富的人生和深刻的心灵来扩展我们的内在。还有，看伟大的艺术作品，其中既有思想，又有情感，还有美……运动，是和身体的交流。还有人和人之间的交流，做社会服务、开公司……这些都是必要的。

不要把它们区别对待：开公司挣钱是不好的，读书念佛打坐是好的。

其实都是整个世界的一部分，看我们缺哪个部分。可是呢，往往我们不清楚自己缺哪个部分，所以，不一定能有意识地去补不足，而是在我们已经擅长的方面不断添砖加瓦。

你的通道太少太单一，只是在自己认知到的世界里，"轰"地冲过去，"Duang"又弹回来。要去建设和展开自己的世界，而不是在自我的模式里盲目地两极跳跃。

听众：换一种模式？

李辛：不是换一种，而是不要停留在只关注自己的痛苦上，松开一些注意力，去观察别人的痛苦和需要，放下身段，去尝试满足别人、帮助别人。如果你能观察到别人的痛苦和需要的时候，自己的痛苦会减少，你会发现人其实都差不多，就不会太关注自己了。

听众：这个病还是可以治的？

李辛：你只有离开这种非正常的模式，你的气机、神机才可能恢复正常，气血才能顺畅运行，更容易康复。否则，即使开刀割掉，但如果你的内在仍然停留在这个状态，它还会复发的，或者转为其他的问题。

肿瘤是固化的能量团

孙皓：刚才李辛老师讲的是物质、能量和精神之间的关系，也就是说，身体上的问题对应了精神领域出了问题，因为精神是一个人的核心部分，而能量是精神和物质的桥梁，说这个是想提醒你不要过于担心身体里的肿块。

我先说一个听起来蛮神奇的例子。几年前，我们和一位很棒的中医师一起去一位老中医那里学习。那位老中医的儿子也是中医，二十多岁，他脖子后面有两个小鼓包，一个是囊肿，一个是脂肪瘤，十多年了一直在，也无大碍，但总是希望有机会能治好。那位很棒的中医师，在年轻的中医师身上敲了几下，扎了一针，大约几分钟内，十几年的两个包块就消掉了。

这个是什么呢？这个就是"气化"，用针灸把有形的物质团块变成"流动的能量"化掉。

我们的身体每时每刻都在"气化"的过程中，之所以觉得这个例子神奇，只是因为这个过程如此快就完成了。

身体里长瘤子，是从无到有的，是一个"固化凝结"的过程。瘤子，在中医里叫"癥瘕积聚"，以前古代不叫肿瘤、癌症。"癥瘕积聚"这个名词其实比肿瘤、癌症更形象，它把这个动态的"积聚"过程给表达清楚了。这个过程，首先是精神层面的固化，也是意识的固化，然后再到能量层面的固化，最后变成西医可以检测出来的物质层面的固化。

大自然的化石能帮助我们理解这个道理，尤其是本来比较柔软的东西，比如虫子、树脂、木头什么的，在合适的条件下，经过了一定的时间，会变成坚硬的化石。

人体的良性或恶性肿瘤的形成，也是类似的原理，是在一个负面的精神状态、生活作息、饮食习惯、人际关系、生活环境、五运六气等多重条件下，本来流动的"能量"，向一个不好的方向发展、积聚、固化，良性和恶性肿瘤的区别是背后的体质和心质固化凝滞的程度不同。

那么，反过来，如果我们意识到了这些，把这些条件转向好的方向，不让它形成积聚的条件，它不就会慢慢消掉吗？这个就是"气化"。可惜的是，近代的现代医学观念，牢牢地抓住了"癌症＝绝症"的观念。其他先不说，光这个观念和意识，就会导致"固化"的力量大过"气化"的力量。

如果我们足够幸运，遇到医术很棒的医生，帮助我们在短时间把肿块气化，当然是件好事。但不是每个人都能那么幸运，所以，大部分人还得靠自己。这是老天在用疾病来提醒我们：到了必须改变的时候了。

气化靠的是什么？靠"阳气"，精神的阳气、能量的阳气。阳气是指"能量良好的流动状态"，一气流通，开阖自如。

瘤子是什么？是阴，是不流动的、负面的、凝滞的、死寂的阴，而不是健康状态的阴。健康状态的"阴"是柔软、包容、承载、舒缓、懂得退让的一种能量状态。健康状态的"阳"是流动、温暖、开放、积极的一种状态。

健康的阴阳是互相融合、交流的，而不是离绝、分散的。它能带动身体的气血在合适的状态下全身循环，滋养身心。

那么，如何培养身体的阳气呢？健康平和的心态、良好的饮食作息，还有运动习惯。

我们大部分中国人缺少良好的运动习惯，而这个是健康必不可少的环节，所以李辛总是把运动放在非常重要的位置。这个习惯，值得我们花一辈子的精力去养成。

运动的意义

孙皓：为什么运动和消除瘤子有直接的关系呢？

打个比方，有一根长长的管子，里面有液体的脏东西，也有黏得很牢的固态脏东西，要清理它就需要一定流速的水，液体的脏东西，一般的水流就能冲掉，而固体的脏东西，是不是水流的量要大些，冲刷的时间要长一些？

运动，会加速我们体内气血运行的流量和流速，虽然气血总量不会在短期内明显改变，但流量流速加快了之后，资金周转就快了，相当于资金总量增加。

当我们体内有不良积聚的时候，无论是比较简单的湿滞、痰饮，还是比较坚固、复杂的肿块，都需要通过足够的"气血"把它渐渐"冲刷"掉，再通过代谢把垃圾排出体外。

运动，是很安全的、均匀增加气血"流量、流速"的方法。它除了增加身体的阳气之外，同时也会增加精神的阳气，会让人更加开朗、自信和坚定。

当然，气血偏弱又从来不运动的人，不能一下子做强烈而持久的运动。要循序渐进，让身体慢慢适应气血充盈的过程，不然会适得其反，最合适的初级运动方法就是走路。

大家回去可以留意一下，当我们走路半小时以后，往往能发现手指头变得饱满了。手指头饱满代表着我们人体这个气球内部的气相对充实了，这时候身体内部的细微脉，包括小小的细胞，都在"活水"中自由流动、呼吸、疏通、修复。

而平常时候，大部分人基本上都坐着不动，身体内部的大脉络虽然还算是通畅的，但是细微脉、细胞，尤其是身体内部的脏器、下肢的组织和细胞，像是挤在密不透风的仓库里面堆积，时间久了，难免会出问题。

睡觉、打坐也有充盈气血的作用。那么，走路、睡觉、打坐这三样对气血的增加是什么原理呢？走路是因为体内的循环加快了，因而气血相对饱满；而睡觉、打坐，是因为我们的消耗减少了，更多的气血被节省下来，精气神不再拿出去解决外在的问题，转而向内，疏通和滋养我们身心内部的细微脉，因而间接地增加了气血总量，加快了气血循环。

除了走路，还有很多运动方式，比如太极、八卦掌、八部金刚、瑜伽、网球、慢跑等等，都是非常好的活化身心的方法，能从不同方面加强和改善人体身心的运作模式，大家可以按自己目前的体能来选择。对于气血比较足、比较流通的人，可以直接从太极、瑜伽开始入手，调整身体僵化的部分。

若要比较各项运动的区别呢，走路是一种相对无为的状态，尤其是用不急不忙的速度来走，很适合平时用脑、用心过多、志意过强的目标导向之人。它还能调整我们大部分现代人上热下寒的亚健康体质，是加强体质的温和方法，是基础、安全的保养运动。而睡觉和一般意义上的打坐呢，它疏通细微脉的程度更细腻一些。

另外，把心中的意愿变成行动，也是一种精神层面的"运动"。如果心里有意愿，但总是不去实现的话，身体也会处在能量瘀滞的状态。

当心身的能量处在相对饱足、顺畅流通、均匀布散的状态下，我们就能够在一个更好的状态中去解读世界，和周围的一切交互。

Tip13：关于运动

1. 恢复心身健康，防治精神心理问题，运动是首要的、必须坚持的。

2. 每天的散步、上班或购物途中的走路，只是活动，还不是运动，但好过完全不动，也能帮助精神和气血的流通。

3. 静坐、站桩偏于静态，可以安神定志、收阖能量。静功与动功结合更能见效，需要配合每天一小时以上的散步或后面介绍的运动方式。

4. 太极、易筋经、八段锦、八部金刚、瑜伽等东方传统的身心锻炼方式，以阖为主，阖中有开，有助于提升和统合身心能量，需要在安静的环境，专注地练习20～45分钟，特别适合大病初愈或身体目前处于虚弱状态的人。

5. 每周爬山、循湖、徒步2～3小时，与大自然交换精气神，是现代人尤其需要的活动。经常跑步（每周3～5次），或长时间的连续徒步，比如连续一个月或以上，每天25公里左右，能改善深层的能量运行结构。

6. 如果您身体健康，年龄在65岁以下，需要每周保持至少2～3次，每次1小时的体能和肌肉训练，有助于强化体质和精神意志，扩容身心气血能量和内心空间。

比如：俯卧撑、平板支撑、下蹲、跳绳、健腹轮、哑铃等器械训练……

7. 在以上循序渐进的练习中，体能加强后，可安排羽毛球、网球、咏春拳、拳击等对抗性练习，有助于发展我们久被压抑的表达、达成的能力。对抗性练习尤其适合于平时胆小怕事、不敢表达、不能坚持完成的个体。

8.适当强度和频次的体能和肌肉训练,能帮助我们突破旧有的气血运行模式、思想行为模式,扩大精神格局。

9.以上运动皆需量力而行,要区分正常疲劳和过度疲劳,自我调节。如久病体弱者,可先从前面1~4项开始渐进练习。

向前走,会有新开始

李辛:总结一下,这次是给大家提供一个思路,需要大家自己来学习、思考,然后行动。所以不管出现什么问题,都需要让我们的精神流通、展开,能关注到别人的需求。当然,如果是一个不会关注自己的人,首先要学会关注自己,这是基础。

怎么让能量流动、展开?很简单,去更多地接触大自然,接触美好的东西,还有运动。刚刚课间休息,我找了个空,到二楼做了几十个俯卧撑。

大家记得要去主动行动。被动等待、消极思考、恶念,就是阴。积极地改变,去建设自己、去完成、去尝试,就是阳。生命的这两个方向是自己主动选择的。

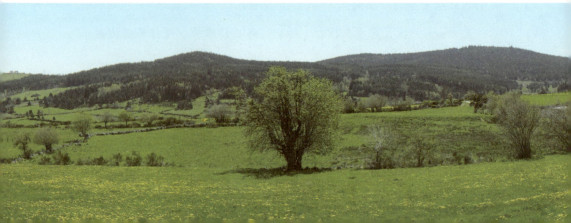

人类文明到了需要化繁就简的时候，我们学了太多的东西，但不一定能够消化，关键在于所学能不能扩展我们的思想，改善我们的行为。

接下来放一个视频，是2014年我跟太太在法国南部的山区徒步的记录，这是当地著名的一条天主教的"朝圣之路"的前半段。

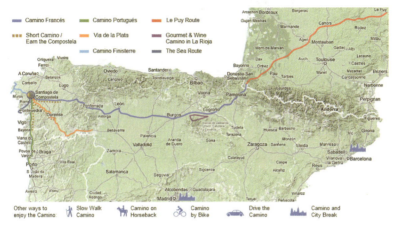

图3

从法国南部的勒皮（le Puy en Velay）出发，走到法国毗邻西班牙的边境圣尚·皮耶德波［Saint Jean Pied de Port，属于巴斯克地区（Pays Basque）］，总长约700公里（图中红色路线）。

我们当时花了26天，走了600多公里，每天平均走25公里，最多的一天走了33公里。

图4

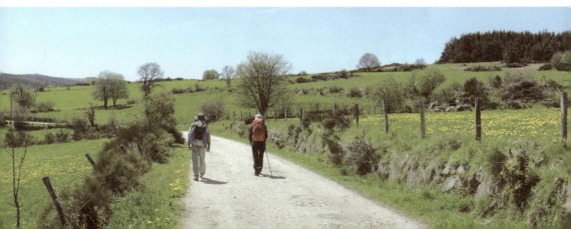

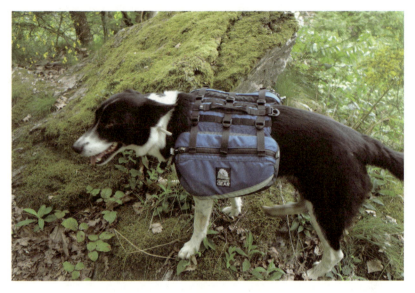

图 5

将近一个月，只是往前走，每天睡不同的旅馆，所有的必需品，比如水壶、换洗衣服、备用鞋，都自己背，所以必须学会精简。

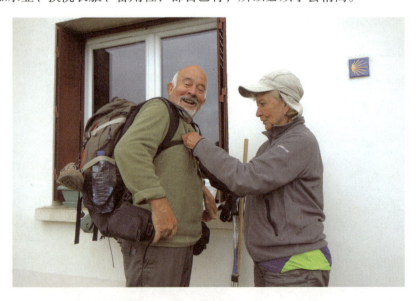

图 6

在这条路上，你会碰到来自世界各国的人，大部分是60岁以上的人。

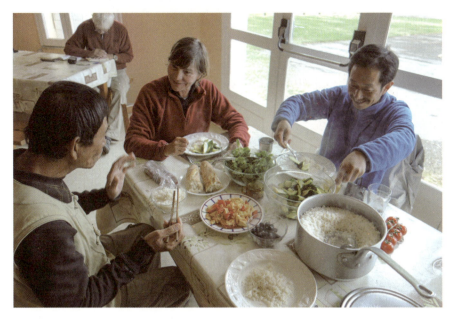

图7

日本徒步的缘分也和法国徒步有关，我们在法国徒步的最后一段路上，偶遇一位台湾老爷子。我们和他同行了一段路，还一起合作，做了路上唯一一顿中国饭。

他姓刘，过去曾经是台湾军校的武术教练，44岁退休，开始在世界各地徒步。我们遇到他的时候，他已经徒步了30年，每年有8个月的时间在路上行走。

这位老爷子曾经从俄国的圣彼得堡，穿过芬兰、挪威、丹麦，走到汉堡，曾经从智利走到阿根廷。他告诉我们日本有一条很适合徒步的朝圣之路——四国遍路。因这个缘分，第二年我们去了四国，然后每年都会安排到那里走上一段。

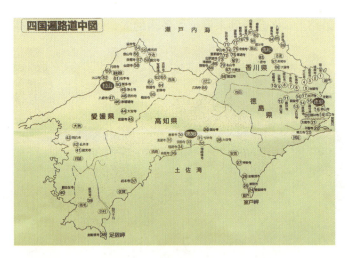

图 8

四国遍路是一条佛教的朝圣之路,总长大约 1200 公里,沿途共有 88 座寺庙,是当年空海大师走过的。如果打算一次走完,大约需要 40 多天。大部分人时间上没有条件,会分几次走,也有人选择徒步＋交通工具混搭的形式。

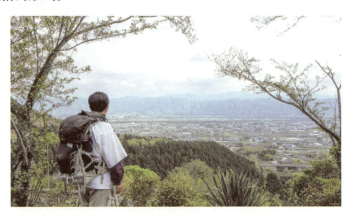

图 9

大家有时间可以去走一走,体验各种可能性,哪怕身上有点小病,先放一放,向前走,走完可能会有新开始。

感　谢

感谢我的老师们：任林先生、宋祚民先生、雅克·皮雅鲁先生、米晶子道长、李春会先生、葛琦教授、李慧吉教授、武成教授。

本书前三篇内容，来自2015—2016年间在黄山太平湖的五次精神健康游学营时的讲课。

感谢薛史地夫教授的邀请，也感谢一起合作的杨硕诚老师、钟鹰扬老师，每次的共同的参与和讨论，活泼、生动、欣喜，令人回味。

感谢上海自道精舍、深圳正安文化和成都正安文化的支持与协作，感谢参与工作的陈春耀、湘斌、陈实、王自成、刘槿川。

第四篇来自2015年7月在美国国际中医微信群的专题讲座"一个中医眼中的抑郁症"，感谢主持人欧阳辉医师。

第五篇来自2016年10月，在山东德州第二届国际华德福幼教大会的分享，主题为"家庭、环境对儿童身心的影响"，感谢主办方和主持人张俐老师。

第六篇来自2018年3月，在苏州华德福学校的演讲"儿童教育与精神健康"，感谢学校的家长、教学团队和主持人徐勇先生，感谢唐长文先生的照顾。

感谢所有学员的坦诚参与,我们共同创造了真实的交流和深刻的学习。

感谢慧从卢溪和"国学中医听打群"志愿者多年来的细致工作和无私支援。

感谢我的太太孙皓,一如既往地耐心删改、润色和增补工作。她以敏锐、柔和的笔触清晰表达,合乎语境,保证了本书的可读性。

感谢我的父母在交稿前的通篇审阅,找出错别字和可疑之处。感谢你们从小就给予我无条件的信任、空间和爱,支持我的各种尝试、探索,尊重我的种种"弯路"和"非主流选择"。

感谢立品图书和本书执行主编柯祥河先生。

我们正处在一场生活和思想的大变革时代,过去用来把个体联系为群体的思想、语言、工作关系和交流方式正在快速消融、变化。

一方面是互联网与自媒体的充分发展,个体得以呈现——未来,为了生存和发展,个体将不得不清晰呈现。

这是年轻一代面临的真正的挑战和机遇。

年长一代已渐渐完成了他们所能尽力给予的,带着过去的无私无畏的献身与投入,把青春的光芒与汗水并着饥渴、疲劳、恐惧、无力的肉体都交给了上一个时代、交给过去的理想与规则,也交给了我们。

向我们的长辈们致敬。

他们尽力了。

所以才有了我们的今天更和谐、和平、衣食相对饱足、思想可以流通的中国。

这是一个全球化过程中的"个体化"时刻,尤其对于中国。只有当每一个中国人都站起来,成为他自己的时候,这个伟大的、悠久的国家才可谓"站起来了"。

我们的未来，源自过去，需要回看，看到自己的童年慌乱，看到父辈的艰难，看到这个时代和国家的困苦、无奈、压迫和奋争。

这一切需要被现在的我们看到、感受到，并被尊重、理解。

这一切不止于某一个家庭和某一个国家，是上一个时代人类的困境与艰难跋涉、苦难行军，是整个世界和我们的共业。

过去—现在—未来，川流不息。

愿我们发展出理性的思考与宽容的心胸。

愿我们看到自己，也看到他人，看到那条由过去流到现在、通向未来的连续之河。

愿我们在个体心灵中建设更多的安定与理解，延续精神的光与热。

我们也将成为过去，但在此刻，我们可以思考、回顾、学习，建设日常生活，建立内在主体。

让我们为未来祝福。

李辛

2019年2月11日

参与本书录音听打和整理的志愿者

周　民	乘　宣	欧阳彩宏	葛燕静	庞贝之石	韩　萍
张　遐	张元媛	瞽聋虞圣	张建红	滴水成辉	邓有福
嘻嘻田	李增军	点　儿	兰　宇	王　银	杨红琳
赵卫东	伍一节	放　低	疏狂一醉	婧　芝	小　懒
昨夜西风	张小满	姚宛彤	张晓杰	Moon	小　唐
趴趴猪	自在行	进　树			